中國近代中醫藥期刊彙編

第一輯

12

紹興醫藥學報

上海辭書出版社

目録

第六年第十一十二冊合刊
原六十七八期

紹興醫藥學報

丙辰十二月
神州醫藥會紹興分會發行

本期之目錄

本報大加改良

本報自第七年第一册（原六十九期）起擬照前加增幅頁擴充材料並特於雜著門中添闢社友通信錄一項俾各處社友得以互通聲氣聯交誼以質問學庶幾千里一堂其餘各門亦精選有裨實用之稿以饜閱者至定閱或代派最多之上三名又能得獎（請參閱前期廣告）尤爲他種雜誌所無之特色也

催繳會費

本分會會員諸公鑑今年常年費每位一員請寄至會計員香橋孫康侯君處當掣上收照勿誤

神州醫藥會紹興分會啓

本分會通告評議員

啓者舊歷正月初一日爲評議會常會期改於二十日職員會併行是日兼預備常年大會事屆期務祈早臨會所

恭賀新禧

神州醫藥會紹興分會
紹興醫藥學報社編輯發行部

同人鞠躬

閱報諸公惠鑒

敬啓者本報五十七期至六十八期　出月即已如數出版完竣凡定閱諸公六十九至八十期報資請從早惠寄以便接續郵上　至尚有數戶未付今年之報資　及各代派處未繳者　均祈格外見諒　即爲付下以維公益　至前年報資尚有未清者數戶　尤望自顧名譽亦希迅賜清償　因知諸公或以區區之數未在意中　不知本社積少成多頗受影響　故不得不再四請求也

紹興北海橋東本社啓

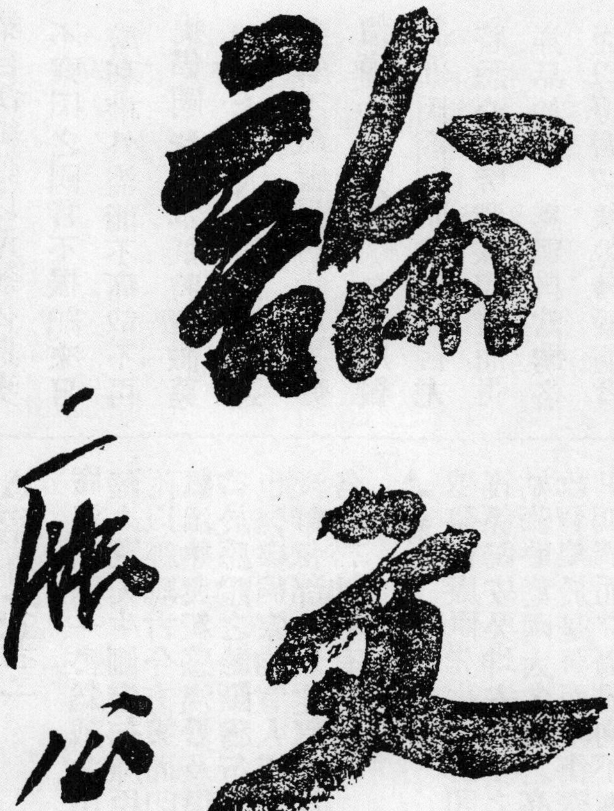
論文

救時論（爲輕易攻表者戒）

錫山俞彬蔚船薌甫著

生氣通天論曰陽之汗以天地之雨名之又曰汗爲心液吳鞠通汗論以陽氣爲橐籥以陰精爲材料誠爲不磨之論然則欲發表汗者必審其中六淫之何邪辨氣血之偏虛然後因時而制宜之庶得一當奈何例用十餘種發表之藥曾不細審而漫爲投乎夫風寒之氣淸其傷人也必由皮毛而入太陽主一身之外廓故太陽之症先見然風性鼓盪鬆浮祗用解肌之法不可使如水淋漓惟寒性凝歛鬱遏衛陽不得外達必須麻黃重劑以泄之陽氣一伸邪隨汗解是發表不遠熱之法傷寒論中猶偏重於寒而詳慎於風讀者宜如何領會其微旨若暑濕之氣濁由口鼻而入旣不外達於皮毛何發表之足云雖麻黃加朮湯麻黃杏仁薏苡甘草湯濕病非無表法要皆濕中人身之經絡經絡在臟腑之外所云發熱身黃筋骨煩疼無往非濕着之象開鬼門以泄濕而必加朮與杏薏已與風寒之表法迥異苟已內合於脾胃總以利小便爲第一義暑即烈日之氣仲景以暍名之白虎爲正治之方治暑之用香

薷飲必內蘊暑熱而外爲新涼所遏特假香薷之辛溫達表俾暑亦隨汗而解燥火二氣汗在禁例火就燥燥之復氣爲火表藥皆輕颺鼓煽之性火得風而愈燄反爲病邪樹幟矣是故正發汗之法除傷寒寒傷營外即有從權治表或表裡兼治之症非審愼至再不敢妄投然此猶第論六淫之邪也至人身陰陽之偏勝氣血之偏虧臨症尤當加意傷寒發汗陽虛之體尙有汗漏不止及振振僻地之變仲景多方迴護有桂枝附子眞武湯之救法未暇殫述溫暑症而患於肝腎陰虛之輩甫投表散勾引肝風痙厥立至甚矣哉發表之不可不愼也張景岳云氣虛於中不能達表非補其氣肌能解乎血虛於裡不能化液非補其血汗能生乎又有火盛而水涸於經者譬如乾鍋赤烈潤自何來但加以水則鬱蒸沛然而氣化四達故曰或發表或微解或溫散或涼散或補中託裡而爲不散之散或補陰助陽而爲雲蒸雨化之散景岳於發表一門獨能得其精奧尤在涇採入讀書記其心折可知每見時下名家一遇發熱不退之症初不問其何因概謂感冒風寒投劑無非豆豉荊芥柴胡前胡牛

蒡蘇葉藿香等類甚且雜以消導倖中而愈貪爲己功不幸而病入已深雜藥亂投不死不休病者無怨醫者不悟嗚呼慘已或曰肌理疏豁之人常常出汗身反安靜者何也不知汗之生原有二一出於充膚熱肉之血過取其汗恐血液傷而陽氣脫此表汗也一出於陽明胃府雖如水淋漓亦無害此水液之汗也故濕重者汗多濕亦從汗孔而宣洩張隱菴侶山堂類辨曾論及之彼講求表汗者肯因俚言而三思否

此論並無出顯入深之理不過爲時下痛下針砭夫病之發人如抽蕉剝繭藥之用也宜引紘合節予此道久荒而見獵心喜苟有得二三同志闡明醫理庶幾裨益蒼生是則私心所竊慰者爾(自誌)

提創擴充問答學宜刊專書之利益說

張汝偉

天下事有理分充足見諸事實而弊害叢生者有事實極美論理欠明而難於信世者兼聽明而偏聽暗模其棱則入岐途皆天下通病也此泰西學士所以注重科學

提創擴充問答學宜刊專書之利益說

實驗而詆毀哲學空言雖然哲學無科學以濟之哲學之理不明科學無哲學以質之科學之理不行不明不行害相同也欲有利無害非科哲學並重不可蓋天下無不通於理之哲學乃天下多矯情奪理之科學欲科學無矯情之病非實驗不可欲哲學通科學之神非明理不可能如是天下無論何種學問未有不蒸蒸而日上者此余提創擴充問答學之說所由來也蓋問答學含科哲學二種性質爲最有價値之學問於吾醫藥爲尤切用也譬如一症之未明而答者必窮思研索或從理論以求其實驗或以實驗證諸理論究其終極服之有效則一而二二而一也曩者二十七期神州報內揣投一函叨論問答必需請原問之人實地試驗以答答者云云誠有見於人情非純好虛名必求有利社會可法後世而心乃安今紹興醫報問答欄亦頗發達所問然者側重哲學無解決之射的試驗之確音使熱心裁答者仍在暗中摸索不適何去何從一種科學性質遂消滅於無形紙上談兵貽西醫藉口殊非計也苟能重行校勘選訂專書一問之下具有一答一答之下註明試用之實驗與

否及評定其爲經常法權宜法則所、問、不虛所答、有、用心思、不、致、虛耗學問、得、以日進叙數十百問答之效果不啻叙數十百良方于座右即不啻叙數十百大醫士於一堂而叨論之用以刋爲專書流通社會抵抗西醫之科學夫奚不可哉且報紙之論文不過各抒已見或理有時而矯情報紙之學說不過闡明常法或見事實而弊生報紙之醫案雖是證明實驗尤非皆疑難之症報紙之雜著更屬諷世譏評不足爲正當之學報紙中最足以發人理想啓人智慧最足以證諸實驗勒諸口碑者厥惟問答學但長此以往不亟改良問自問答自答欲問何問之答能應其所問之病而見效焉牽皆瞠目不能對此問答之終於無用也余故不辭煩瑣諄諄焉以擴充問答學爲提倡願編者有所採擇也問答諸君其各注意

辨虛

張汝偉

虛者實之對空之謂也不實與空方謂虛未有實而虛者卽假實眞虛亦如皮鼓青葱必空其中中實未有虛者世人不明虛字指實爲虛枉死夥矣原虛字之禍天下

辨虛

非在病家其次及醫病者患恙數日不食侍者謂虛病者自認虛醫來即以虛告隨俗者即以虛治偶矯正者不治虛而治實一齊衆咻亦不敢服病遂不可爲然則無虛症耶病之初者本不虛所致虛者皆慮其虛而補之愈補愈虛愈虛愈補助其邪氣而正氣於是大虛至時而欲攻正氣虛矣至時而欲補危且殆矣世補齋六種續蘇談辨之詳矣余讀之擊節嘆賞無如習俗難破此風不稍殺也謹師其意而進論之夫人之病不外內外二因而六淫外感必有所由著著者實也七情內傷亦必有所由結結者實也初起之病固無即虛之理即冬不藏精之溫病表證未除亦不可遽作虛治今之醫家知人最畏虛也見壯年新婚家有姬妾輒以陰虛言以聳人聽殊不知苟嗜慾有節亦屬天地交泰之常度而乃祖乃父乃兄乃親戚睚眦其妻妾婦人家遇此等事必羞慚無地苟或竟死則又冷嘲熱罵致令婦人忿不顧身以殉不亦甚可痛哉實則此人之死不死於虛而反死於實又有鄉僻小家一患疾病見其寒熱身倦即妄進仙方補益之品以爲虛之所致又以桂圓芡實百合蓮心等往

紹興醫藥學報　第六年第十一、十二册

往作常食之品醫者雖叮嚀而食者自食及至於死猶謂其死於虛也此皆臨證閱歷之談爲醫者必經階級余作此篇大聲疾呼欲以喚醒世人知病之有實而無虛其庶幾乎然亦矯枉過正之言耳每讀隨園居士人之氣血有壅滯之處則其壯者爲癰疽而其弱者爲勞瘵未嘗不拍案叫絕勞瘵之由生尙與癰疽並論況他症乎願天下同胞愼言乎虛

論石室秘錄之三不可讀

張汝偉

石室秘錄一書有三不可讀者在也曷言乎三不可讀蓋其文語多假託神仙以惑人耳或曰秘錄一書有正反順逆之醫法一百二十一種之治理又有一十七種之論證以及雜證治法包羅迨盡謂讀石室秘錄而諸書可不必讀吾猶信之謂石室秘錄而有三不可讀却不能無疑余曰事貴實用不在鋪張是書空有其名而詞句蕪雜所用方藥又不過數十味正治此方也反治亦此方也順醫此藥也逆醫亦此藥也空有名稱毫無實理不讀內難仲景之書者必疑黃岐仲景之秘旨盡宣於是

石室秘錄之不可不讀 一五二

而古方奧義反不得明此不可讀者一也抑且假託神仙語意婥約眞君眞人天師張公等名目尤與醫道無關致迷信佞佛者流墮其術中妄施方藥貽誤無窮不臨症三年必信檢方治疾定可獲效而方藥到處掣肘者多此不可讀者二也是書之剖解等術雖暗合今之西法略見神工端倪而語焉不詳秘而不傳若讀此書而妄以爲得用其法意率皆害多效少此不可讀者三也此書實陳遠公假黃岐仲景之言附驥名於惑人耳不然子房受書圯橋以與漢子房死其書固在而竟無繼子房者故圯橋之書論者猶以爲妄獨此石室秘錄一書通行於世使果軒岐之言何以必待陳遠公出而後行耶豈遠公亦仙人而能得仙傳者歟在遠公當時亦標榜之一念而已豈知方藥關於生死非可徒以人參白朮白芍茯苓數味概治萬病且謂靈驗謂仙方略知醫理者誰肯信之苟取素靈仲景之書比而觀之則燃犀一照妍媸自判矣雖然明道君子讀書有眼備而檢之又安往其不可也乎

陰陽再論 續六十四期

鎮江楊燧熙

人肇基於乾坤。乾坤交感而男女成。母孕嗜酸。酸甘生陰。降胃陽。制嘔吐。必賴脾元化精微。下灌於胎。爲胞漿。水不灌胎。涸則墮。至出產哺乳。乳汁甘而淡。哺而滋息者也。繼食穀味。日漸發育。經云。無病人七日不食則死。陰盡則氣絕矣。孕母腹受胎元。藏極熱之軀。熱從胎始。天地陰多陽少。賴烈日以當空。爍石流金。以補陽之不足。熱少寒多。主靜。全憑暑令之熱。難免濕水隨之。因而火不露矣。陽到陰隨。陽生陰長。陽無陰守。陽露即變爲火。六氣中之火也。無陰之火。物無存焉。陰少陽多。主動。身必常溫。失治則天。靜之則壽（靜則生水也）書曰。飲以養陽。食以養陰。人身全憑陰液濟其病也。溫病多。寒病少。自古由之。病機十九條言之詳。切丹溪曰。人身陽常有餘。陰常不足是也。陰多逼陽之症。爲假陽症。服寒涼必敗。服溫補即安。陽易復也。此症幾希。陽亢之症。服溫補多斃。服寒涼難起。陰難養也。此症恒多。外症以瘍字立名。誠有義焉。易字加疒音瘍。瘍丁火也。陰火也。灼陰之火也。鹹火凝結。散漫無頭。內燒肉堅。氣不傷者。頂高突起。血不傷者。根束無疑。氣血皆傷。難腫難潰。潰而難斂。爲水無濃。

五善毫無七惡疊見陰液千方難救元陽一旦消亡前醫未能考就陰陽之原火初出陰皮色不變以堅硬不痛爲陰症又不知痛爲何物難怪治無成法知痛者血也不痛者氣液與邪阻於筋骨肉也陰能濟陽爲不死之症無陰之疽始終大痛不止陰涸則死何爲陰症不痛爲死症陽症多痛是營衛流行此自然之理無待細譯者也

時症疫疾非由不潔傳染論

俞鑑泉

西子蒙不潔人皆掩鼻而過之孔子沽酒市脯不食食不厭精此吾國之愛潔聖凡同之也嗚呼彼疫厲時氣之來天時歟人事歟其今所謂傳染病者也夫疫症之作國家代有有發於一鄉一邑者有大疫焉如子午痧朝發夕殆在歐學未講之前專指鬼神近年以來專講不潔言者殷然聞者凜然夫鬼神何惡於民置於死地若吾華之不潔富者既爲習慣貧者無可講究說者謂中華屬土土無不包人類之休短智愚嗜好種種不同有潔癖者焉載諸古籍讀之捧腹今亦有之有嗜痂者以腐臭

爲馨香此眞奇別若西國說者謂秉金水之專氣色白多智金性愛潔然且不論夫貧苦之子矮簷茅屋空氣鮮通農夫惜糞如金烈日暴天田中肥料濁氣蒸騰匍匐耘耔甚者若杭之段河頭糞船蝟集過其境觸鼻之味穢惡不堪而居斯土與擔糞者亦未見其死也且時氣疫症或數十年一行或數年一行豈數十年之不潔發於一朝雖在智者恐難索解史記歷書云茂風至民無夭疫茂風者景風淑氣也天道南熱北冷西燥東溼而風者寒熱溼燥之氣互相鼓盪而成者也氣得其時之正則爲和風失其時之正則爲賊風天道人事確相感應國政不修民氣不和或官權酷烈專制淫威兵戈之後飢饉之年每致時序不正風雨靡常或爲陰厲肅殺之氣蘊隆熱毒之氣含於風中着於人身此疫之根株若發於一方一邑者宇宙之大氣候不齊風之來也有路線有疆域有至不至之分有曉夜之別受之者有飢飽之殊前之癟螺痧蘇大作杭猶未也杭大作紹與甬猶未也此又風氣來有遲早之證也白虎通謂千年之中災年七百道家以水火刀兵瘟疫爲五劫大疫之來甚於刀兵世

時症疫疾非由不潔傳染論

稱疫爲厲鬼互相祈禳迎神以逐莊子逸語云「黔首多疾黃帝氏立巫咸使黔首沐浴齋戒以通九竅鳴鼓振鐸以動其心勞形趨步以發陰陽之氣飲酒茹葱以通五臟夫擊鼓呼噪逐疫出魅黔首不知以爲鬼祟也」此周禮毆疫鄉人之儺皆有深意所寓不得以迷信視之矣夫疫人無少長病皆相似如役使然宜若傳染彼傷風咳嗽之小恙同受同病俗爲時風患多時或十人三四宛如傳染昧者書傷風出賣字樣貼於通衢以厭勝之殊爲可哂重者如濕溫痧疹亦有盛時惟疫癘較虛邪賊風爲劇搏於經脉着於口鼻邪正渾雜氣血攙殘寒熱不同變化多端其作也如風吹霜葉雨打殘荷釀成一路之哭奚止三戶之伸以爲傳染誰曰不然而靜觀自得年前癟螺痧疫有先患者一經治愈其家之人繼起而已愈者與病人眠食共之亦不復發更觀孝子慈毌愛情夫妻刻侍左右而市鎭商場同肆之友發者亦多而互相扶持亦不聞傳染足知天之生人秉質各異書云何方之風傷人何臟而臟氣實者邪不能干非特壯者氣行怯者氣留已也近取譬之小兒之痘已出者即不復

出未出者一觸即發此皆病機早伏非關傳染之確據頻年以來不潔傳染愈唱愈高官以此爲政令民以此受驚恐美乎哉五代辛公義之治岷州也通鑑云岷俗畏疫一人病合家避之病者多死公義命皆與置廳事暑月廳廊皆滿公義設榻晝夜處其間以秩祿具醫藥身自省問病者既愈乃召其親戚諭之曰死生有命豈能相染若相染者吾死久矣皆慚謝而去民相慈愛風俗遂變今之爲官豈不古若世多賢長官不乏辛公義其人吾知驗疫之舉必以愛民爲子之心寓保護之良法也鄙人者年非老憊心慕時髦平素亦惡不潔而於治療留意之餘知疫類發生半由天道敢略一辨論明達之士不以爲老生常譚村究腐話否乎

代論

醫藥叢書第一集序

以藝術重當世著方書兮流傳上自三代君相下至草野布衣代有其人相沿不絕者儒家之外醫林爲巨擘焉國家多故干戈迭乘世變滄桑難免湮沒或則錯簡脫

醫藥叢書第一集序

落或則附會贅疣名重之書價昂而寒素者未易力辦布衣之著名微而徵集者尤多疎忽故書雖汗生充棟而欲其集大成也難矣曩者越郡吉生裘君與諸同志創辦醫藥學報於紹興公餘之暇每嘆中國醫藥學之荒蕪大都由於醫藥學書之散失而孤本秘著之鮮見者尤難徵集於一時因下詢全國醫藥界籌妥善辦法爲維持久計苦心孤詣可謂至矣乃論者紛紛終難著手謂因提倡公司之說爲實辦實行之基礎裘君不以落落爲妄竟首先發起爲衆所難半載以茲效果昭然雖投股者因循觀望而醫藥叢書第一集已誕生於世界矣自後熱心志士紛紛投股踴躍爭先而叢書之出亦由一集而二三集十集百集以至千萬集凡屬醫藥之書莫不滙集且定價低廉便於折購無價昂之慮免難求之憾有力者購全之可爲醫中博士無力者擇購數種亦可爲應世良醫一舉而數善備詎非大快事乎此謂之所以敢爲世告而樂爲序端其首云時

民國五年歲次丙辰葭月常熟汝偉氏張謂識於壽石居

醫士道叙

醫道之墮其殺人無形中於無問學者尙匙中於無道德者實居太半何者得三世金匱之秘而一以機械應之其活人亦罕而況工機械者其志必不遂其神必不摯多未能探三世之旨發金匱之蘊耶若膚受末習於三世金匱未經夢見而純以機械售世者其殺人夥頤更無論也縣醫家裘子吉生尙問學而崇道德者也憂醫道之日墮大傷人類特捃摭中西古今人之嘉言類百十則而聚爲一編命曰醫士道問言於余繙閱大槩問學道德時時間出就中以扶氏之言最爲警痛其能窮種種庸劣之相者陶節菴氏也推之立神正夫氏哀魂氏亦無不大聲疾呼作當頭棒裴一中徐洄溪則又以巽言婉憝冀發愚而惺頑者也說者謂醫士道衰半由牟利然果能以人之生命爲已之生命不以草草一紙方率應有與人骨肉之心雖祿千鍾亦不爲過所憂者牟利計深活人術淺而又以種種機械之毒影響人羣其不使芸芸病夫困死於厲診焉幾希南昌喻子之申法律也懍懍數十條皆足爲無道德學

問者砭裘子更能覼列各說而引伸之則起衰之願力閎而救生之志慮篤矣記二十年前曾寄醫士陳子勉亭一律結句云醫非小道寄生死恕字終身大可行醫者能時時從恕字上心解力行則推己及人道德旁洽問學濟之殺人自少庶不負裘子是編之苦衷云民國五年丙辰十一月古越黃壽袞闇人識

醫士道叙

嗚呼我神州士庶其道德之墮落至今日將達極點矣而尤以醫士爲最甚此岐黃遺緒所以不絕如縷也難之者曰中國醫學開化最早漢唐以降代有名賢至於近今後起之秀尤衆子獨曰岐黃遺緒不絕如縷是何輕量天下士而蔑視今日之良醫耶余曰唯唯否否不然夫不爲良相必爲良醫斯言也子當亦聆之熟矣試問相之治天下恃其道乎抑恃其才乎子必曰恃其道才其次焉者也相若是醫何渠不若是吾今與子熟察乎今日之所謂良醫者其學術若何姑不深論然其心術何若是之陰狠而巧詐也其診室所兢兢條列者無非診金之數目輿馬之費用時刻道

里之規定大書特書不敢憚煩病者傴僂乞刀圭以救其痛苦其望於醫士者甚厚而醫士左手按脈右手寫方揮灑如風雨寫就給病者而醫士之天職盡矣其效否不與聞也再問之而煩三問之而怒矣往往鄉僻居民偶患重症延請良醫急如星火而醫士方徵逐於遊戲場中酒食歌舞未能即至以致喪失其性命者亦數數覯矣嗚呼是非夙稱良醫者乎而道德之程度乃至如此尙足爲芸生所託命乎吾友裘子吉生道德之士也而最喜研究醫學以爲濟世利人之妙用吾越人士近數年來不致有夭札之患者裘子之力也其論醫宗旨一以道德爲根本上之救濟痛時醫之陰狠而鄙詐也特輯醫士道一書羅列古今中外名人之議論足以培養醫士之道德者搜採無遺以爲茫茫塵海中一渡津筏我神州自有此書則懸壺之士務皆以濟物利人爲天職而一反其陰狠鄙詐之舊習從此四萬萬人民熙熙焉如登春臺誰謂我神州士庶其道德有一落千丈之憂哉裘子此書其功當不在金匱玉函之下故於其書之成也樂泚筆而爲之序民國五年季冬漢黎張月樓序

周氏易簡方集驗方合刊序

古今中外方書夥矣吾國自鷄矢醴數方傳於內經已具醫方之雛形至仲景祖述一百十三方以治傷寒雜病則方學興於是千金也外台也咸以蒐輯羣方從事洎夫太平聖惠方惠民和劑局方聖濟總錄攝生衆妙方等出有一書採至萬方或數千方者可謂集方之大成矣私家小册尤難枚舉其最流行者莫如驗方新編幾於家置一編然欲求其輕而易舉使人人力所能及並徵諸衆驗使方方投無不效者尠也美之洪士提反、萬國藥方日之恩田重信、醫方一萬集胥同病也無錫周莘農先生有集驗方易簡方二書刊行其集驗方多採諸家經驗能使方方投無不效其易簡方都爲貧者着想能使人人力所能及又經哲嗣伯華君編次門類俾易於案檢元以同社得蒙其見贈而讀之會同人有流通醫藥書籍之謀先刻醫藥叢書因見二書之足以利濟貧病請合刻於叢書第一集中又蒙見許則賢喬梓同具一片婆心有令人欽佩不已也爰記之以誌不忘民國五年冬吉生裘慶元拜序

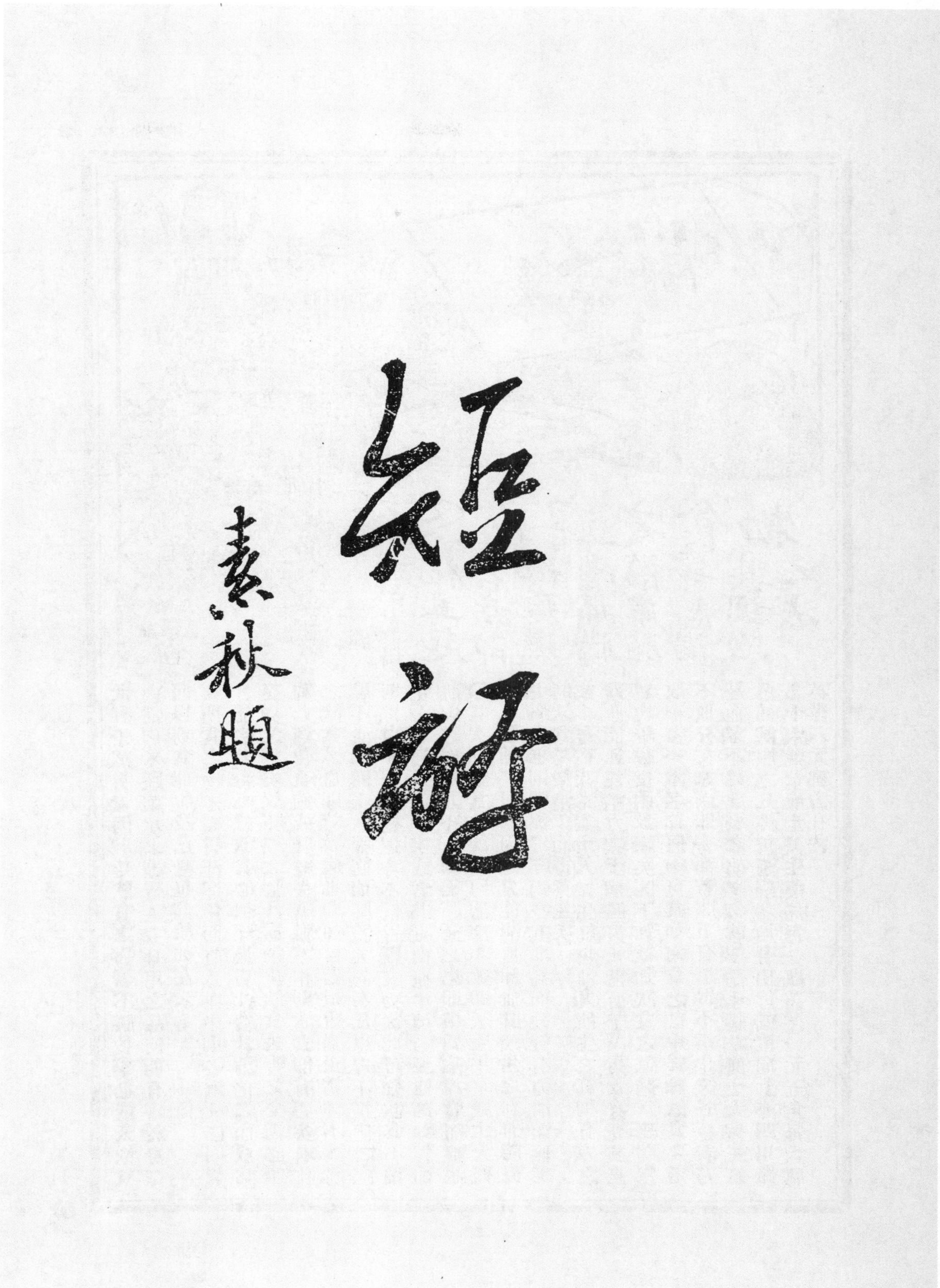

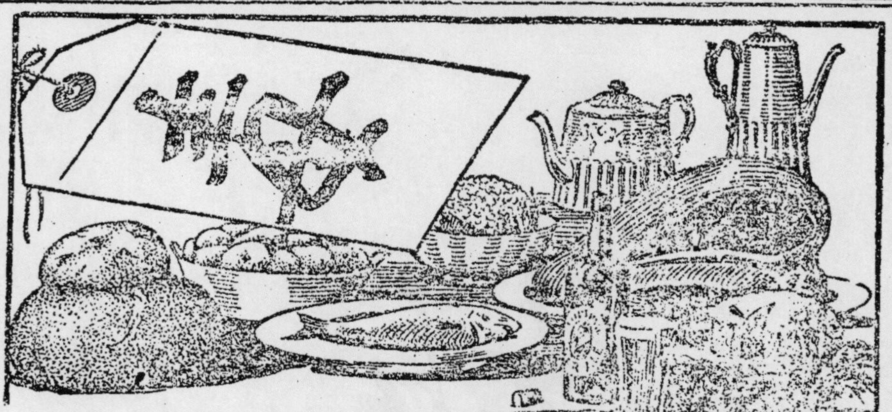

有碍之食物

不易消化且起各疾即如瘋濕骨痛腦筋虛弱等患論其調治之法

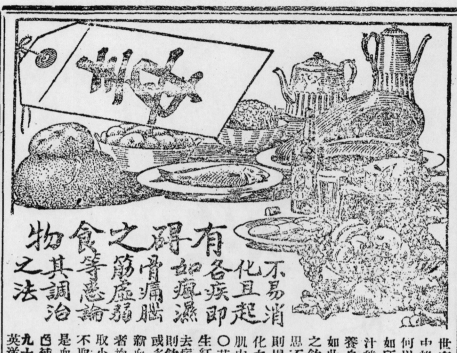

世有千萬男女因满受飲食之害者不勝枚舉也或云飲食中惟肉米蔬菜水果等皆人人日用之品何能有害於身哉何以物食能毒及已身也其故如左云

如所食之物未經胃汁運化而直入血中則必致死亡因胃汁能去其毒也故飲食必須經過胃汁膽汁消化之而成爲養身之料矣故肝經之膽汁爲消化飲食去毒之要需必須如此運化也倘或肝經失調膽不和則飲食卽有毒矣未化之飲食入血即能致病也即如自覺頭重腦脹精神不濟神思不清此即毒入腦筋而腦體欠安矣凡患胃不消化之症則胃口不開即覺週身不舒胃厭食物從此可知飲食不消化之毒已入血中矣或者其毒由血中運行至他部如骨節肌肉等處停止不行即起腫痛之患即稱爲瘋溼骨痛症也

○其次則論其治法如何治法非難即須服用韋廉士大醫生紅色補丸可也因此丸能清血補血其所生之新血能直去病根也則肝經胃經均受其補益而強健有力清潔無垢則飲食易於消化而得養生矣

或多年宿疾韋廉士大醫生紅色補丸所生之紅稠有力之新血能速使精力驟增病體復元世有千萬男女身受其惠者均紛紛投函致謝矣閣下如欲知飲食之道請爲來函索取小書一本名曰何物可食如何食之書中詳論飲食要道不取分文來函即寄如若閣下有患胃不消化等各疾者乃是血氣不足虛弱之故幸勿觀望請速購韋廉士大醫生紅色補試服之凡經售西藥者均有出售或直向上海四川路九十六號韋廉士醫生藥局每一瓶英洋一元五角每六瓶英洋八元郵力在內

紹興醫藥學報 第六年第十一、十二冊

蔡松坡與醫藥界

激聲

歷數千年之經驗。經數百輩之精研。吾黃帝子孫生齒獨繁。得以少枉瘋死者。理醫玄妙有以致之。此非吾中醫自驕驕人之常聞語乎。革廢漢醫。效法德邦。博士頭銜盈諸簡編。全球醫學。惟德與日耳。此非鄰國日本西醫家所自信信人之口頭語乎。嗚呼。紙上談兵。皆足以起死人而肉白骨。何事實上竟有大相逕庭者也。讀報載蔡公松坡之病。不過一中醫所謂喉痺是也。西醫有稱之曰喉頭炎。又記其帶病征軍若干日。自川而滬而日。又旅行若干日。自德醫而中醫而日醫。經過治療又若干日。倘症之固屬危重。豈能如此遷延。證若輕微。又何竟致不治。嗚呼。蔡公已賓九天。則吾尙欲追究其證狀何爲。獨嘅吾神州之大。操數千年經驗數百輩精研之術者。更僕難數。而竟不能治一喉痺。尤嘅吾友好之鄰國日本與德意志諸大博士。亦竟對於一輕微之喉頭炎。日投治療。而不獲効。吾於蔡公之不起。不禁爲醫藥界嘆幼稚也。至近日新聞紙日載輓誄蔡公之文。而蔡公在病之日。未見有一知醫之士。對於其病一加挽救也。此吾尤爲吾醫藥界嘆無人也。

按本分會曾電詢蔡公病狀。乃電至滬。適蔡公已啓程赴日。電稿載本報記事欄。

取締西醫爲急乎取締中醫爲急乎

激聲

人民立於一國之中。凡有一切危害。非個人之力所能防止者。必賴其國之政府之力保衞之。此公例也。醫者爲人治病。醫若不良。徵特不能治病。而且加人以危害。於是各國政府對於醫生。必加取締。吾國政府。久持放棄主義。故人民自具防止之能力。如病家愼擇醫生及選定藥方之普通知識是也。今之流行於國中之西醫。遑論其學問如何。而病家決難對此翟定選擇。尤以方西未易識。西藥未易諳。而其種種危害。實有不可言狀而自防也。人民既不能自力防止其危害。必藉政府之力保衞之。然則取締西醫。實有急不可緩之勢。彼亟亟謀取締中醫者。何爲哉。

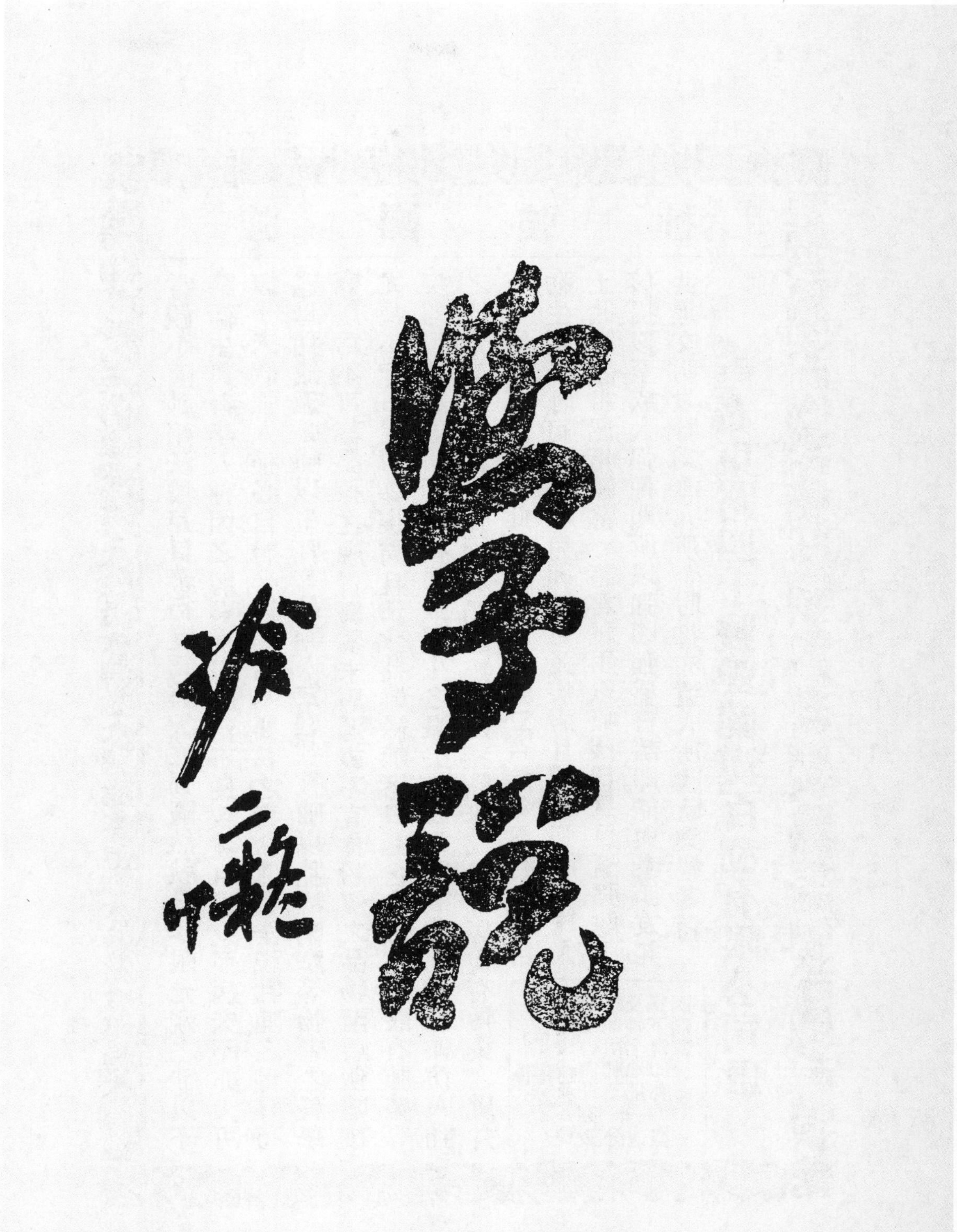
學說

王赤南先生治血證求原論

（徐蓮塘錄）

余見世之治吐血者。非淸肺養胃。即補腎凉肝。服之非不止。以爲藥之效也。多方調治不外滋陰。久之旋止旋發。咳嗽日增。痰涎日甚。形體瘦削。而證情遂不可爲。又有先因咳痰滯血。甚則痰後大吐者。方案每有漸入損途之語。病者亦唯恐其虛。喜進滋補。不知愈補愈虛漸成損症。醫者應其前言病者益深。後患從此加以憂思。則脾氣爲鬱結。而證鮮有不敗者矣余嘗窮究其理。力反時趨出治斯證。無不應手奏效。偶以此法語諸同人。咸奇其效。而莫當其意。以爲用法易啓病家之疑。而藥味多爲時俗所忌也。余因宗前人之法。而詳辨之。大凡血證必探其源。不求其原。而但止其血。不明剛柔互進之法。純用滋陰。漸至痰凝血瘀。一發難收。良可慨矣。夫人生之陰陽以太陰陽明爲主。脾者太陰濕土。孤藏以貫四旁者也。胃爲陽明化氣於燥金。又爲氣血之海。十二經脈之長也。脾以陰土而升於陽。胃以陽土而降於陰。土位於中。而火上水下。左木右金。左主乎升。右主乎降。五行之升降以氣不以質也而升降之

王亦倩先生治疝証求原論

權。又在中氣。中氣在脾之上。胃之下。左木右金之際。水火之上下交濟者。升則賴脾氣之左旋。降則賴胃土之右轉也。故中氣旺。則脾升而胃降。四象得以輪旋。中氣敗。則脾鬱而胃逆。四象失其運行矣。坎中之陽。神之根也。離中之陰。精之基也。坎水溫升。則肝木遂其疏泄之性。賴脾氣以上達。上達則成魂。升於君火則爲神。而離中之一陰寓焉。火精降則肺金行其收斂之政。賴胃氣以下行則成魄。降於坎水則爲精。而坎中之一陽寓焉。水之生木也。壬水爲寒水而生胆木。癸永爲溫水而生肝木。少陽厥陰氣從中本。而不從標。足少陽胆。又從手少陽之令而化相火。陽降於陰。是以相火而必降。章氏謂君火爲體。相火爲用。內經云。君火以明。相火以位者。君火於上。端拱無爲。相守其職。而行令於下也。故臍下之沉鬱而痛者。風木鬱於下。而不得上升也。而脇之痞脹而痛者。相火逆於上。而不得下降也。肝木不升。則尅脾土。胆木不降。則尅胃土。何也。肝木賴脾土之升。胆木賴胃土之降也。升則爲君。降則爲相。相火降於腎水。則精溫。溫則精藏而陽秘。相火秘於腎。不泄於膀胱。則膀胱得化寒水而小便利。於是壬水又生胆木。癸水又生肝木。此循環無間之理也。苟悟其理。則臨證時自能辨其陰陽之偏勝。藏腑之燥濕。而施治法焉。夫血之驟吐者。何也。其在壯盛之體。病屬外見有表證者。泄其表而自平。其內火甚者。古法有三黃湯。實證原不難治。若係勞倦傷中。或因憂思鬱結。脾陽受困。土鬱則木鬱。木以疎泄爲性。喜條達。愈鬱而愈欲疏泄。則一旦怒發而上冲。況足厥陰肝。以風木主令。手厥陰心包。又從令而化風。胆屬於肝。又化相火。風火相煽。擾於君火之位。二火炎升。絡血起於胞中。沸騰而上溢矣。斯時也。肺金因風火之驟至。非轉不能行其收歛。且將畏火而氣餒。胃氣因肝氣之不升久矣。不得下降。胃氣不降。肺金自無下行之路。若非清氣熄風火。助肺之歛。降胃氣之逆。則上溢之血。安得循經下之降乎。治之之法。用白芍培肝之體。清其相火。麥冬養胃之降。清其君火。丹皮疏肝。逐瘀而平風木。牡蠣五味柏葉以歛金。半夏以降胃逆。又重用甘草。以和其中。去血多而氣脫者。可加參耆。如火甚而氣粗。不用黃耆。而佐以元參川貝之類。必用茯苓以滲濕土。血之紫瘀者。加乾薑溫

紹興醫藥學報　第六年第十一、十二冊

王赤南先生治血証求原論 九四

之。桃仁逐之。脘悶少納者。用砂仁疎之。如此則脾氣升舉。胃氣降行。中土既旺。四象得以輪旋。脈絡旋而血有不循經乎。如下塞上熱。乾薑元參黃芩儘可並用。喉痺而燥。甘杏川貝亦可加入。不必忌貝夏不同用之俗說也。

又有色慾過度而患此者。腎精既竭。坎陽日衰。水反侮土。肝木失水土之溫養而枯燥。然木雖枯燥。而性喜疎泄。且燥則更易生風。値風木司令之時。或逢君火之令。風煽其火。火不能藏。則血因而上溢。治用當歸首烏阿膠等。培其肝血之原。而砂夏乾薑亦不可缺。若大吐後。血去氣衰。而見寒慄。椒附亦當暫用。惟偶吐鮮血而上熱者。不用砂仁乾薑之類。重以養陰逐瘀。燥土和中。惟降逆以半夏爲主。胃氣下行。上鬱之火。亦將解散。設有兩脇之痞滿。兼有刺痛者。亦屬相火逆飄。醋煑鼈甲柴胡亦可加入。至於久咳痰中見血。或痰後大吐者。亦因脾土鬱濕。濕傳脾位。胃失下行之政。木亦被鬱而欲行其疏泄。肝爲將軍之官。又係藏血之地。心主血脈。風火擊撞而升於君火之位。痰血因而兼見。治法以桂枝宣通肝絡。而以白芍佐之。用丹皮以逐瘀。

茯苓以滲濕。參草乾薑以培土溫中。牡蠣柏葉以斂肺氣。必重用半夏以降胃逆。少加五味者。以薑味同用。有開闔之義在也。若循世俗之見。徒以清肺涼血之劑投之。血亦暫止。血止而以爲虛。避辛溫動血之品。專用滋陰藥。性呆滯經絡。因而瘀塞。痰血膠凝。漸至疾不可爲而不覺矣。蓋滋陰之品。最易傷脾。脾陽受困。肝木自鬱。且足太陰脾以濕土主令。手太陰肺從令而化濕。濕邪傳肺。而胃土之燥。政不行。肺胃無降下之權。是以痰涎上湧。咳嗽日增。且肺脾濕鬱。胆肝之火不得升降而益熾。火熾則刑金。因見喉痺口燥。火薰其痰而生腥臭。若治其火益甚。欲燥其濕。則鬱火愈增。方書有補脾礙肺。補肺礙脾之說。正謂此也。然證情至此。審其中氣未敗。而施挽回之治。必重用茯苓以燥土濕。濕退則肺金之痰不生。兼清君相之火。避其滋膩之品。再達其肝木。斂其肺金。順鬱火以下行。但得中氣漸旺。升降順行。自可向愈。若徒以爲火肆用滋陰。不死何待乎。論者謂衄血由於肺氣之不斂。吐血由於胃氣之不降。然肺金果能斂。亦賴胃氣之下行。而胃氣之不得下行者。又患在脾氣之不得上升

紹興醫藥學報　第六年第十一、十二冊

也。總之中氣爲升降之原。脾胃爲升降之樞軸。樞軸不運。則火浮而水沉。胆火飄於上而上熱。肝火鬱於下而下熱。每見弦大之脉。並無虛寒之形。血證之易於誤治者以此。此余之所以不惜反覆而詳辨之者也。

與周烱如叔論周順翁痰飲症之治法　張汝偉

烱如吾叔大鑑。曩在貴局臨症。聞周順翁所述痰飲症狀及楊先生施治妙法。心頗注重之。後與吾叔啜茗時。告余服至肉桂卒鮮效果云云。余思之再。略有心得。敢述一二以明病理也。夫旭日當空。萬里無雲。山明水秀。鳥語玲瓏。此非所謂天氣清朗。以虛爲德之時乎。吾人體天立極。清明在躬。則百病無由而入。一旦升降失和。爲雲爲霧。而濁陰遂得以用事。小人進而君子退。經所謂上焦如霧。中焦如漚。下焦如瀆者是也。濁陰之瀰漫於人身。其最厲者曰卒中之陰寒。其次即痰飲。但卒中之陰寒。其來也暴。見症既確。一鼓可平。有如麗日懸中。而四方之陰霾自化。惟痰飲之症。其來也漸。其勢也緩。而受病之由雜。盤踞之日深。如蜂房之易入難出。如皮囊之堅而難破而其終也釀成不可救者多多矣如周順翁之症胸中汩汩有聲氣息喘促飲熱飲之後少頃吐出即化爲冷中脘果寒歟姜附可用奚持肉桂哉何以一服見效再服不效三服而反有害此其故不在於中脘之寒而在於膻中之氣不能分布於胸中脾胃之陽不能健運其卑濕而州都之官又不能吸引上中二焦之氣以下行其痰濕也於是痰飲愈積愈滯其氣亦愈結愈喘氣因痰阻而逆痰因氣弱而滯此中有連帶關係徒溫其痰其如氣弱不運何夫人身之氣有三在上者全賴肺氣之肅降有權今順翁素有血症必有咳嗽肺氣之不能肅然下行無待言矣在中者全賴胃氣之承氣有素順翁平日多嘔數動其陽明之氣前日在局午餐喜食油膩厚味乃胃土不清以濕從濕而求救於滋膩胃氣之不和亦無待言矣中上之氣既不利則所恃者僅膀胱之氣耳順翁之小溲則少而赤大便則艱而結是州都一隅亦未見廓清奈何欲其氣之下行痰濕亦隨之而下化乎蓋三氣之流行有愆痰飲安得獨行宜其汩汩有聲也且也人身一小天地天氣輕清一塵不染地氣重濁萬物

與周炯如叔論周順翁痰飲症之治法　九八

覆載今也痰飲阻其胸中胸中至高之位天氣主之乃積有窠囊受其重濁其必乳問宗氣躍躍不已者乎雖然此症治法綦難又非旦夕可以收功若非信之篤服之久鮮有濟耳余之意在治其下耳蓋善擊拳者先屈而後伸善爲文者欲揚而先抑分治其下以引其上亦本此意也誠有見於善飲酒者一溺即解州都之地空曠而腎氣亦得以舒展腎氣一旺脾陽自振脾陽既振胃氣亦和胃爲脾妻夫脾爲胃夫妻和諧家道興脾胃調諧飲食之精華得能灌輸於週身則不化其痰而痰自化不攻其飲而飲自流痰飲既得流動則肺氣自肅肺既肅而肝木之權伸木得其養血症亦愈此通溝渠以啓後門之法也不欲其湧吐恐擾動胃氣也矧順翁原有二便鮮利之機逗露於先矣余因不揣冒昧進而爲之辭方用飛淨塊滑石一兩炙黑甘草一錢每日煎濃湯於夜分時熱服服後須甯心靜神澹泊明志其意夜分服者以其陽氣之衰用草以補之乘熱服者恐爲寒飲阻也味取單獨者重則力專耳必寧心靜神澹泊明志者君火明而其氣漸下行也俾滑石色白清肺而利膀胱間以徵

赤以清心與小腸之火得甘草緩中以和之炙黑又能補腎且以滲脾胃之濕以無形而無耗津液之弊其妙理有難於言語形容者若服後胸中漸舒胃逆稍減然後增入滌痰之品因勢利導始有益耳姪年幼寡學所見如是錄呈以質高明未知以爲何如也

剖解臆說

俞鑑泉稿

剖解之術古之人有行之者西人實地研究愈用愈精竊謂此法似難而實易惜乎吾國不忍將屍體剖視欲精此術必須將人體皮毛肌肉筋絡骨骼見之習熟明若觀火而利其器精其藥自可按症施治年前至友人家適逢其客經遊東瀛來者偶談及某處醫院剖解一症剖解時手術稍遲見病者面漸轉紅醫甚驚惶急呼別醫相商乃速進藥水一杯始保無恐而藥水價值千金云余聆其說歸日後追思其語似頗足信夫氣爲血之帥人體知覺運動氣血並重而血隨氣行氣更重於血麻醉者麻醉其氣之藥也氣經麻醉而不行斯血亦不行氣不行則知覺失血不行斯血

紹興醫藥學報　第六年第十一、十二冊

不外溢。知服麻醉藥而剖解時所出者。第割處之血耳。而轉紅而發急者。藥力退而氣動。氣動血亦動。血一動則血將由剖處洶湧而出。病者命將殆矣。此時麻藥不能再進。故以重價之藥水投之。吾虞前有生毒於手。纏綿不愈。瘍科不精。去管拔毒之妙藥。因循誤事。乃至西醫處用麻醉藥截其手。次日縫傷處之綫偶斷。醫云今日難再進麻藥。以綫補縫斷處。痛不可忍。是知用麻藥之難。在測病人可任幾何之麻藥。能耐幾許時之麻醉。且必適合剖解功畢之鐘點耳。至所有草烏蟾酥等類。塗以瘡上。輕小之症。其氣既痺。麻不痛而麻處之血亦必少溢。似可放胆而施。若剖腹大症端非極精之麻醉藥不可。蓋麻藥之能力。使人不痛固矣。而使氣窒而血不妄行。更重也。能使氣不外洩更重也。鄙人之揣測。兪信氣之攝血。氣爲血帥之理。且麻醉藥。不第能麻醉使氣爲痺。必含無毒質。氣經一番麻醉。已狼狽不堪。故弱體不堪施治。若含有毒質。斷難取用。予姻人葛君。因痔患管。十餘年未愈。向西醫剖治。謂予言施麻醉藥時。剖解醫生五六人。已整齊器具。環立其旁。足見手術須速。難經多時之麻醉。剖畢醒後。剖處痛甚。大都此時氣行血交。未能通順。醫告以安心。何時痛止。果如其言。技精哉。嗟乎。吾國乞人。尚有麻藥截足之法。而醫界至今。竟失剖解之傳。聞俗傳黃色杜鵑花之根。其花狀類映山紅。又名牛亡花。亦類麻藥。然要皆毒極。又聞西人之麻醉藥。以酒精合別藥爲之。若能將合用之藥。悉心參究。如古劍術家以草烏藥提其精華。塗於匕首。見血而飛。刺人見血即死。先試獸類以驗効否。則麻醉藥亦可以豕羊刑人等試之。更將刑人屍體。時常剖解。兼置人體模形。日夕考察。亦如西之實地研究。不難達剖解之目的矣。

再按剖解之學。吾國年湮代遠。方法無稽。若西人者。豈惟熟悉形體。凡一病治之不愈。即用剖解詳究症由。愈習愈精。致見重於世者。剖解耳。而吾國此學失傳。厥有其故。古時剖解針灸並重。至仲聖已專以湯劑療疾。而好學之士。亦以針灸痛苦。剖解驚人。惟有窮思竭想。以湯飲丸散。再四研求。故每自備丹丸。合宜而投。或佐以針灸。今日者簡之又簡。以吾眼光耳鼓所及。遠近之大醫。維以一紙方藥授人。鮮有備丹丸散品者。卽有之。每索重資。貧病何堪。此核之費伯雄欲謀利而爲醫則不可之言。果何如哉。夫古人以湯劑飲子丹丸膏散敷摩治病。各有專能。藥之不專病何以愈。以可愈之疾。而不給示以可愈之藥。致病根不拔。委之剖解。其或厥身以斃。是誰之過。昔見某大醫方病案。爲石瘕方以見睍丸加減。又有瘧毋案。焉以鱉甲煎丸法。採摭成方法。非不善。如目的難達何。去年確聞一婦症起腹中一塊。漸至肌肉膨脹。手足不能屈伸。臥起不能自由。困苦數年。但求速死。遂往剖解。出一血球。剖畢氣絕。又崧厦王姓童。年前患陰莖頭際痛。溺難出。屢治無功。經西醫截其龜頭而愈。前吾虞有內外科楊惠孚者。治一童。患溺不出。楊以藥少許糝膏藥中。帖於陰頭。未幾溺大出。則王姓之童。亦必有和氣活血散結清熱之藥品。而搽敷外治者。在千金黃瘕靑瘕導法之方載。重慶堂隨筆中。初見之。亦不留意。友人陳牧卿君爲予言。其友人余端卿君治某婦瘕痛。以千金導瘕法治。竟愈。益知古法之存古書之足信也。彼婦之因塊而腫病。亦是類耳。有對症之治。未始不痊。奈病家或薄於財力。難遍訪名醫以求治。醫者限於學識。不能深究以圖全。乃拚命剖解。病去身隕。豈非遍地球無治此病之方藥耶。剖解云乎哉。又聞不足之體。一經剖解。其神智必減十之二。連剖三次必死。肢體之疾。愈者恒多。而剖腹等症。愈者十之一二。予亦契慕西醫。當此中西醫學並轡之時。醫學報大行之日。而瑣瑣臆說及之者。深願吾同道搏採丸散摩熨外內並治之法。以免剖解之苦。更深究剖解之法。以補治療所不及。以爲必不得已之用。不亦善乎。

與黃君眉孫論胃有硬塊治法書

劉丙生

瑞前治一康姓婦人。胃脘變硬。自喉至胸。如有鐵管梗阻。不能俯仰轉側。嘔吐自利。手足厥冷。而爪甲深紅。唇舌紫血色。面色顴紅。脈右關若有若無。瑞用甘酸增液承氣湯下之。其所以能化軟嘔利皆止者。以甘酸鹹苦皆陰也。病由鬱起。微加薄荷以解之。仍五味調和之意也。新學酸食礪舊學若作和羹。亦爲鹽梅。其所以硬者礪養質之成分多也。即中學火灼土而成金類也。得酸以軟之。雖至堅之弗耶質。亦當損

紹興醫藥學報　第六年第十一、十二冊

壞。故齒忌酸也。其妙處只在綏下。令藥存留胃中。食物最忌米。有木柴質者。須用麪包饅首。用烏梅泡汁代醋。加入麻醬油湯內浸軟食之。不用醋者。以醋性燥。治熱症不合用也。按此硬性胃病。瑞因食牛乳。亦曾親自患過。然其病有二種。一火灼土而成金類。熱病是也。一係燥金爲病。化熱未熱又分三種如 眉翁曾言某道士腹脹作玻瓶聲。此燥金獨勝之病。化熱爲復氣病人人能治。易治。未化熱爲本氣病。當用溫潤酸溫法。則陳酒滴醋葡萄酒可用矣。管見如此。未卜 高明以爲然否。還望賜教。是幸。

與黃君眉孫研究鼠疫未見核之分別法 前人

瑞於幼科一道。頗有心得。而未敢自稱幼科者。即以痲痘未見點之前。未得分別確據耳。考之古書。亦惟夏禹鑄有以吾三指按兒額。三指熱兮風寒客。三指按兮三指冷。請君即作痲痘認。寶太傅有小兒發熱未見以前。最難分別。莫若勿藥爲穩妥。稍停三四日。再治之。此誠良心之語。瑞以此更不敢爲兒科矣。昔葉天士能望色即知爲悶痘。惜其法不傳。不識黃君能賜教以益瑞否。今黃君下問鼠疫未見核前分別是鼠疫非鼠疫之法。較之是痘非痘之分別更屬難上加難矣。以鼠疫一症。爲新發明之病。考之古書。多未言及。瑞不敏。何敢妄說。然瑞之妻女及僕。曾於辛亥春傳染一家五口。以親身嘗試閱歷者。爲同道諸公告。瑞妻先患寒熱。胸悶。嗅淡輕三水大吐而解。越三日又寒熱。胸悶熱甚於夜。三日項旁耳下見核。痛甚於夜。身內之熱甚於身表。瑞以青蒿鱉甲煎加犀羚增液承氣湯。偏索清解血熱之葯用之。終未得汗。退熱安眠。因思西人云。百司脫之微菌。如毬桿形。此誠洛書之二數也。其爲西南少陽相火。火土之濁氣無疑。與化學家之炭氣正相合、解化炭氣者。莫如淡氣。富於淡氣者。莫如木耳。遂用木耳三錢。入水壺封固。不令洩氣。煎多滾。傾出一茶盃。加薄荷油二滴。嗅之。其氣微似淡輕三水之氣味。而淡輕三水不可服。此則木耳與薄荷可服。勉强服之。不料一盃服下。頓覺痛止。安眠。週身黏汗。而汗之氣味逼人。瑞感之頓覺胸悶咽阻。頭暈惡寒。不能自持。急服木耳薄荷油解之。頓覺清爽。天明後女與僕

紹興醫藥學報　第六年第十一、十二冊

入房。感其氣亦病。而妻則能起床矣。急焚大黃片以消毒。被褥帳皆以大黃香煙薰之。餘人皆如法治之愈未染鄰家一人。皆大黃消毒之功也。由是之後。治愈者甚夥。而尤便於貧人。以其價廉而功鉅也。瑞自覺鼻聞汗氣之時。即胸悶。咽喉如束緊。氣機阻滯。妻則一日後。至夜則喘息氣粗。欲嘔不能。頸核見矣。核之發見處。如頸部腋部膀部大膀大腿處。未發見核之前。則其處必較週身之熱更甚。此之謂局所更熱也。傷寒表熱甚。身裡陰面不甚熱。且無胸悶欲嘔之症。見於未發寒熱之前。雖溫熱由裡達表。亦無局所更熱之別。似宜以胸悶頭暈咽阻。為報信之使。惡寒內熱。夜熱氣粗。為第二之使。局所之特別熱。為第三鐵證也。此僅瑞之一人私見。未識當於閱歷經驗之方家。以為然否。

問痺症病與中風如何分別

李春霖

經曰。風寒濕三氣雜至。合而為痺。其風氣勝者為行痺。寒氣甚者為痛痺。濕氣勝者為著痺。又曰血凝於皮膚者為痺。靈素之論痺症。可謂詳且盡矣。其言風勝為行痺。

者。因風善行而數變。故名爲之行痺。寒甚爲痛痺者。蓋寒乃純陰之氣。凝於經絡之中。令人疼痛。故名爲痛痺。濕勝爲着痺者。蓋濕乃水氣化汽上升。中於人身之皮膚。則着而不移。故曰着痺。血凝於皮膚爲痺者。此由臥出而風吹之。血凝於皮膚之中。而爲血痺。後漢張仲景作金匱。其論曰。夫風之爲病。當半身不遂。今但臂不遂者。名曰痺。夫仲景立此條者。特證內經之痺症。使後人不得混治也。蓋風中於人身之經絡。上下徹散者。則爲半身不遂。或左或右。乘虛而襲。宜小續命湯。有因痰阻經道。宜滌痰湯。有陰虛不能榮筋。至半身不遂。即張景岳所謂非風也。乃陰虛而不能榮筋。是也。宜養陰淸熱而佐化痰之品。夫痺者閉也。閉於一處而不移動也。其偏於風者。則散風。偏於寒者。則散寒活血。偏於濕則燥濕利濕。則無不奏效矣。此論中風與痺症之分別。及治法之大概也。

問胸痺與結胸之病狀治法如何分別

李春霖

胸痺者。寒氣凝結胸中不散而爲痺也。張仲景金匱要略曰。夫脈當取太過不及。陽

問胸痺與結胸之病狀治法如何分別

微陰弦。即胸痺而痛。所以然者。責其虛極也。今陽虛知在上焦。所以胸痺心痛者。以其陰弦。故也。夫陽脈微者陽虛也。陰脈弦者陰盛也。經曰陽虛生外寒。陰虛生內熱。又曰衛氣者所以溫分肉充皮膚肥腠理司開闔者也。今陽虛生外寒。不能溫分肉充皮膚助血液流行。血液停滯於胸部經絡之中。風寒水飲襲入。胸痺之症生矣。故仲景所立主治胸痺之方。若括蔞薤白半夏湯。附子薏苡湯。桂枝生薑枳實湯之類。蓋取其辛溫和陽。活血化痰也。若夫結胸者。或下之太早。水氣乘虛襲入結於心下。而成結胸。或有痰滯壅塞不通。而爲結胸。仲景曰結胸者項亦强如柔痓狀。下之則和。大陷胸丸主之。又曰小結胸症正在心下。按之則痛。脈浮滑者。宜小陷胸湯。由此觀之。一則病在經絡。一則病在臟腑。一則因陽虛而受寒邪。一則因痰滯壅塞。或水氣蘊結。一則用附桂等溫性通陽活血。一則用大黃甘遂等攻下以行水。用黃連括蔞清熱化痰。二者相懸有天淵之別。爲醫者豈可不深察而顢頇施治乎。

仲景謂陽病見陰脈者死（吳又可云陽病見陰脈亦有不死者試言其理）

李春霖

紹興醫藥學報 第六年第十一、十二册

仲景謂陽病見陰脈者死。蓋因正氣不勝客邪也。邪之客於人身。正氣勝邪。則病易愈。邪勝正氣。則病難愈。仲景所謂陽病者。蓋指風濕暑熱而言。陰脉者。即細弱沉遲之謂也。夫正氣先傷而後感受客邪。故現陽病陰脈。是邪勝正虛。不能拒邪。故死也。此誠千古不易之訓。然速治亦有生理。法宜扶正氣而去邪。則庶幾可愈。此十中二三耳。經曰。無勞汝精。無勞爾神。聖人戒人衛生養正以拒邪。恐世人正氣先傷而受客邪。致犯陽病陰脈。邪勝正虛之禍也。吳又可云。陽病見陰脈。亦有不死者。蓋指瘟疫傳入腸胃。應下失下。壅遏營氣。不達四肢。故令脈弱伏。名曰脈厥。亦有應下之症。誤投石膏黃連。壅遏正氣。亦令脈厥。得承氣一服。腸胃通。脉立現。非若仲景所謂正氣先傷而後受邪也。由此觀之。一則正氣先傷而受邪。一則邪遏正氣而令脈細弱。一論風溫暑熱。一論瘟疫。豈可一槩論乎。

說秋燥

李春霖

秋燥者。乃秋日燥烈之氣傷人爲病也。經曰。冬傷於寒。春病必溫。春傷於風。夏生飧泄。夏傷於暑。秋生痎瘧。秋傷於濕。冬生咳嗽。考內經本無秋燥之說。至喻嘉言始發明此意。改秋濕爲秋燥。特立清燥救肺湯以治之。葢嘉言之意以濕司長夏令交時霉。氣候熱而多陰雨。熱蒸水氣上升。爲濕。上焦受之。則咳嗽多痰。秋乃刑金之候。其氣乾燥。肺臟受之。則病乾咳而無痰。故立清燥救肺湯清潤之。後有吳鞠通非之。謂喻氏擅改經文。特引傷寒論中痰飲凝聚肺下而咳嗽。以證經言秋傷於濕。而言喻氏之非。夫嘉言改秋濕爲秋燥。誠發古之未發。鞠通非之。似乎無理。然內經明言秋傷於濕。冬生咳嗽。其理何哉。曰內經乃上古之書。至今已歷數千年矣。能保其不誤乎。不然則內經明言濕司長夏。未言濕司秋季。而主伏氣爲病也。且鞠通既言秋傷於濕。冬生咳嗽。何其書中又立秋燥一門。豈不自相矛盾乎。

寄蝸殘贅傳治膈症方

盛澤王鏡泉錄

用白麪不拘多少。俟月食時。取陰陽水在露天溲和。待月光徐徐吐出。即在月下搓作細丸。如菉豆大。仍露一夜。用時開水送下。每服四五十丸。連服數次即愈。

論氣流水流日光之作用

（衛生教育聯合會譯）

凡人欲身體强健。應時常呼吸新鮮之空氣。愼勿呼吸濁氣。人身必需之氣。即空氣中之養氣。此氣吸入肺管。即與血溶化成炭養二。再從肺管呼出。散布空中。如有人常居不透氣之處。多吸入炭氣二。肺中多積此種濁氣。卽有肺癆之虞。豈不危險。房屋之窗戶。均宜常啓。使空氣流通。庶幾無致病之憂。

人身之濕氣。悉從皮膚洩出。藉外面空氣蒸發。時覺舒暢。倘若房屋狹隘。窗戶緊閉。濕氣不得蒸發。則漸覺精力疲乏。甚或足以致病。油燭之所以能燃燒。藉養氣也。若無此氣。非但人將悶死。且火亦熄滅。所以年齡長成者一人。或十歲以上之二童。至少當佔十四立方米突空氣。容積之地。若四米突長。三米突半寬。四米突高之房屋。最多可以容年齡長成者四人。過此則有害。且窗戶尤宜展大。以開之。人所吸之新鮮空氣。凡年齡長成之人。每小時須有八十五立方米突之多。所居之房間。亦當於一句鐘內換六倍餘之新鮮空氣。方爲合度。蓋通氣之法。無非多開窗戶而已。如能

論氣流水流日光之作用　一二

露宿。則得益更多。其見礙衛生者。莫如居濕地。設或屋內水管有漏。或陰溝不通。及日光不透。空氣凝結。潮濕蒸滿於室中。其害小則發濕病。大則成肺癆。或肺炎症。所以過有損壞之水管。宜即速修。不致於衛生有害。除潮濕之法。無非多透日光。多築通水之道。然通水必須借道於地下鐵管。或陰溝。方可流入江湖。而溝道亦應取下流之勢。否則停滯不得流通。未築房屋之前。當察看其地有無通穢水之道。如未有此種流通機關。當從離地六英尺起造。其底地亦須堅實。使屋內一切穢水。從此流入水溝。再通入工程局所築之大溝道。其場地所積之水。當另借水道。通入外溝。倘若地形過低。亦當用沙石泥土墳高。方能通水。日光之所以寶貴。無非能除病症。能殺微生蟲。其殺蟲之力。實不下於火與沸水之力。人不得日光。即成肺癆。草木不得日光。漸形黃瘦。不久亦即枯死。人常住不透光之屋。非但目光有害。且身體亦受其損。且潮濕之地。一透日光。立即乾燥。從此可見多開窗戶之得益。即係多得新鮮空氣。多得日光。以及除去潮濕之作用也。

叩門求救。予診其脈。微細而數。大便四五日不行矣。微數雖屬虛火。而便結又已屬實。予用百草霜吹舌上。內用酒蒸大黃五錢。肉桂一錢。引火而下。一劑而愈。（蔣示吉）

李莫安撫內子。夜半忽不能言。燭之。乃舌下生一舌。急取外臺一方。用新眞蒲黃羅細末敷之。如此五七次。即愈。須吐去再敷（百一方）

乳蛾

原因　寒冒、刺戟、猩紅熱、痲疹、丹毒、黴毒、間歇熱之類。

診候　扁桃腺腫起疼痛。嚥下困難。啓口不順。流涎發熱。

療法　症輕者。頸之周圍行冰罨法。或百里斯尼芝氏罨法。并用含漱劑。症劇者。令嚥下小冰塊。塗布硝酸銀水。又自外方頸部。塗布水銀軟膏。或貼水銀硬膏。扁桃腺肥大者。塗布沃丁。屢發者。切除之。

齊東野語云。辛丑余侍親還自福建。途中有喉閉者。老醫傳一方。用鴨嘴膽礬一味。

研細釅醋調灌之藥甫下咽大吐膠痰即差。

江應宿治一婦人喉痺用秘方蟢蛛窠二十一片煆存性枯礬燈草灰等以鵝管吹入喉中即時消散。

江應宿治一人喉閉不通用牙皂白礬黃連等分置新瓦上焙乾爲末吹入遂通。

江應宿治一人喉風牙關緊閉以牙皂五錢水一盌煎三分加好蜜一杯徐徐灌入鼻中其痰自出即可進藥。

咽頭加答兒

原因　急性者爲原發症由感冒、器械的、溫熱的、化學的刺戟長時間之談論唱歌。急性傳染病、黴毒附近之炎症。慢性者與急性同其原因又續發於心肺諸病及一般之鬱血貧血者佝僂病性及腺病性患者罹之最易且常反覆。

診候　急性者爲惡寒發熱頭痛咽下及談話困難疼痛流涎失味咽頭黏膜紅腫。扁桃腺顎下腺腫脹。慢性者咽頭乾燥灼熱瘙癢感覺磬咳朝起咳嗽後現多量之黏液性。咯痰。黏膜肥厚。小靜脈擴張。蜿蜒等。

療法 急性者。含小冰塊。塗布硝酸銀水。咽部行怕里斯尼芝氏罨法。與撒曹等解熱劑。發膿瘍則切開。慢性者禁煙酒。與塗布劑。含嗽劑。腺之贅殖者。行搔爬或電氣燒灼。

元祐五年。邵黃二郡人患急喉痺。十死八九。速者半日一日而死。黃州推官潘昌言。得黑龍膏方。救活數千人。其方治九種喉痺。用大皂角四十梃。切。水三斗。煎至一斗半。入人參末半兩。甘草末一兩。煎至一升。入無灰酒一升。釜煤二匙。煎如餳。入瓶封埋地中一夜。每用溫酒化下一匙。或掃入喉內。取惡涎盡爲度。後嚼甘草數片。（本草綱目）

孫押班治都知潘元從喉閉。孫以藥半錢吹入喉中。少頃吐出膿血立愈。潘詣孫謝曰。大急之患。非公不能救。救人之急。非藥不能療。贈金百兩。願求方以濟非常之急。孫曰。用豬牙皂角白礬黃連各等分。置新瓦上焙乾爲末。即授以方。不受所贈。（萬

病回春）

薛立齊治一男子咽痛而脈數。以荆防敗毒散加芩連二劑。少愈。乃去芩連二劑而愈。

薛立齊治一婦人咽喉痛腫。大小便秘。以防風通聖散一劑。諸症悉退。又荆防敗毒散服三劑而安。此症輕則荆防敗毒吹喉散。重則金鑰匙及刺患處出血最效。否則不救。針少商二穴亦可。不若患處之神速耳。

薛立齊治一婦。體豐而多勞鬱。時覺喉癢。如蟲行皮中。經五六載不愈。兩脈浮虛而沉澀。用生地黃製首烏天冬爲君。以滋血。秦艽白蒺藜甘菊爲臣。以淸風。佐以蘆根汁蔗漿甘寒氣味。以滋燥養陰。調理二月而愈。

吳內翰備急方云。余常苦咽喉腫痛。用白僵蠶直者。不拘多少。炒爲末。以生薑自然汁調服一錢七。甚效。葛產恢提舉閩中。曾患喉痺五日。主薄用此方治之即安。一方調下二錢未通。半時許再服立通。吐出頑痰。別將大黃一塊。慢火炮熟。打撲盡灰。如一米厚切片。以兩指大一片。口含噙之。一食頃。再換一片。或患人語不得。及自噙不下。即扶起斜靠仰坐。令人呷藥在口。以筆管注入鼻。男左女右。藥訖。隨急扶令正坐須臾。吐痰涎不即扶起。恐自鼻中出也。吐了。含噙大黃如前。(百一方)

蔣仲芳治一友。始而牙痛。既而咽腫。醫投凉藥。痛轉甚。診其脈沉細。大便一日二三次。日浮火上升也。其足必冷。察之果然。以金匱腎氣料作湯與之。服完即睡。覺來病如失。

裴兆期治一人咽喉痛。不能飲食。時作時止者半歲。吹喉消痰降火藥。咸無效。裴診之。兩寸洪大而虛。尺部虛而無力。兩足喜煖畏寒。口喜冷飲。甫下咽。旋越去。此下眞寒。上假熱也。治當從其性而伏之。用八味丸料。加炒黑乾薑。水煎入青鹽少許。爲向導。冷而與之。三劑而愈。

周密曰。有患喉痺欲死者。鴨嘴胆礬末。醋調灌之。大吐膠痰數升。即瘥。此法百試百效。

紹興醫藥學報 第六年第十一、十二冊

馬牙疳

原因　水銀鉛銀燐等之中毒。矢荷而陪倔。糖尿病。食物不良。及有傳染性。流行性。或加答兒性者。均爲其原因。第二生齒期之小兒。最易罹之。佝僂病性。貧血性。腺病性者尤甚。

診候　本病爲齒齦病。該部始而紅腫。繼則齦緣變爲帶白黃灰色之軟泥剝脫。面成潰瘍。見於左方下顎之犬齒最多。其他則有流涎。口內惡臭。便閉。口唇及頰部之浮腫。腺之腫脹等。

療法　用灌注器洗滌口腔。食物擇柔軟之品。兼用葡萄酒牛乳等。水銀中毒性者。不宜用汞劑。其他用含有收歛之藥劑。

立齋治一男子口臭。牙齦赤爛。腿膝痿軟。用黃柏等藥。益甚。時或口鹹。此腎經虛熱。以六味丸悉愈。

李小園患滿口牙齒疼痛。潰爛動搖。飲食不下。乃牙疳也。諸醫不效。忽遇道人傳一方。用川椒炒一錢五分。銅青一錢。硼砂一錢。爲末。每少許。擦患處。流涎立瘥。

急性胃加答兒

原因　暴食暴飲。不消化物。酸敗物。攝取寒熱過度之食物。誤食化學的毒物。魚菌之中毒。劇烈熱性病之前驅。腸加答兒之波及。外傷胃部。或全身冷却而致。又常見於貧血者。衰弱者。

診候　輕症現煩渴。舌苔。食慾缺乏。胃部痞滿。嫌惡飲食。嘔氣嘔吐。胃痛。呑酸。噯氣。重症復現發熱、不眠讝語、頭重便秘等。初生兒及乳兒。往往吐乳。顏面蒼白。不安啼泣。

豫後　佳良。

經過　一二日間達二週。

療法　禁絕食物。令胃中安靜。有害之食物。留胃內。則用吐劑。若已入於腸。則服下劑。

柴嶼青治中翰陳雯山壯熱神昏。爲時醫所誤者累日。勢甚危篤。診得人迎脈緩。自無外感。惟氣口洪實。舌胎甚厚。重按其胸。皺眉呼痛。此胸中停食屢進發表相去逕庭。無怪病增劇也。用小承氣湯連下二次。即神清熱退而安。

孫文垣治一人年五十五。以過食鰻魚卷餅。心腹脹痛。醫不知吐法。遽以硝黃下之。大便不行。脹痛愈甚。又用木香檳榔丸。繼又下以大小承氣湯者十餘日。病益加。便既不行。食亦不進。小水僅點滴。又服白餅子五日。備急丸三日。脹痛遂不可當。又服甘遂芫花大戟牽牛之屬三日。并小便亦無矣。又灸中脘三十餘壯。亦無驗。孫至視其色蒼黑。神藏不露。聲音亮。惟腹如箕。不能反側。脈之兩手皆滑大。兩尺尤有力。曰此病初時食在膈上。法當用吐。素問云。在上者因而越之。易易也。乃誤下傷脾。失其健運。是以愈下愈脹。又以峻利益下之。致輾轉增劇。今先用六君子湯以醒脾。加木香砂仁助其運動。再用吐法。吐出前藥。弗慮大便不行。獨慮行之不止耳。計所服藥硝黃五斤。巴豆白餅五六兩。又加諸慓悍之劑。幸而藥性未行。尚可爲計。否則如瓦

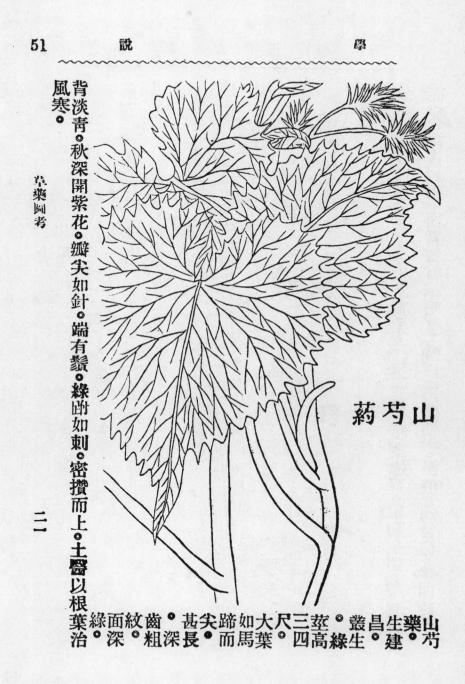

山芎藭

山芎藥。生建昌。叢生。綠莖高三四尺。大葉如馬蹄而尖。甚長。深齒粗紋。面深綠。背淡青。秋深開紫花。瓣尖如針。端有鬚。綠跗如刺。密攢而上。土醫以根葉治風寒。

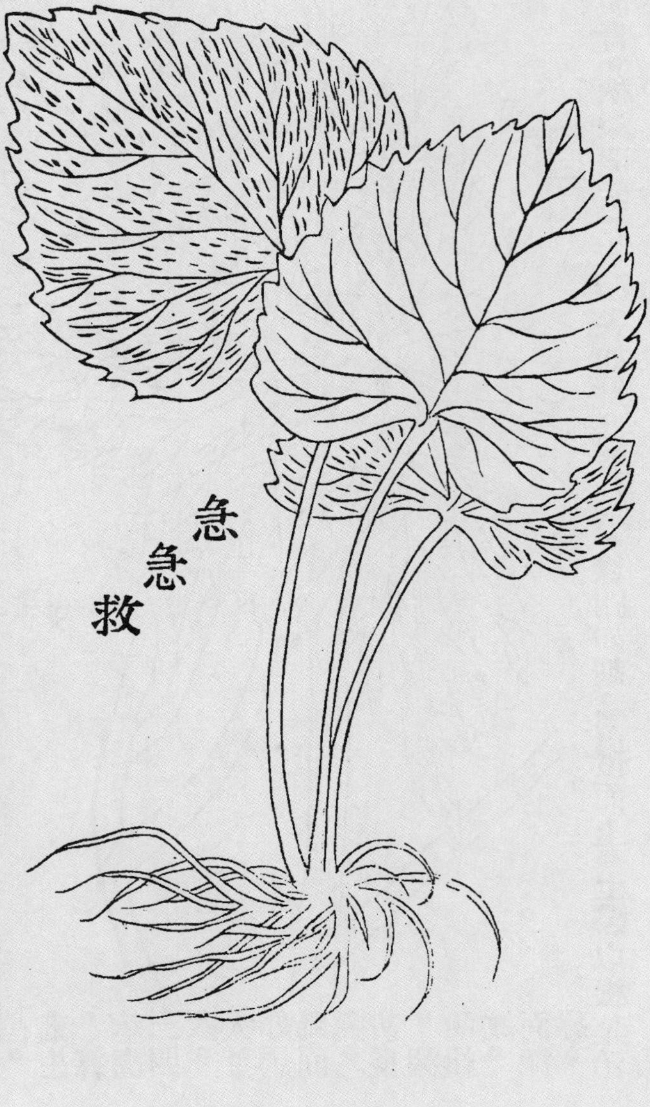

急急救

急急救。江西山坡有之。根鬚黃柔。一莖一葉。葉莖嫩綠。似初生蜀葵。葉無岐而尖。深齒如鋸。面背皆有細毛。土醫以根同紅棗。浸酒。通骨節。達四肢。

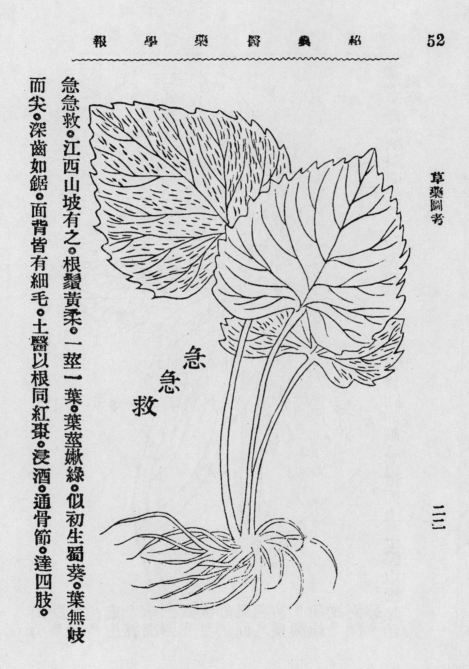

急急救

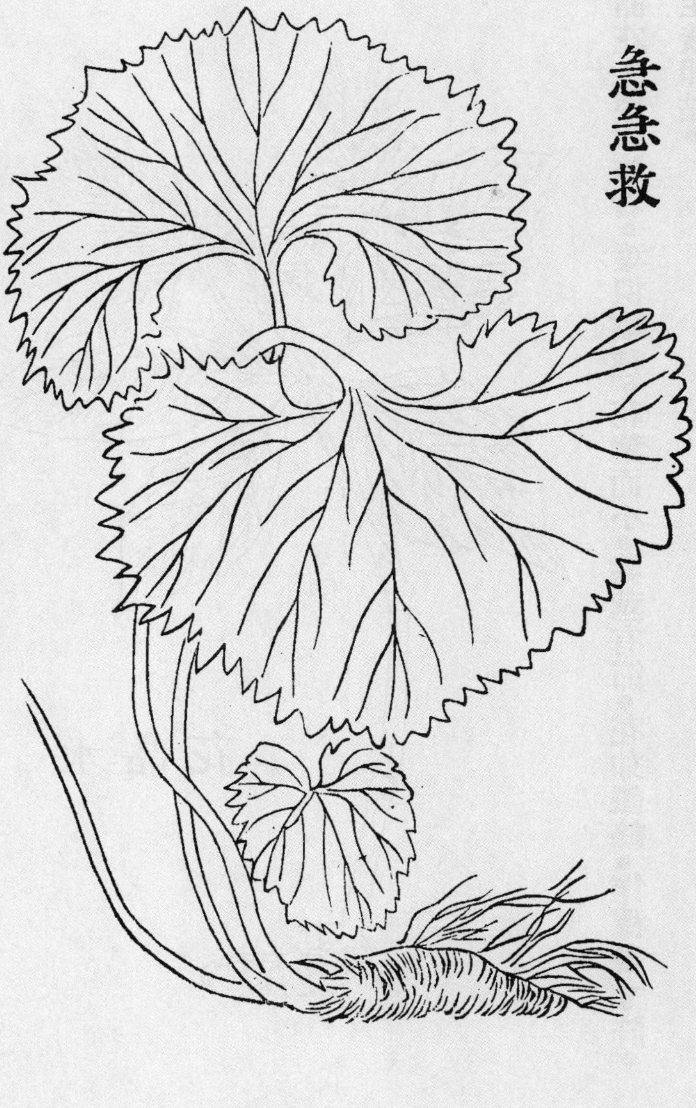

急急救。生廬山者。葉如馬蹄而大。根粗如大指。餘同。

草藥圖考

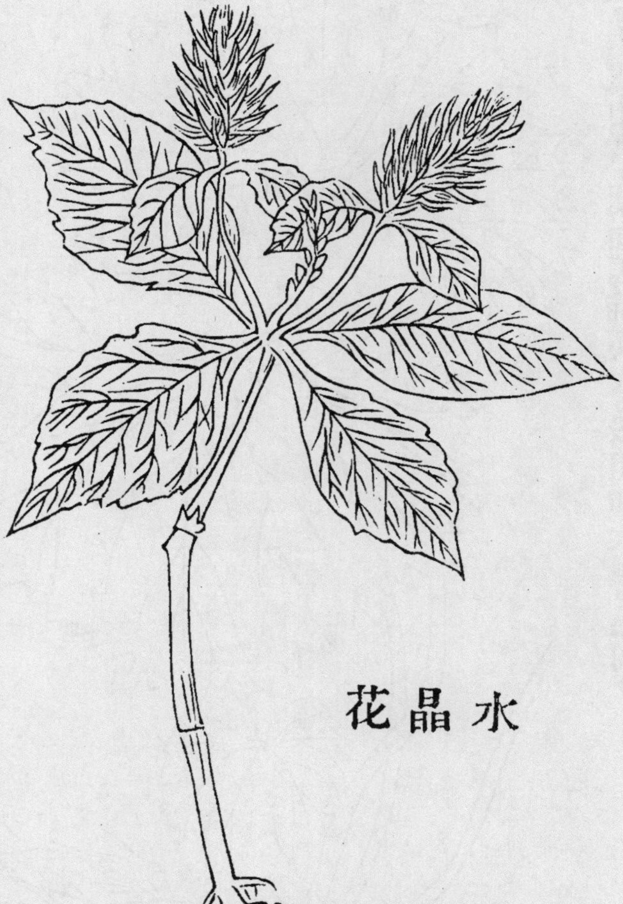

水晶花

水晶花。衡山生者。葉似繡毬。花葉而小。紫莖有節。花如銀絲。作穗長寸許。夏至後即枯。

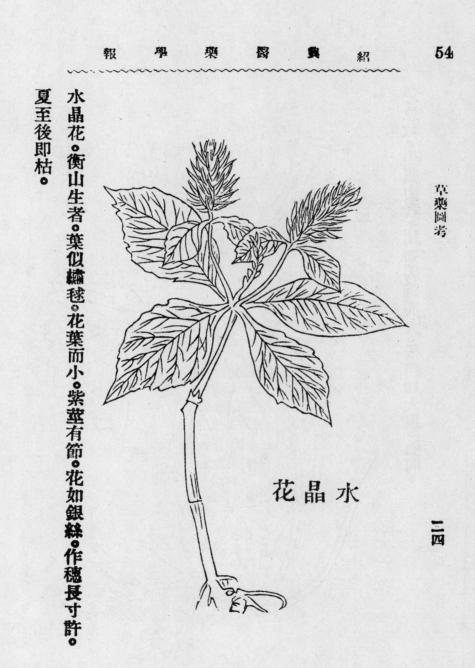

問答

裘吉題

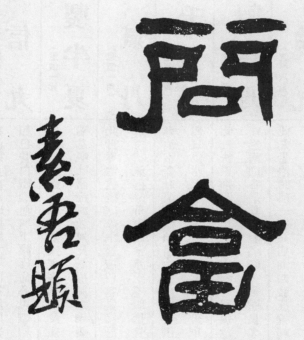

紹興醫藥學報　第六年第十一、十二冊

答四十　鎮江章壽芝

產後現形倦神衰。氣喘自汗。手足厥冷等象。最爲危候。大有朝不保暮之勢。此時立方。務宜審愼然產後百脈空虛。脈微似有若無。乃陽氣幾欲飛絕。其時深防厥脫。用參耆淮麥扶元歛汗。極是法程。愚意方中當再加附片乾姜二味。仿仲景四逆湯義。回陽救逆。庶可冀希萬一。是否。仍當質之　施君。

答四十一　前人

劉河間曰。天之暑熱一動。地之濕濁必騰。人在氣交之中。受其蒸淫熱迫。夫暑熱自口鼻而入。濕濁由下部襲上。不辨自明矣。八月間患寒熱不退數日。必是內伏暑濕感邪觸發。致成伏邪之症。此時若以清宣芳香。定然迎刃而解。醫者不察。投以凉藥。以致暑濕遏伏。濕濁深入骨髓。抑且向務農業。服役盆湯三年。其茹辛勞苦可知。然肝腎不足之質。經未去之濕。爍液銷精。遂成骨痿之症。經曰。有所遠行勞倦。逢火熱而渴。渴則陽氣內伐。內伐則熱舍於腎。水不勝火則骨枯而髓虛。故足不任身。發爲骨痿。暑熱旣被凉藥遏伏。即行內傳。豈非陽氣內伐。據云只能直立。一經灣曲。則跌倒矣。是經謂伸而不屈病在骨。亦上文足不任身之現象歟。其爲骨痿之症。尤爲明矣。惟告竭之精液。萬不能再投辛溫。徒耗氣血。反與事實無補。愚意速以塡精益髓。活絡宣濕。用玉屛風散。加虎脛骨巴戟天甘枸杞山萸肉淡蓯蓉川續斷川杜仲金毛狗脊首烏藤等。出入爲方。外用當歸五錢赤芍二錢絲瓜絡五錢天仙藤五錢晚蠶砂五錢宣木瓜二錢漢防已五錢酒炒桑枝二兩煎湯薰蒸兩足。使內蘊之濕暗消。氣血得以流行。如是內服外薰。日久自獲功效。鄙人目覩已多。非虛語也。想 閣下醫理精深。乃我醫界中之翹楚也。尙能虛心下問。足見濟世爲懷。欽佩已極。我輩靑年。誠不可及。棟何人斯。焉敢置喙。然一得之愚。不能不貢献於 哲者之前。以備採擇。勿以瑕瑜并棄。是所至幸。此答。藉請道安。

答二十　張汝偉

石室秘籙碎治法內。有痲藥方。其言曰。用痲藥與飲。使人不知。然後用刀摻藥。痲藥方　羊躑躅三錢　茉莉花根一錢　當歸一兩　菖蒲三分　四味煎服一盌。即人如睡寢。任人刀割。不痛不癢。解醒法用　人參五錢　甘草三錢　陳皮五分　半夏一錢　白薇一錢　菖蒲五分　茯苓五錢　煎服卽醒。此本成方。無稿可投。特前期劉君丙生。亦於此書採方。微有不同。用均錄之。以資研究云。

答四十三　　上虞崧鎮朱又丹

宣君令弟。幼患喘咳。年逾舞勺。未獲告瘳。據述稍一操動。及偶感風寒。其病輒發。發時氣急不臥。喘咳稠痰云云。按喘屬腎。咳屬於肺。經云。有聲無痰爲之咳。有痰無聲爲之嗽。今有聞有痰。病名咳嗽。其喘急者。幼年得病肺中。必有久伏之寒。鬱而未宣。煉液成痰。肝屬木。居左。主升。肺屬金。居右。主降。若脾土不旺。不能生金以制木。則木氣恣盛。必挾少陽相火以上升。而肺金又失下降之令。金水不交。腎氣不納。亦隨肝陽之氣而上逆。夫肺猶鐘也。撞之則鳴。操者勞力之事。力勞則內火動。內火動肺陰受剋。而金鳴。風寒者。外來之邪。邪襲則伏寒發。伏寒發則肺體不寧。而亦鳴。是以連咳不已。而稠痰頻吐也。此症幸而胃旺。中土尚有生氣。可以制木生金滋水。故淹留至今。時發時平。若遇胃弱脾衰。勢必大便或溏或結。四肢酸軟。肌肉消削。釀成肺癆。幼年患此。最宜急救。立方須用百合淮山藥各四錢。以培土補金爲君。南北沙參炙冬花各三錢。以滋肺爲臣。的萊菔子錢半。蜜炙蘇子光杏仁各三錢。以降氣。浙茯苓三錢。鹽水橘紅錢半。淡竹茹二錢。以消痰爲佐。炒白芍二錢。鹿啣草一錢。以歛肝抑木。紫石英煅牡蠣各四錢。以攝腎固元。而又使以甘緩生津之飴糖。以調和而建中。連服十劑。必有效驗。然證非親見。祇憑理想。至於損益加減。曾否有當。還乞宣君主裁。

答二十　黃巖羅煒彤

王君基倫。謂外科手術時。所需之痲醉藥。不用西醫寇加因。而以中藥代之。究係何項適當之藥劑。始能奏痲醉之目的之問。足見熱心醫藥。誠當今應有之問題。挽囘利權者。亟宜研究之。閱前期報。諸君答案。確有見地。正是先得我心。本無重贅。但古籍尙有數個驗方。未曾見答。茲特補之。以備醫林採擇焉。

種福堂痲藥方（此係外科動刀針不痛之藥）白芷　製半夏　川芎　木鼈　烏藥　牙皂　當歸　大茴香　紫金皮（各二兩）木香（五錢）川烏　草烏（一各一兩）俱用生　共爲細末。每服一錢。好酒調下。痲木不知疼痛。若人昏沉。用鹽水飲之即解。

又方　名孫武散　蓽撥　生半夏　南星　肉桂　乳香　沒藥　胡椒（各一錢）川烏　三七　蟾酥　草烏（各二錢）丁香（八分）麝香（少許）花蕊石（二錢半）風茄子（三錢）共爲細末用。入磁瓶內臨用敷之。

瓊酥散（此散治一切腫毒等瘡服之開針不痛）　蟾酥（一錢）　半夏　鬧揚花（各六分）　胡椒（一錢八分）　川椒（一錢八分）　蓽撥（一錢）　川烏（一錢八分）　右七味。共爲細末。每服半分。黃酒調服。

整骨痲藥（此藥開取箭頭服之不痛）　痲黄　胡茄子　姜黄　川烏　草烏（一各等分）　鬧揚花（焙用）　右六味。共爲末。每服五分。茶酒任下。欲解。用甘草湯服之即甦。

外敷痲藥（此藥敷於毒上痲木任割不痛）　川烏尖　草烏尖（各五錢）　蟾酥（四錢）　胡椒（一兩）　生南星　生半夏（各五錢）　一方加蓽撥（五錢）　一方加細辛（一兩）　右爲末。燒酒調敷。

汪機以茉莉根。酒磨一寸服。則昏迷一日乃醒。二寸二日。三寸三日。凡跌損骨節。脫臼接骨者。用此則不知痛。觀其語句。可知當時有實驗者矣。請試用之。

殺按中藥動刀針時。能令麻木不痛者。列方雖多。要不出乎川烏草烏二味。此藥在中古時代。已能知其有止痛之效。至李氏本草綱目。更大爲發明。近今東西醫家。亦採列麻醉劑中。其功效之卓著。已爲古今東西所公認。至於蟾酥一味。本草僅言治發背疔瘡。及一切腫毒。而不曰止痛。且云有毒。前錄各方。雖間有採用。亦非通品。近人泥於本草有毒一語。除疔瘡腫毒外。更不妄試。蔻氏宗奭則云有立止牙痛之功。余友林君哲卿。西醫也。時以他事出。途遇患腫毒者求診。視之須開割。因未帶麻藥。急就村店市蟾酥代之。有效。近因西藥大貴。林君於普通刀割之症。每以蟾酥酒注射之。屢試屢驗。九月間余鄰人枕骨際。患一毒。腫痛異常。用針刺之。更痛不可忍。問藥於余。余固藏蔻加因者。因先以蟾酥與之。囑磨濃漿敷之。痛遂立止。乘勢用手排擠膿血。不數日而痊。可知疔瘡惡腫之爲患。在於牽涉神經之劇痛。此藥有治療之功能。以其麻醉神經。鎮止疼痛也。本草特未明言耳。至若有毒無毒之說。則在於用時之適當與否。蓋此類藥。過量皆能中毒。非獨蟾酥爲然也。綜觀以上各方。及證以種種實驗。余敢斷之曰。川烏草烏蟾酥三味。實中藥麻醉劑之特效品。苟能悉心研究。製化改良。取其精而遺其滓。俾得取用便利。又安知不駕蔻加因而上之乎。我醫界同人。幸勿崇拜西葯而輕視焉可也。

答三十九　　海安陸正齋

是症敝里頗多。鄙人數見不鮮。率以薄荷前胡桑葉枇杷葉。疏風降氣。海石雙霜川貝。潤燥瀉熱。冬瓜仁通草。肅肺寒。食麵橘皮調胃。熱甚加羚羊角。或葦莖湯。虛者人參胡桃。或清燥救肺湯。加減屢效。原此症本屬風邪外束。蘊熱伏於肺胃所致也。是否有當。翹企教正。此答。順頌。道安。

答四十一　　張汝偉

此症余斷爲非脚氣。爲素問之筋痿症。余前於秦氏錦棠處。得一治軟足病秘方。用以答曹君。如試而有效。即可以治天下之凡爲筋痿者。至筋痿之狀。詳叙於素問。筋痿之由。發明於張戴人。余今不再贅。效方錄下。生川烏三錢。生半夏六錢。白芥子兩二錢。廣木香六錢。牙皂三錢。共爲粗末。加晚蠶沙半斤。皂莢三枝。水姜一兩。炒極熱。用手巾或絹包。乘熱熨兩膝。及足。靈效異常。

答四十四　　鎭江章壽芝

舌乃心苗。心屬火。其色赤。徐洄溪曰。紅色者。舌之正色也。舌質雖紅。滑潤不燥。或略有淡苔。斯皆無病之舌。如果舌地鮮紅。尖破中裂。乾燥脫津。方是陰虛不能濟火。恐有舌疳之害。貴友舌光無苔。尖紅而潤。不得盡謂陰虛。雖然滋陰藥獲效一時。而不能得完全功效者。因有膩胃滯脾漬濕生痰之嫌。如閣下所述各節。輒是鐵証。蓋脾胃經滋陰藥滯膩。阻其生化之機。於是肝失條達。木來尅土。氣併於中則胃氣痛。犯於上則嘔清水。腰乃腎之府。腎爲胃之關。腎氣不足則腰痛。胃氣不足則背抽。大便鶩溏者。經謂中氣不足。溲便爲之變是也。此時用藥。不犯溫熱礙舌。滋陰礙脾。最善莫如戊己丸。緣黃連有瀉心之力。火不尅金。金能制木。而肝逐平。吳萸行氣溫中。芍藥歛肝安脾。再加香附烏藥瓦楞子木蝴蝶鬱金秫米金橘葉等。解鬱展氣。取相生不息之義。可謂寒熱平均。無偏勝之弊矣。服後能胃痛除。嘔水止。即去黃連吳萸烏藥瓦楞子。當再加南沙參雲茯苓野於朮懷山藥鷄內金炙甘草健脾和胃。使飲食日增。諸恙自滅。久服定可霍然。至於隨症加減。是在用者化裁之妙。毋庸多贅。管見如斯。未識　高明以爲然否。仍希　主裁爲荷。是否獲有效驗。并乞登入報端。以期硏究。是所至盼。

答四十五　　張汝偉

今之醫家。往往疑古分兩之重。而參考之。糾正之。獨以枚個計數。皆置之不講。誠一疑問也。余讀唐容川本草問答。論十枚十四枚三枚五枚等法。謂其取意從奇偶之數。然亦量藥之多寡。以成其劑云云。亦不能爲破的之解。蓋古無藥肆。備於醫家。輕病小疾。不識延醫。而行醫之士。亦識力超卓。配藥一劑。分日三服。日二服。以藥盡病愈爲度。非如今人之每日一換方。一日延數醫者也。故苟認症的確。果是麻黃症。則直開麻黃無疑。果是抵當症。則直寫水蛭䖟蟲無疑。病者之身體壯實。醫者之眼力精確。不如今醫之遲迴審顧也。奇偶之數。尙不足以爲確論。鄙見如是。用答 裘公。未知海內外淵博之士另有高見否。

答四十六　　常熟張汝偉

立方如選將。用藥如用兵。當其未爲將時。未爲兵時。與常人無異也。蓋將不統兵。兵亦不受將制。狎而玩之可也。及乎執者爲將。執者爲兵。則規矩肅然。將可以統兵。兵即受將制。兵可以平匪。匪即見兵畏。彼爲將爲兵。非有今昔之異。時勢爲之耳。然將不可多遣。兵不可妄用。恐偏重則專恣。而反爲害民也。一日將解職。而兵遣散。則仍與平民無異。狎而玩之。又可也。此理也。可以解食物與藥物之異點矣。譬如山藥附子生姜青葱等等。以之爲菜。雖多不爲害。以之入藥。雖少亦宜愼用。蓋人之患病。有如匪在身。服藥治病。有如調兵遣將。以平匪亂。彼數物也。當其如食菜服時。猶爲平民時也。未嘗爲將。未嘗爲兵。而人之身體。亦强壯。故服之不爲害。猶狎而玩之之時也。及乎入藥。用以治病。則直抵病所。孰爲將。孰爲兵。功效立著。彼合方劑。亦各有引經使然耳。至於不宜多用者。誠以重則藥過病所。恐傷其未受邪之地。猶將之不可多遣。兵之不可妄用也。及病愈後。則所謂山藥附子生姜青葱等等。又可照常如菜食矣。猶之乎將已解職。兵已遣散。不能復爲民害也。雖然。抑有說焉。如山藥青葱。其性尙平。若附子則其性較劣。江浙人不食。彼處或另有製法矣。至於辣茄生薑。有能食不能食之異。大約肺氣旺而能勝其辛者。則能食。肺氣虛而不能勝其辛者。即不能食。此又不可不辨也。因袭公之所問。

而答之如是。

問四十七　張汝偉

胃氣痛一症。治法甚多。而取效甚難。有用肉桂飯丸者。有用瓦楞子白扣仁者。皆可取效。甚至用烏梅五味等。前日友人至滬。得斯症。急不延醫。用自製秘方服之。即效。并連治愈數人。其方用枯礬少許研末。用陳酒燉熱。沖服。神效異常。考枯礬酸澀。能歛木氣。陳酒行經最速。且以和胃。取意固屬近理。然非經常方。未知有否流弊。乞諸　大方家研究之。

問四十八　張汝偉

友人梅君。數年前曾患胸脘間隱痛。以爲痰飲也。服藥亦不緊急。其恙亦不甚烈。今年夏。曾服過薤白半夏。及旋覆葱絳諸方。左脇肋覺有一條高起。長約四五寸。兩端有核。能動亦不痛。近日兩端之核。漸不動。且覺痛矣。診脈苔溲便。起居精神。納食云爲。一切如常。未知是否外瘍之肋癰歟。抑肝木之氣不條歟。彼之鼻氣。素不辨香臭者。豈肝太旺而肺不肅。致現此症乎。若斷爲痰飲。則平日之痰甚多。且易咯云。究竟是何症。屬外疡。屬傷內。敢乞高明教正。惠賜良方是荷。

問四十九　章壽芝

前清光緒帝。政躬不豫。遍招海內醫士診治。有施煥君者。醫學超羣。用藥奇特。方中有營草一味。分兩二錢。至今不知是何物品。究竟此藥性質。是溫是凉。生於何地。主治何病。抑另是他藥別名。海內不乏博學之士。尙祈詳細示明。以惠愚蒙。不勝盼切禱切。

問五十　海安陸正齋

花斜瘋之名目頗怪。症象亦奇。未見耑方。如係有夫之婦。是否魚水歡偕。可以就痊。若寡婦室女。或比邱尼。色戒最重。陰隲尤嚴。醫界造福蒼生。遇此礙難抽手。企昤　塵談。一空孽障。

紀事

一寒署

和濟藥局冬令要藥八種

巖製川貝

專治燥火頑老鬱結諸痰而成咳嗽哮喘癲狂痫厥等症幷治中風痰迷及小兒急驚痰閉蝦蟆頓咳或喉中作水鷄聲或咳嗆而聲不出者或乾咳見血者不拘日久年遠均效如神

每塊洋一角

巖製半夏

善治風寒濕水烟酒臭濁諸痰及痰飲痰喘痰痞痰涎並痰迷痴癲痰厥頭暈老人中風痰潮小兒驚風痰閉服無不效凡屬痰飲者服之痰從大便如魚鰾即愈

每塊洋一角

節齋化痰丸

大凡濕痰寒痰痰涎痰飲日久不治名曰老痰根深蒂固致肺胃二脉伏結名曰結痰膠黏堅固消叶不盡名曰頑痰隨火上升爲狂爲癲名曰火痰急服此丸以消之奏效甚捷

每兩洋一角二分

星香導痰丸

此丹溪先生秘方治無火寒濕痰嗽屢效凡寒痰濕痰頑痰宿痰糊痰水痰老痰濁痰及一切氣滯生痰痰壅喘息等症急用此丸三四錢開水送下屢試屢驗

每兩洋一角二分

小兒保赤丹

小兒急驚風十與熱二端居多尤以痰迷清竅爲最多此丹開竅降痰鎮驚熄風專治小兒痰熱積聚胸膈脹滿不思飲食甚則氣喘痰壅目瞪口噤並治大人痰迷中風等症屢試屢驗

每瓶洋四分

立止吐血膏

是膏平氣和胃止血去瘀專治鬱火傷肝口吐狂血或痰中帶血及路血嘔血唾血大便閉結脘腦串痛等症每用五錢或一兩開水調下日服二次以血除便通而止

每兩洋九分

噙喉王霜梅（每枚洋二分）

咽喉之症最爲危急其原皆由風火挾頑痰痺而爲災呼吸之氣因之阻塞甚則腫痛難忍或小舌下垂大舌浮腫痰涎壅塞此喉風喉痺喉痧白喉單雙蛾等必有之症也即噙含此梅能立去惡痰毒涎

喉症（保命）藥庫（每具洋一元正）

本局精選古今名醫治喉痧白喉喉痺喉蛾等症自初起至收功特效藥八種一一用瓶貯藏納諸一箱巧小玲瓏易於居家常備旅行佩帶幷附喉痧證治要略一册皆發明病狀及用法以便對書用之

（開設紹城縣西橋南首）

補記本分會致蔡松坡先生詢問病狀電

上海哈同花園蔡公松坡鑒閱新聞悉公滋滬喉病未痊顧國是未定願公勿藥人同此心乞示病狀俾即研究療法貢獻一得蓋公爲全國救主國人極願救公也紹興醫藥學會

改革飲片議案

議員錢少堂君提出改良泡製山藥延胡鬱金理由書由議員曹炳章君撰稿修正付表決得全體可決呈請警所出示通告全縣醫藥兩界茲將理由書補錄於下

改良泡製懷藥延胡鬱金理由書

評議員　錢少堂提出
曹炳章撰稿

(一)懷山藥　本經名薯蕷因唐代宗名預避諱改爲薯葯又因宋英宗名署避諱改爲山藥向產河南懷慶府屬故曰懷山藥乃多年生蔓草有野生家種二種莖

皆細長蔓延牆樹葉似心臟形端尖葉而呈光滑綠色葉下有長柄夏開紅色花結莢爲裂果三稜形如人鼻準狀地下長莖多肉爲紡錘根有長至數尺者家種可燉肉佐食餚野生去皮乾入藥氣味甘平內含滑汁小粉質甚多生搗津液更足故能補腎塡精益肺養脾凡柔滑之物損即腐壞惟山藥切塊投於土中即能生長此其特性也產陝西者色白潔而光滑質堅實而細重含滑汁小粉質甚多爲最上乘惜枝不粗壯產額不旺產河南舊懷慶府屬色亦白潔質尙堅細亦佳惟枝亦瘦小產禹州及天津者色呆白無神質鬆粗而輕枝粗壯者多味甚淡滑汁少爲次產福建舊邵武府屬者名建藥色白而黃糙質鬆有筋膜味淡兼酸爲最次查古方用山藥非㕮咀即擣末無製片之法近今藥肆因不識其效用產處何者爲道地徒爲形式雅觀起見不惜重價採辦粗大山藥切片應用詎知其於治療上之實際反厥害有三一因陝西河南所產質雖堅實枝不粗壯反不合用凡五六枝重一斤者多天津產非佳品效力且薄此無益有害者一一因枝粗切

片須用水浸六七天其內心方能濕透不知其外層之半所含有之滑汁小粉質已浸出無遺一經成片晒乾已變爲枯燥無汁之糟粕其固有之效能已失若與別種補味同煎反能吸收別種補品之汁液此無益有害者二一因如枝條粗壯每重量一斤計五六枝者其價須四元至五元不等枝大價昂貨實反次（因天津貨多枝大）如八枝至十三四枝每斤價僅一元三四角至五六角貨更道地（因陝西懷慶貨多堅小）貴進昂出營業所必然枉耗民財實際增害此無益有害者三　同人等有鑑於斯提出理由公同議定凡用山藥須辦陝西懷慶產者原枝敲碎使汁液不損效著力宏不但治療上得良好之效果於營業上亦減切片之損耗又且價必可廉而於病者亦不致虛靡金錢豈非一舉而三善備矣惟望我醫藥諸公實踐進行

（二）延胡索　開寶本草名玄胡索因宋時避聖祖諱遂改玄爲延乃多年生草莖高六七寸葉爲複葉初發時有缺刻春日莖頂開花紫綠色其地下之塊根入藥

即延胡索形扁圓皮有縐紋呈淡黃色根肉鮮黃色產浙江東陽縣者其發苗處蒂臍平肉亦堅實打開光明透徹者爲最佳產武義縉雲等縣者蒂臍深陷肉鬆形更扁色黃其主根下復生枝根底尖凹不平者爲次開寶云氣味辛溫主破血治婦人月經不調腹中結塊或用酒製或酒磨服以酒能行滯氣逐瘀血原爲佐助其主治力迅速之品近今藥業雖能遵古用酒製者恒多有之用醋製鹽製者亦居多數不知醋味辛酸性主收歛鹽味鹹寒性主潤下於行氣活血劑中反多阻力且切片時必擇潮溼地覆罨六七日至發出黴花使能上刀切出光亮之薄片殊不知此等製法切法不獨違悖效能抑且反增黴菌毒不如經用陳酒煮至乾取出晒干用時原粒打碎更有效力且省手續

(三)鬱金　見唐本草云產蜀者良乃多年生草高二尺許葉爲長橢圓形花黃有鱗狀之苞包之一苞開三四花每花復各有一小苞色白其地下根即入藥之鬱金(即俗所謂廣鬱金產於四月)體圓尾銳如蟬腹狀發苗處有小孔皮黃白色

專件

江甯縣署第二科謝殿聲君證明人造自來血確有胃納暢旺神智清爽之效果

五洲大藥房主人偉鑒鄙人體質虛弱前在原籍學校曾向紹興教育館購服自來血頗著功效今來金陵道經滬上復購半打逐日照服胃納漸漸暢旺神智清爽足徵貴藥房所製藥品確有良好之實效鄙人受惠在身愧無以報特泐數言藉表證明並誌謝悃即頌台綏　謝廷輔殿聲氏自江甯縣署第二科啓民國四年四月廿二號　上海五洲大藥房錄登

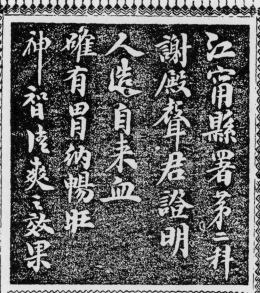

各遵照毋違切切特示

計附議案三則

一山藥近來各藥鋪因爲形式起見皆先水浸多日然後切片不知該藥一經水浸原汁已出同入他藥煎熬反受其耗以後各醫生開方必須旁注原拷二字各藥鋪亦不得再用水浸

一延胡索近來各藥鋪所售延胡索往往於水浸之外尤須在潮濕地上覆搨至出花始行切成光片不特効用已失抑且服之有害以後必須槪用原粒生打各醫生於開方時亦須註明

一鬱金該藥炮製與延胡索同惟其質較鬆致一經熬煎即成漿汁是藥本治鬱結詎不知因此而反增病者之氣悶脹滯以後應改用原打醫生開方亦須註明

籌辦學堂醫院之部批

神州醫藥總會爲籌辦學堂醫院會繕具簡章公舉代表赴部立案業已奉到教育內務兩部批示照錄於後

原具呈人神州醫藥總會會長余德壎等呈一件簡章一件請提倡中醫准參照中西成立醫葯專門學校由

呈悉察核簡章所列課程與部定醫學專門學校規程尙無不合惟該學校尙未開辦究竟將來教員學生資格程度及教科內容是否悉與部定規程符合此時實難懸斷據呈簡章暫予留部備查可也此批

原具呈人神州醫藥總會正會長余德壎等呈一件附爲設醫院由

呈及簡章均悉查該員等於民國三年一月十六日呈請提倡中醫中藥等緣由曾經國務院批示除中醫中藥設立專校規程暫從緩議外其餘各節應准分別籌辦等語茲據呈請實行開辦醫院核與院批並不抵觸尙屬可行惟設立醫院關係人民生命非嚴予取締不足以昭愼重此項取締規則未經本部頒行以前仍仰呈明地方行政長官立案遵照簡章辦理仰即轉行遵照

衛生公會試辦簡章

三一

注：上兩頁佚。

專件

一宗旨 研究衛生以防未病施送良方以治巳病俾同胞得免於疾苦而尤以喚醒藥業家選方精製藉挽利權而保國財爲目的

二會員 不分區域不限額數惟以人品端謹均可入會繳會費者爲普通員 會費之外願另捐助者爲特別員 凡惠贈名醫書籍暨出資贊助本會者推爲名譽贊成員凡關於衛生學醫學著有論說白話及醫案良方投贈本會者推爲贊成員

三經費 入會會員每年繳納會費半元以作印刷郵遞等用 會員之姓氏里居年歲職業及現在住所詳細敘明與入會會金同寄本社(倘後通訊處更易隨時補告)

四辦法 (甲)本會不立捐簿亦不派人勸捐 (乙)衛生事宜範圍甚廣擬先編衛生雜誌喉症集成痧症輯要付印發售以廣流傳兼資補助 (丙)緊要驗方單張印送 (丁)購集方書使人採辦 (戊)介紹

良藥量力購贈 (己)會員一覽表及捐數先刊雜誌至年終刊發同會錄幷報告收支以昭核實

五權利 會員應享之權利如下 (甲)本會所刊雜誌方書各贈普通員一份 (乙)單張良方多贈各友以便廣傳 (丙)購備緊要之方書先贈一二 (丁)本社對於贊成員酌量酬報以酬雅誼

六義務 會員應盡之義務如下 (甲)校讎本會雜誌見有錯訛隨時指正 (乙)良方用效詳細告知以便刊入而証實驗 (丙)會員有精於醫學者宜將本會所刊方書加以批註或撰方論以臻完美 (丁)坊間所售善本及醫家新著書報購寄本社以資研究其書價隨即奉趙 (戊)調查各處藥房所有著名丸丹及善士祇送良藥不肯傳方者務將藥名功效報告本會錄入雜誌使病家知所購求

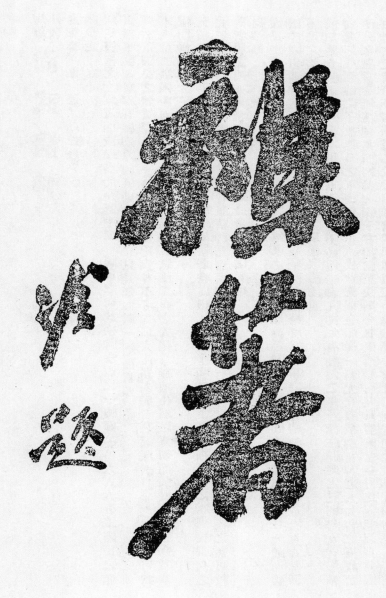

短篇小說

尚武精神

烏都都　蓬　蓬　蓬蓬蓬

開步走　立正

糾糾桓桓之士魚貫而蒞操場此非我中國軍國民之尚武精神乎假使中國四萬萬人人人有軍國民之體質無事編練勁旅有事効力疆場則中國可立見其强何難一躍而爲頭等國

雖然軍國民之體質豈易　言哉天賦跛躄殘疾者不可爲軍人作弱多病者暮氣深者旦牿亡者亦不可爲軍人是故欲强中國國民非培養旦氣驅除暮氣使多病之人化爲無病作弱之人轉而强壯跛躄殘疾者一變而爲彪形大漢虎賁少年方可

天佑漢族世界第一總統牌精神丸出現補怯弱救虛損凡體羸多病者皆治之而振已敝之精神復渾然之元氣凡所謂暮氣深者旦氣牿亡者服精神丸而振刷精神其奮發有爲可操券以俟即跛躄殘疾之無可救藥者服之或亦可希冀於萬一以達壯身愈疾之目的

烏都都　蓬　蓬　蓬蓬蓬

國民軍來了國民軍來了雖世界上國民軍未必人人盡服過精神丸然欲中國人盡知兵使他日一躍而爲頭等國以期吐氣揚眉者正不可不人人盡服精神丸葢精神爲辦事之母有精神乃能辦事乃能人人有軍國民之體質而皆得爲國民軍俾精武力以强我祖國也

或曰婦女童子老人皆不可爲軍人豈皆不必服精神丸抑知有壯健之母乃能生壯健之兒則婦女宜服精神丸以生强健之子成他日之軍國民童子入校肄業即有體操一科尤宜服精神丸若老人如昔之廉頗黃漢升輩雖當時無精神丸而精神矍鑠千古播爲美談則今日既有精神丸凡有老當益壯之思想以期爲國宣猷者更安可不服精神丸故援筆作尚武精神短篇小說以警告當世男女老幼之有志强國者

上海三馬路中法大藥房識

知也。吾處天下。亦為一物。而物亦物也。物之與物。何以相物。欲生不可事也。憎死不可辭也。賤之不可憎也。貴之不可喜也。因其資而寧之。弗敢極也。弗敢極即至樂極矣。

謂按天地一爐冶耳。人身隨天地之氣化而生息。生不可謂生。未知死。焉知生也。死不可謂死。滅之速。生之衆也。（此說確有至理。上古之人。年必過百齡。而人口稀少。中古之世。人口漸多。而年壽漸短。今之人。不半百而已衰。而人口之繁庶。甲於全球。冠於千古。予所以謂滅之速生之衆也。）且人為倮蟲之長。其死也。亦不過脫其軀殼而已。亦如蟲之有孵。有蟄。有化。有生。有息也。而人之精氣充足者。固未嘗滅也。但其精氣渙散。不得附軀殼而動作。即是耳。更數十百年。其精氣復聚時。安知其不可復生也。況其精氣上溯高曾。下及彌玄。其人雖死。其精氣固相遺於千百年之前。而相傳於千百年之後。以至於無可稽。及與天地同休者也。故生者為一。死者為二。欲究性命之原者。不可不知斯理。

醫林稗錄

論鬼 （列子天瑞篇）

精神者。天之分。骨骸者。地之分。屬天清而散。屬地濁而聚。精神離形。各歸其眞。鬼者歸也。歸其眞宅。黃帝曰。精神入其門。骨骸反其根。我尙何存。下節 榮啓期對孔子曰。貧者士之常也。死者人之終也。處常得終。當何憂哉。下節 仲尼曰。人胥知生之樂。未知生之苦。知老之憊。未知老之佚。知死之惡。未知死之息也。

謹按人之所藉以作用者。魂魄也。魂魄之旁。均從鬼字。鬼即俱歸意。故魂升而魄降。魂藏於肝。肝主血屬木。然肝體沉而木體升也。魄藏於肺。肺主氣屬金。然肺體浮而金體降也。升中有降。即陽中有陰也。降中寓升。即陰中寓陽也。陰陽之升降和而人生矣。若降而不升。升而不降。則魂飛杳冥。魄入九原。而人死矣。上錄論鬼三節。俱有至理。幸讀者善會之。斯亦可矣。

論死 （莊子）

子來有疾。其妻子環而泣之。子梨曰。偉哉造化。又將奚以汝爲。將奚以汝適。以汝爲鼠肝乎。以汝爲蟲臂乎。子來曰。父母於子東西南北。惟命之從。陰陽於人。不翅於父母。彼近吾死而吾不聽。吾則悍矣。彼何罪焉。今大冶鑄金。金踴躍曰。我且必爲鏌鋣。大冶必以爲不祥之金。今一犯人之形。而曰人耳人耳。夫造化者必以爲不祥之人。今以天地爲大爐。以造化爲大冶。惡乎往而不可哉。成然寐。蘧然覺。

謂按當死而求生。猶螳臂之當車。夸父之逐日。多見其不知量也。雖然。倚賴性質。不可有苟安心思。不可懷一息尚存此志不容少懈。方不負天之所以與我者也。生死云乎哉。

扁鵲（劉向新序）

扁鵲見齊桓侯曰。君有疾在腠理。不治將深。桓侯曰。寡人無疾。居十日。扁鵲復見曰。君之疾在肌膚。不治將深。桓侯不應。居十日。扁鵲望桓侯而還走。曰疾在腠理。湯熨之所及也。在肌膚。針石之所及也。在骨髓。司命之所無奈何也。桓侯遂死。故良醫之治疾也。攻之於腠理。此事皆治之於小者也。夫事之禍福。亦有腠理之理。故聖人蚤

從事矣

謂按蓋聞月暈而風礎潤而雨事有必至理有固然是以上工治病望居其先誠哉疾入膏肓針砭莫挽要知大病多起於不測後患實由於養成君子禦疾防其微而杜其漸良醫用方培其本而疏其原不信吾言曷不取桓侯爲鑑隆崇西法又豈知扁鵲之神

三死一生（劉向說苑

魯哀公問於孔子曰智者壽乎孔子曰然人有三死而非命也者人自取之夫寢處不時飲食不節佚勞過度者疾共殺之居下位而上忤其君嗜慾欲厭而求不止者刑共殺之少以犯衆弱以侮强忿怒不量力者兵共殺之此三者人自取之

謂按予讀黃帝內經嘗疑人有三死而無一生二句及讀斯篇不啻當頭棒喝用意雖有出入而其體天立極之大道要歸乎一貫苟能書紳自省者於立身攝生之道其庶幾矣

知足（老子）

大成若缺。其用不弊。大盈若冲。其用不窮。大直若屈。大巧若拙。大辯若訥。躁勝寒。靜勝熱。清靜爲天下正。天下有道。却走馬於糞。天下無道。戎馬生於郊。禍莫大於不知足。咎莫大於欲得。故知足之足。常足也。

謂按。亢則害。承乃制。履霜堅冰至。物極必反。滿則覆。故安貧則自樂。得福須知福。若一味慾念叢生。則慾海難塡。禍患將不旋踵而至矣。治國然。治家然。治身亦然。謂取老子之言。爲今日治身治家計。即爲異日之治國計也。

鼻息說（經世文編馮景著）

（上略）人莫不曰一身之中首爲元股肱次之喉舌又次之至於鼻具體而已其爲息也微而吾曰不然息最重有息而後有鼻有鼻而後有口有口而後有喉舌有元首有股肱蓋九竅百骸四體之衰强存亡懸於鼻息矣其微也乃其所以成鉅也哉身常存而精力强健者氣爲之噓吸吐納也口可以終日閉而鼻息不可一刻絕今

使緘其人之口而又塞其鼻之息外不得呼而內不得吸則其死也不旋踵夫然後知口可以終日閉者以鼻息爲之通也(下略)

謹按蓋聞天包地外而人處其中五臟分藏而肺爲華蓋是以肺體象天其氣淸靈鼻通於肺其竅凝靜醫者以鼻息爲通肺之原儒者以鼻息爲民氣之本均爲不易之至理治國治病均宜取法者也

生理　(家語)

子夏問於孔子曰。商聞易之生人。及萬物鳥獸昆蟲。各有奇偶。氣分不同。而凡人莫知其情。唯達道德者。能原其本焉。天一。地二。人三。三三如九。九九八十一。一主十日。數十。故人十月而生。其餘各從其類矣。鳥魚生陰而屬於陽。故皆卵生。魚遊於水。鳥遊於雲。故立冬則燕雀入海化爲蛤。蠶食而不飲。蟬飲而不食。蜉蝣不飲不食。萬物之所以不同。介鱗夏食而冬蟄。齕吞者八竅而卵生。齟嚼者九竅而胎生。四足者無羽翼。戴角者無上齒。無角無前齒者膏。有角無齒者脂。晝生者類父。夜生者似母。是以至陰主牝至陽主牡敢問其然乎孔子曰然吾昔聞諸老聃亦如汝之言子夏曰商聞山書曰地東西爲緯南北爲經山爲積德川爲積刑高者爲生下者爲死丘陵爲牡谿谷爲牝蜯蛤龜珠與日月而盛虛是故堅土之人剛弱土之人柔墟土之人大沙土之人細息土之人美秏土之人醜食水者善遊而耐寒食土者無心而不息食木者多力而不治食草者善走而愚食桑者有緒而蛾食肉者勇毅而悍食氣者神明而壽食穀者智慧而巧不食者不死而神故曰羽蟲三百有六十而鳳爲之長。毛蟲三百有六十。而麟爲之長。甲蟲三百有六十。而龜爲之長。鱗蟲三百有六十。而龍爲之長。倮蟲三百有六十。而人爲之長。此乾坤之美也。

謂按易曰大哉乾元萬物滋始。此言生生之原也。今之所謂生理學者。解剖其皮膚也。解剖其肌肉也。解剖其經脈骨絡也。解剖其五臟六腑也。明其結搆生成之形象。是耳。若夫氣化之流行。血脈之盛衰。則不得而知也。此所謂但知其然而不知其所以然。曷不取斯篇而讀之。

寡欲（無欺錄朱柏廬著）

甚矣。寡欲之爲要也。苟有所欲。則已嘗不能自持。而人亦得以此中之。危莫甚焉。然則寡欲如何。曰。視大地間。物無可求。亦無可吝。則思過半矣。

謂按。欲不寡。無論嬉戲娛樂。聲色貨利之足以伐性也。即有利之事。而不知節制。亦必有害。久視傷目。久行傷筋。久立傷骨。久坐傷肉。久臥傷氣。過飢則餒。過飽則滯。過用心思則耗損血氣。而不動心思。又未免如槁木死灰。聖賢知人之不可無欲。而以寡字冠之。其旨微矣。佛氏之言絕慾。未免苛矣。

物亦有仁（同前書）

今人稱果種多曰仁。如桃仁杏仁之類。此仁字最妙。於此可見人性之仁。可見仁之統四德。其生生不已之機。由果實而爲根幹。由根幹而爲花葉。由花葉而復爲果實。而復爲根幹。仁也。當根而根。當幹而幹。當葉而葉。當花而花。當實而實。是即義也。根幹花實之其質。青黃黑白之殊。其色。莫不秩然粲然。是即禮也。自根幹而花葉而果實。無纖毫之溷淆。是非貞固不能智也。而是四者。渾然全具於果種沖漠無朕之中。故曰可以見仁可以見仁統四德。

謂按。仁字從人從二。是仁字爲人之第二生命也。孔子曰人而不仁。其如禮樂何。余謂仁心雖奸雄盜賊。莫不有也。特不善培養其仁。其根斷。其葉落而其花萎。亦固宜然。又安望其得果實乎。醫仁術也。病而待醫。猶待仁術以治其不仁。病者苟素有仁心。醫者亦果有仁術。仁而遇仁。疾亦易愈。反是則仁術無所施。亦且不得謂仁術矣。嗚呼。今人之所謂仁。

呼吸（同前書）

心之動靜。猶氣之呼吸也。氣之呼吸。一刻不相接續。此身便不能生。心之動靜。一刻不自主宰。此身獨可得生乎。故曰人之生也直。罔之生也幸而免。

謂按。呼氣主陽。吸氣主陰。一呼一吸。合爲一息。一陰一陽。氣血和。極氣血和。即動靜語默之間。亦無不當。故以心如赤日。不爲外欲所蔽。則呼吸自和矣。

萬變歸一（同前書）

病臥在牀見日光穿漏正當牀脣余適以扇置之日光則在扇上少頃移扇日光又隨扇而移扇高則下扇下則高豎亦豎橫亦橫乃知性體一定特隨事變而各異其面目故曰萬變皆在人其實無一事

謌按朱先生病中猶能持維一之旨雖千變萬化安能淆惑其心今之人雖不病而亦雜念叢生如醉如癡讀此篇不啻五夜之鐘提醐醒覺耳

病獲（唐鑄萬潛書）

唐子爲學十年視陶猗之富如鼠壤視趙孟之貴如鷺毛而逸心不收躁心不除見譽亦喜見色亦悅行年六十二矣飲酒過多晨興嘔沫懼其馴爲迴風也於是止飲因疾而思生因生而思身因身而思養因養而思遇因遇而思營因營而思死日生旦也死晦也羊相抵於屠門而不知其將屠也鷄乘尾於竈下而不知其將烹也人皆求勝於人求遂其欲何以異於是朱氏之館有養生之書取而觀之其言有之曰

沈南軒者。錫人。爲漢口亞細亞火油公司經理。光復時患氣逆。醫爲治愈。明春由滬反錫。患吐血。就溫明遠先生診治。以玉女煎入童便服。血亦漸止。與善後法。並勸靜養。詎沈縱欲如故。至春末遂病腫脹。以不節飲食。屢愈屢劇。改投西醫。用刧法。放水後似鬆。滯病如漢。仍延西醫。共放水三次。病日綿惙。竟以不起。要知水爲涵濡百體之資料。泛濫固病。乾涸亦足傷生。水病不治其本。而以決逐爲事。已屬險著。刳破腹放水。更喪失元氣。不死何待。故患病不可以耳爲目。求急愈而反速其斃。爲識者所悼惜耳。

諸組雲。城西瘍科。向患癩疝。腫痕累墜。圖治未瘥。癸丑春。薛若某戚。從臾就城南某西醫院割治。將睾丸取去。沈緜牀褥者數旬。竟以潰爛日甚而殤。家無恒產。孀屬艱甚。以諸患疝。非必死之證。謬治入慘斃之途。聞其事者。莫不爲之於邑。紀文達公云。巧妙之術。中間必有不穩處。如步步蹋實。即小有蹉失。終不至於折肱傷足。觀此益信矣。噫。西法子宮可以取。睾丸可以挖。術則巧矣。其如危險何。

伯華醫談

一〇

李文華。孀名阿盤。無錫西里壩橋人也。年僅十四五。向在城西小學校肄業。左頤有血瘤。因見其大。以致頸項亦强。癸丑春。會其母舅某力主西醫割治。於季春某日。其父母雇舟同至蘇州某西醫院。西醫審視。許其可割。屏其親戚。奏刀騞然。詎知血射如泉。多方紮治。涔涔不止。西醫面頳如血。頓告失敗。乃速之下舟。血脫氣散。竟致慘死。其父母以該西醫鹵莽致肇此凶禍。吸吸不已。終以洋勢不敢爲難。掩淚以歸。其喪聞者傷之。吳平格謂癭瘤有痰瘤、蟲瘤、渣瘤。此瘤之可去者。有氣瘤、血瘤、筋瘤、骨瘤。此瘤之不可去者。今日西醫不問可破與否。一概刀割。其立除患者固多。然氣脫血盡而斃者。亦復不少。覆轍相尋。目擊心傷。矧在同區。見聞碻鑿。未容默而不宣。語云。戒險則全。玩平則覆。衞生家慎之。

榮瑞成。戊申夏在滬北盈記錢業。慕西醫露臥以吸空氣法。炎暑以露臺爲臥處。快甚。秋患伏暑。壯熱無汗。口燥煩懊。多方宣透伏邪。方澈藥爐茶鐺。備嘗苦累。此誤學之害。荀子云。不能行而言之。誣也。不揆中西之氣體。欲易其習尙者。鑑諸所謂機發於至微而患成於至鉅也。

侯星橋。向在無錫怡昌錢業。前清光緒乙巳間。患癉瘧。請聖公會西醫治之。服其藥水。及雞汁。邪內陷。神識沉迷。復診。令將病者眠桐油紙上。以布浸冷水。揩其偏體。漸淹然而逝矣。但問熱不熱。不究因六淫。西法之粗忽也。高君研五六代儒醫。係侯至戚。故言既。尚有餘憾。

唐某向業洋行。少年喜狹邪遊。得癃閉症。旬餘不爽。憊甚以友人介紹。就西醫治用銀絲通入溺管尺許。尿血俱出。覺大鬆暢。浹旬又癃。西醫又用銀絲通之漸成小便不禁。轉變下損。形神俱瘁矣。欲速則不達。社會每有此患。故不嫌猥瑣而筆譚之。唐本自作孽。應有此苦痛。所謂樂極生悲也。

袁紱侯。花業寓滬時。其婦因血虛肝旺。時有經行腹痛之症。惟不喜中藥最信用中將湯。謂以治痛經頗應。旅邸用之多。便常備信服。亦既有年。嘗見其所送書。名坤體自全。法有序之者。則大清一等輕車都督大輿塗山旭也。書詆四物八珍不及此藥。

伯辟醫談 一二

屏葉中藥。有如土苴。訶求賸責。謂漢醫捕風捉影之療法。今更無所用之。其書隨索隨與。用以張王其藥。謂可生毓。而治諸病。數至無藝。蓋無論調經安胎且產後均可進也。巔頂如是。袁婦酷信。卒之久服。面白發青。毫無光澤。癸丑秋。令以利殞。一無所出。此眞閱歷。備載巔末。以覺世界之昏昏。亦願恢復中藥名譽之諸君。固結團體以保國粹。

孫金榮。錫西山戶。乙卯春。以生計艱難。至申江某麵粉廠爲雇工。一日工作時。略不當心。從高失足傾跌。下頷嵌入玻璃片中。血出如篩。廠中人送至西醫院診治。洗以藥水。敷以棉花。外以白布紮之。時當天熱。血猶殷殷下流。治數日。下頷反覺腫大。不得已。回家就傷科。用中藥。愈之。此尙未剖解。猶得生痊者。

尤某。錫北書香。就西郭全宅爲教讀。甲寅歲。其子以賭輸。爲父所責。成氣鼓之症。鄉醫治之不應。震驚西法。有立竿見影之速效。雇舟至城。就西醫診。於臍下通以管。出水如溺。復脹又通之。創處流血。人亦暈去。救醒後。腹仍脹。如五石甕。未幾斃命。

討病魔檄

（仿討武曌檄體）

遜盦

有所謂病魔者。非神非鬼。無姓無名。氣旺退居塵外。神衰入舍身中。洎乎傳染。附於肌膚。潛形虛實之軀。陰圖淺深之病。入口噦噁。米粒不肯暫留。發熱凜寒。食濕因之爲祟。窒中宮而氣悶。結大便而神疲。加以濕爲陰邪。食爲陽暴。心之主血。肝之主筋。肺之毛皮。脾之血肉。五臟爲之騷擾。六腑爲之橫逆。猶復微寒微熱。夾痰夾濕。腎爲命主。水虧不能涵木。（易動肝氣）胃係命根。土弱何以生金。（易於感冒）嗚呼秦和緩之不作。漢華陀之已亡。臥踡飲熱。識陰分之固虛。涎泛頭眩。知氣機之未暢。代夫景岳素明。醫通久熟。奉本草之藥性。應攻達之病情。神農氏之辨嘗。良有以也。軒轅帝之問難。豈徒然哉。是用法按方書。味分佐使。因濕蒸之天氣。祛蘊感之病機。未攻表裡。先滌肺腸。化濕寬中。消食解熱。爰進疎通。莫先腸胃。枳實檳榔。消導之法無窮。

黃柏米仁。燥利之功有效。潤達投而宿垢出。痰涎净而噫氣除。濕化則便溺流通。熱退則精神起爽。以此制病。何病不安。以此圖功。何功不奏。君等（指藥）或產蜀川。或生閩廣。或因升降而酒鹽。（酒炒則升鹽炒則降）或因燥濕而泡製。性誠可考。味豈無稽。數方之藥不靈。六脈之診無據。倘能原回氣旺。神爽體安。永久仁壽之鄉。無致疴癢之累。凡諸鴻效。並著青囊。若其內攖諸經。外傳遍體。拒逆清理之法。必施燥刻之誅。試詢抱病之主人。每覺較前而漸爽。

醫廢疾

闕名

有醫者。善治廢疾。恒揚言於衆曰。凡人肢體殘缺。吾易以假者。能與固有之肢體。無毫髮異。一叟苦跛。聞而色喜。以重金畀醫者。斷其跛足。易一軟木足者。他日叟扶杖赴醫者之家。疾首蹙頞而言曰。君嘗自詡。謂能奪造化之功。故吾不惜忍痛。刖其足。乃自有此軟木足以後。而吾之不良於行。依然是昨。

則將焉用此良醫爲。甚矣哉。其欺人也。醫者聆言。爽然對曰。君無尤焉。吾固謂新易之肢體。酷肖其眞。試問君未加軟木足時。君固有之足。果何如。非與此適相類乎。

張某

竹芷熙

四明張某。販夫也。忘其名。一日。負販遠出。入暮。隔宿處尙三十餘里。途遇盜。棄販而遁。不辨何向。至一處。茅屋數椽。四圍篷壁。燈光達戶外。張某至其處。汗流徹背。四望天色。維綴明星幾點。山色空蒙。不辨行路。離屋數十步而止焉。未幾。屋內有二人握燈出。相謂曰。若至趙某處。路甚遙。恐不及。至李某處。必無良法。若何。其一人含糊相應。正躊躇間。特遇張。忽然驚曰。爾何人。夜間止我屋前。張某方獨坐時。窘迫已甚。腹饑踵痛。手搓遍身汗汁。打成丸。見二人出。燈光之中。容甚急。想室中必有急病之人在床者。我若誑之。或可投宿。以避虎狼。謂二人曰。我四明醫生張某。爲人治疾歸。貪飲甚。失路至此。二人曰。若能醫我家耶。可先請醫治。其一人曰唯。遂邀張某入室。而置饌焉。饌畢。一老者爲張某曰。病者爲吾孫。十一歲矣。今夕忽汗出神倦。自無光。甚危。不知張先生用何方。可瘳老夫孫。張某曰。余今治病返。恐暮。故藥囊寄却。有丸數粒。先使吞之。必能止汗。蓋此丸。即獨坐戸外時。搓汗汁而成者。老者接丸去。少者引張某別室睡。張某因驚成喜。然又因喜而驚。若病者吞丸而斃。吾當如何。輾轉牀席間。而雞聲之喔喔。已達耳鼓。遂思此時。必可辨行路者。卽着衣起。奪門竟出。老者少者。看護病人。尙未睡。聽張出。少者追之。張某愈追愈遁。少者愈遁愈追。皆氣喘心跳始止。少者曰。先生何以棄我。我兒自吞丸後。神識已清。汗亦止。惟小溲尙無點滴。今必返。爲我兒治愈。必重謝。弗欺焉。張某聞此言。隨之還。老者迎門笑曰。張先生何以背我。豈我輕視張先生乎。孫兒之病。非先生不爲功。遂留張某。善待之。張某自思。籠中物。我實不知一二。昨夜之丸。出於無奈。將何可爲脫生計。眼簾中。見竹

紹興醫藥學報　第六年第十一、十二冊

枝橫掃窗前。恍然而悟。醫生有以竹葉治病者。雖不中病。必無害。即摘二十餘片。付少者曰。速煎飲令郎。病必痊餘矣。遂煎而服之。不一時。溲溺已通。病若失。重謝張某而歸。

枕石主人曰。以汗汁止汗。以竹葉通便。固屬上品之藥。良醫亦不過如此。若張某。可謂忙迫中用之。無意中得之矣。

潘生

（前人）

潮州潘生。隨父貿易。凡花街柳巷。父悉禁之。父沒後。潘生竟成蕩子也。丙辰春。販貨至滬。流連忘返。偶遊公園。池畔拾羅巾一方。內裹一物。視之。則指環。蕊赤金而嵌寶石者。潘細玩再四。想是閨中物。且俟之。遺却者。必再至也。池旁有垂柳數株。潘憩其下。俄有老婦來。俯覓之。口自道曰。個物。不知被何人拾去。我家姑子。枉廢百餘金矣。仰見潘。相向而笑曰。公子得勿寂耶。獨坐奚爲。潘曰。余偶至此。熱甚。故少住。老婦曰。公子何姓。答云潘。停蹤何所。答云。迎賓館第五號。即僕寄宿處也。得毋有拾物乎。潘曰。何物。老婦曰。我家姑子遊此。滌手後。遺卻手帕。內裹指環。若公子拾得。惠我。如肯駕臨。我家姑。必青眼也。潘曰。爾姑年幾何矣。答云。二十有八。潘思女子如許年。必鳩盤。非我思存也。持物還之曰。物在此。可將去。歸謂爾姑。潘郎異日相見。不作途人看。婦唯唯受環而退。潘歸。五月初旬。潘忽病。腹大如鼓。面目四肢盡腫。徧延中西醫士。病勢有加無已。金盡牀頭。奄奄待斃。逆旅主人。亦稍稍厭棄之。一日。有女子搴帷入。驚曰。仰牀高臥者。非潘郎耶。潘曰然。女子曰。妾傅氏寶貞。期郎不至。已月餘。而胡爲若此。潘思青樓名闆。大半皆貲纏頭。病月餘。無訪我。此女不知何許人。想必知我。而今偶逢之耳。謂之曰。予病腹脹。月餘於茲。醫藥罔效。家途寥闊。不能日暮歸。貿易之金。亦復將盡。命在旦夕。無可告愬。予固已耳。此後若得尸骸以歸。亦瞑目也。言已。泣下如雨。寶貞坐近牀側。勸慰數四。曰。郎之疾。可使妾診之乎。潘曰。診我而能瘳我。當銘諸肺腑。不敢忘。寶貞遂按腹察脈。徧視四肢。曰。疾尚可爲也。郎肯娶我。願效勞。潘曰。予誠未娶。瘳後。妻可也。妾奚爲。寶貞曰。若然。郎弗慮。妾修丸去。日晡必至。遂出。有頃。持丸來。使吞二十粒。飭丸置諸枕畔。曰。日暮。妾當歸。明晨。再視郎也。遂去。無幾時。潘腹鳴。起而更衣。快甚。復吞數十粒。愈快。盡吞之。竟睡去。及覺。朝暾已臨戶外。而寶貞亦在牀前矣。問曰。今何如哉。潘曰。腹內盤旋。中氣大運。已中病機也。逆旅主人進米飲。潘飲之。亦無阻隔。寶貞又付丸曰。吞此。必可向愈。潘又吞之。至晚。膚緲腹寬。寶貞遂移潘至家。調養數日。竟然起。向寶貞曰。靑樓人物。予知大半。病後。無人訪問。彼視過客若煙霞。皆無情物也。卿何以獨鍾情於我。寶貞曰。妾知郎。必慷慨中人。故恒相慮。久不能遇。憶郎寓所。特尋訪。亦無聊之念也。然則何以知我。曰。公園池畔拾物者。非郎也耶。此物猶在。伸手而示之指。潘始恍然。曰。瘳我何法。有此良藥。寶貞曰。郎疾由不服水土。過於遊蕩。飲食不節。起居不時而得。疾在脾臟三焦之中。三焦本屬膜油。爲化津利水。導氣運血之道路。內達臟腑。外連肌膜。脾臟居三焦上遊。如舟之有楫。非脾。則三焦不能運化也。郎以水土不服之故。又不能調養。濕聚於此。久乃化痰。水腫繼起。醫者不察。徒投湯藥。湯爲水。以水入水。故病有加無已。妾易以丸。無以水投水之患。藥不過一二味。萊菔子茯苓皮各乙斤。研末爲丸。專使消痰化水。不至犯及氣血津液。水去痰消。則津液自生。氣血自復。中西諸醫。亦知消水。不知化痰。痰若不化。留而爲飲。水亦消而復聚。欲腹不脹。肢不腫得乎。潘曰。卿之醫。何處得來。寶貞曰。妾父固學醫。幼教妾讀。十餘齡。失怙恃。且鮮兄弟。叔母待妾虐。十七歲。入青樓。越五寒暑。而妾自食其力。不敢再列紅粉陣中。深以蔦蘿無繫爲恨。又恐崔娘寄簡。藿氏埋釵。遇薄幸郎。反成話柄。今遇郎君。不敢專寵。幸得侍執几帚足矣。潘生曰。美哉寶貞乎。生我者父母。保我者。非卿而誰。予何敢忘。遂治裝命駕。載與俱歸。

報價

新報	册數	報價
全年	十二册	一元
半年	六册	五角五分
零售	一册	一角

代派或一人獨定十份者八折五十份者七折郵票抵洋九扣計算空函恕復

舊報	價目
一至十三期	五角
十四至十七期	三角
十八至四十四期	八角

郵費：中國加一成日本台灣加二成南洋各埠加三成

廣告價

地位	價金	一期	三期	六期	一年
一行	二角	一期			
一面	二元	一期	八折	七折	六折

注意

各處如有函件寄交本社務祈書明一紹城北海橋紹興醫藥學報社收一倘寫個人姓字郵局投遞不轉本社而無論銀洋書籍出入交涉均與本社無涉特此布告

本社啓

特告

啓者○本報爲維持永久計○自本期之報○郵奉後○第六年已經告竣○第七年第一期○無論社友非友社○與會員非會員○必待預定報資洋一元○並郵費外埠一角二分○本埠六分○寄到本社發行部○方能照常奉報○否則卽照空函不復例置之○卽代派亦須向閱報者取到報資郵費○一併先行惠下○始可發報○顧閱者諸君共諒之○蓋本社於兩年來之閱報而未繳報資者○實太多也○紹興醫藥學報社啓

原六十九期丁巳一月出板

紹興醫藥學報

神州醫藥會紹興分會發行

第七卷第一號

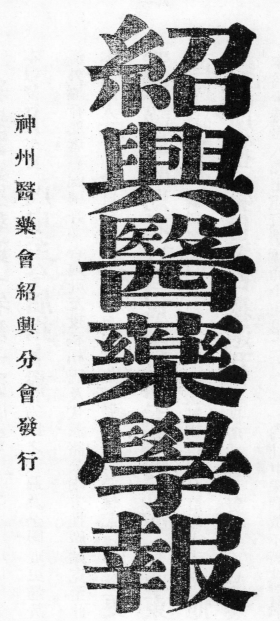

紹興醫藥學報第七卷第一號廣告

本報發行以來自**戊申至今屆指十載**銷路之廣遍及全國近更達於海外屢荷閱者惠函稱許並各地社友投稿相貺及代派諸公竭力推廣始克至此本社同人益自加勉自今年六十九期另編某卷某號字樣以便檢記**內容更選擇謹嚴必期足以自保國粹與夫能對抗或會通東西醫學說者**編輯之仍以各種前後期銜接號碼得以分訂專書尤爲**他雜誌所無之特色至古籍選刊**一門所採皆先賢遺稿或亡版秘本爲平時吾人願出重貲購覓而不可得之書今一一爲社中採刊故不特**醫學家購此一報勝讀他書萬卷**即藏書家與衛生家亦不可不備此報也

流通醫藥書籍有限公司進行事畧（八）

（公司章程及第一至七次佈告事略均載各期報首）

杭州江干潘壺隱君寄到代招柯溪居士一股計銀五元洪棟君一股計銀五元當將暫行股單各一紙掣去〇常熟張汝偉君揚州徐石生君瀋陽彭壽萱君廣西蔡星山君均次第將前給收到股銀信片換掣暫行股單寄去〇福州陳秋孫君匯到股銀五元當掣去暫行股單〇本城何廉臣君掣去股單八拾元二十元兩紙所認顧松園醫鏡再續名醫類案兩稿擬加序後交社〇南京張相臣君寄到馮副座撰醫藥叢書第一集序一篇〇無錫周莘農君附印周氏合刋二百部現巳裝訂隨即付郵〇醫藥叢書第一集亦將馮副總統序刻裝成訂發行

社告一

星加坡陳芷馨君鹽惠寄一對於袁黎二君商榷五行生尅意見書一大稿因已見報登於上海醫藥新聞中故未便再載

本社啓

社告二

海內外投稿　諸公太鑑如有宏篇見惠本社勿再寄他醫報上因醫藥學說與普通新聞不同普通新聞各報不妨同載然亦不便有遲早之登載醫藥學說載於醫學報又載於同是一會醫報致閱者空費目光而報中多見地位且失價値

本社啓

本社發行部通告

前本社理事胡君瀛嶠贈社自著應驗良方三十部社友曹炳章君贈社重訂醫醫病書二十部曾於去年六十五六期報首宣言獎二書如數移獎定閱本報最多數之上三名茲將去年定閱本報最多數之上三名及贈品揭曉於下

第一名上海神州醫藥總會

贈重訂醫醫病書二十部

第二名松江查黃夫君

贈胡著應驗良方十五部

第三名蕪湖穆春甫君

贈胡著應驗良方十五部

右件請應得者備函來取當即班付郵奉上再今年定派本報者獎酬更豐望勿落後假如購報二十份得酬物十元不啻報價對折也若酬物更多其利益可推算也

本分會啟事

本分會自照總會章程改組凡從前醫會會員及新由介紹入會會員已領總會證書者大會在即所有丙辰年常年會費洋一元祈速函寄或面交香橋孫康侯君會計員處當將收據寄上再陰歷二月十日下午仍假藥業會館開大會會員諸君屆時請持證書臨會無誤特此通告　神州醫藥會紹興分會啓

誌謝

承上海韋廉士醫生藥局惠贈五彩月份牌三幅無錫周小農君惠贈聯條三件寧波衛生公會徐友丞君惠贈各種驗方書籍祇領之餘合誌此以鳴謝悃　本社啓

代派各報

桂林醫藥淺報　每年三角

上海醫藥新聞　每年六角

外埠另加郵費并請先惠報費

紹興城中北海橋紹興醫藥學報社啓

海內外藏書家鑒

中國醫書汗牛充棟各家藏刻流通者少致日久歸於湮沒此豈先人著作時所願料及也本社竭力搜求凡藏有各種醫藥書籍者務祈開明書目卷數價銀等示知本社當出重資相求并可代爲流傳發行

紹興醫藥學報社啓

紹興醫藥學報社代售及印行書目

退廬醫案	一册	一角
傷科捷徑	一册	一角
胡氏應驗良方	一册	一角
通俗傷寒論	二册	八角
疫症集說	四册	八角
鼠疫抉微	一册	四角
傷寒表圖序附	一册	四角
傷寒論章節	一册	四角
傷寒方歌	一册	四角
叢桂草堂醫草	二册	三角
喉痧症治要略	一册	五分
雅片煙戒除法	二册	三角
痰症膏丸說明書	一册	一角
醫學會會員課藝	二册	四角
看護學問答初集	一册	一角
吳鞠通醫醫病書	一册	二角
醫藥叢書第一集	六册	一元六
通俗婦科學	一册	二角
溫熱論箋正	一册	三角
通俗喉科學	一册	一角
通俗內科學	一册	一角
重訂醫醫病書	二册	五角
濕溫時疫治療法	一册	二角
存存齋醫話稿初二集	二册	三角
傷寒第一書	六册	六角
醫方簡義	四册	三角
王孟英四科簡效方	四册	八角
潛齋第一種	二册	二角
重訂廣溫熱論	六册	八角
感証寶筏	八册	一元二
馬培之醫論	一册	二角
一至四十四期醫藥學報		一元六
四十五至六十八期醫報		二元
大增刊一至三册		三元

六折廉價券

陽歷三月終爲限

今寄上　銀　元　角　分　幷連
郵費一成在內至希查收即祈照下開單中發書
郵寄　省　地　君收
計開
紹興醫葯學報社照　月　日託

本社爲流通醫藥書籍起見。將出版各書廣爲推銷。俾一隅之書。得以四處流通。可保不致湮沒。茲荷各地購者來函。要求折扣。再定廉價券如右。凡有下列各項資格之一者。但請截下該券。塡明書目連銀（如五厘至三分郵票代銀一百零五分作一元）寄下。即當照奉。

一投稿於本社曾經登載者　一担任代派本報及書籍分售處者

一購閱本報全年已經付資者　一獨購一次上十份書籍者

本社發行大增刊目錄

醫藥叢書第一集凡例

一是書專刻先輩遺稿近賢新著並已行亡版之孤本期於流通不致湮沒四方同志有以藏書見惠酬答從豐

一近時書籍多用石印鉛印及洋紙形式既不樸實藏晒尤難經久故本書不惜工本純用木刻中紙古式精裝爲完全藏書格式且爲完全國貨

一是集所採各書共計六種一莫氏研經言二周氏驗方合刊三羅氏治驗案四吳氏醫案五惜分陰軒醫案六重刻人參考皆爲極有價値之書閱者自能賞鑑

一叢書體例常見數種小册合訂一本是書槪以按種分訂俾無力全購者得以指購單種

一本集有未及刋完之書必於下集續刋決不間斷致使閱者盼望

一是書無論統購全集或指購單種除預約半價外照定價均無折扣但書業報社代售者另議

一凡各處圖書館閱報社報館學校本會會員本社社友如同時并購全集二部者當加贈一部

一凡同時并購上百部者不拘全集單種准可附印只收工料但不另行翻刻

一購書者將書價及郵費一併用郵匯最爲妥便不通郵匯之處以郵票代銀亦可但須固封函內掛號直寄紹興城中醫藥學報社收當班奉書不悞

一下集所採書書目莫氏研經言羅氏治驗案吳氏醫案惜分陰軒醫案皆續刻外爲市隱廬醫學雜著李冠仙知醫必辨幅頁加增定價照前並仍准預約五十部

一郵費一角六分書價對折作八角限滿截止

紹興醫學報第七卷第一號目次

專件

寗波衛生公會簡章（續六十八期）　章壽芝

浙江中醫學校簡章（未完）　王壽芝

雜著

醫藥雜著二集（續六十六期）　春夢婆投稿

記快書堂漫錄　裘吉生

送屍術（錄某報）

說醫

記日本漢醫藥家治胃病

社友通訊錄

與紹興醫藥學報社書　常熟張汝偉

與曹炳章君書　福建鄭肖巖

致本社書　溫州薛立夫

古籍選刊

醫學新傳（續六十二期）　歸安淩曉五遺著

曹炳章君肖像

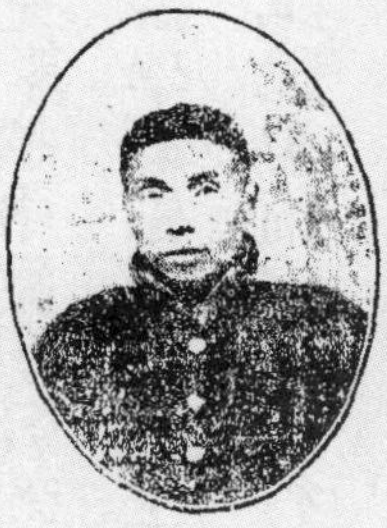

曹先生炳章字赤電浙江鄞縣人自幼嫻藥性沉靜志研醫前清光緒戊戌從先輩方曉安君游遂肆力專攻十餘年初則療治家屬繼則酬應親朋未嘗問世自宣統己酉至辛亥曾受聘同義局施醫三年日診百餘人救治貧病無算當時著有醫書(總目載鴉片癮戒除法末)十餘種民國壬子春寓廬遭火盡付一炬癸丑春越中慈善家爲保存國粹挽回利權起見整頓中藥闡發效用特創和濟藥局慕　先生醫藥學識兼優公推爲總理編輯醫學衛生報(出至十期止)訂正傳訛藥品選定古今膏丸諸方博考百餘家醫籍試驗製備近已風行遐邇最近著述有規定藥品之商榷二卷華藥調製法二卷膏丸說明書四種(已出痰症一種)辨舌指南三卷瘟痧證治要略一卷(刊去年越鐸日報)喉痧證治要略一卷怪病奇方二卷集註之書如醫醫病書吳氏醫案三世醫驗瘍科選粹醫界新智囊等書已挨次刊印行世歷任本會評議員兼擔本報撰述事不愧當代醫藥界之有心人也　先生今年甫四十已著作等身前程遠大未可限量民國六年丁巳一月同社裘慶元謹識

社論

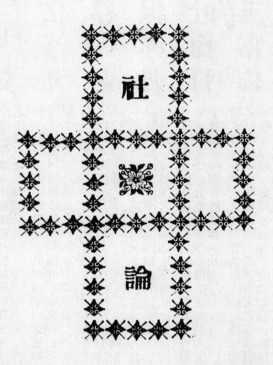

本報又一週年紀念詞

何廉臣撰

凡百學術發明完善造就極詣者必有幾番之經過先進取文明次掃除陳腐又次比較優劣又次抉擇精華後乃保存國粹爲主義各科學然醫科學亦何獨不然若我中醫舊習病在尊大病在固蔽非病在不能保守也今且大開門戶容納新學俟新學了然以中國固有之醫學互相比較互相競爭而舊醫學之眞精神乃愈出眞道理乃愈明屆時發揮而光大之彼新醫學者或棄或取或招或拒或調和或並行固在我不在人也今日者醫風籥然頹敝極矣吾非不慮他人之攙而奪之也吾有所恃恃四千年之良方活法恃四百兆之特性素因恃四千種之天產良品也苟能上下古今縱橫中外剝膚存液崇實黜華參以新進科學之說明闡發簡易適當之用法則中醫學之嶄新新奇拔足以驚倒天下而有餘又何患不超然獨立組成醫界之光明煥發也哉舊友蔡元培先生本通儒而精研羣學留學德國從哲學科大學校畢業前爲教育部總長今爲大學校校長爲近今學識泰斗海內外人多信仰之

於前清光緒丙午年爲余序醫學通論有曰我國醫葯之經驗相傳始神農皇帝而學說之著於竹帛則在周秦之間不幸其時方盛行五行之敎而醫家言者苦歷代經驗之迹之散漫而無綱領也乃援之以爲言縱橫如意無施不可承訛胣謬葢數千年於茲矣以其理論雖謬而經驗之跡行之亦常有效又無新學說以與之抗故歷久不變如此也自歐化東漸其醫家言亦以漸輸入我國其學說皆因經驗之成蹟而以科學之法例勰理之故實事求是遠非國醫舊說所能及由是好學之士多鄙夷國醫以爲悠謬不足道雖然我國醫學積數千餘年之經驗而我國人外界之接觸平生之習慣所謂致病之由者非彼西人之所經驗也舉彼此治療之成績而觀之遂亦互有得失且彼之學說雖以科學法例爲利器而基礎終由於經驗然則我國醫學誠不得以理論之悠謬而幷沒其經驗之績明矣惟欲本此經驗之績而理董之以爲科學則非精研乎泰西之醫學者必不能說明病理非精研乎泰西之藥學物者必不能說明方劑是猶匠人染人之業雖我國所素有而欲說明其理則

非待今日之重學化學不可也而過渡時代治國醫學者挾其成績以傲西醫治西醫學者挾其理論以斥國醫若有不可並立之勢皆有蔽也云由是觀之眞理無古今之別醫學無中西之差而其結果之良窳終歸於實地之經驗昔泰西斐利奴斯遵守古聖之遺法創所謂經驗學派謂病的現象研究充足純正症候討論精細與經驗相合而後乃可治病其所用之藥劑中有動物之臟腑血肉等殆與中醫相髣髴焉此以實驗爲治病之基礎眞屹然卓立之基礎也惜也我國醫林實驗多者無暇著書著書多者不皆實驗每論一病往往症由懸揣方由臆造於病因病形病勢病機及其兼症夾症變症壞症初中末之原因結果多不詳明後學讀之每多悞於兩似莫得其一眞惑於百非莫衷於一是人自爲學家自爲教泥古者薄今趨時者廢古究竟孰得孰失何去何從殊無確定之標準宜乎和田啓十郎曰中醫葯方雖駕乎西洋諸劑之上然無一定之法則無研究之方法方書所舉之症狀亦雜糅而不可捉摸加之其配合之法不十分明瞭或秘密不示人雖欲探其奧妙而不得故

本報又一週年紀念詞 四

古來潛心嚮學慕心名醫之奇術而卒之杳無所得終於俗醫者甚多旨哉言乎本報自刊行以來歲又一週期將七十大增刊亦有三非不竭盡綿力聊期補救於將來然西爪東鱗散金碎玉於實際尚屬有限同人等負疚良深爰創一議與諸君約請從今年一期始爲編輯講義着手對於論文先討論醫學分科及各科學編述體例與夫參用古今之醫籍對於學說先從預備科入手如生理、衛生、病理、診斷、療法、制方、藥物、及國醫讀本等系統、秩序、章節、名目、等斟酌盡善分任編輯按期登載庶幾有限之精神寶貴之時間不致浪擲於虛牝一俟編輯成書聯名呈請 教育部審定作爲醫學校之教科書似此苦心孤詣集思廣益同心協力積極進行謂非保存國粹之正當辦法吾不信也鄙見如是乞 諸君教之鄙人衰朽餘生日夕酬應已無餘力索索無精思昏昏有俗情何敢妄擬斐利奴斯創經驗、學派、作中流之砥柱挽既倒之狂瀾然爲醫藥前途計不敢不黽勉從事伏櫪哀鳴乞援同志時哉勿可失盍亟起而共圖之此敝社同人所晨夕希望者也

經驗

壽秋題

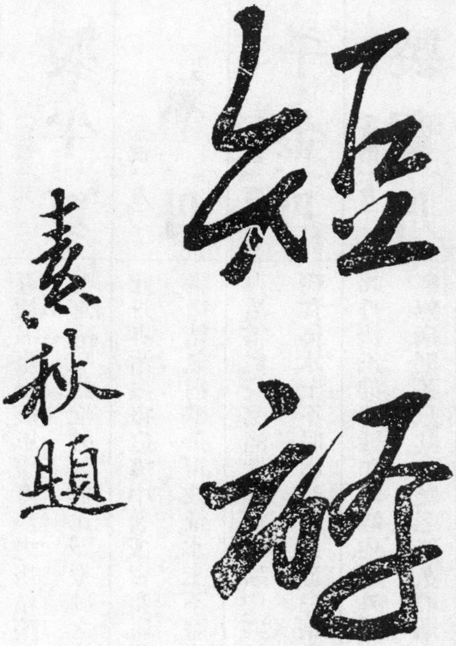

悲觀乎—樂觀乎

（激聲）

十年以來。吾中國醫界之持古醫術爲業者。無不以外界之刺戟。而激起自存心。如同道不相聞問。聞者設醫會以聯聲氣。學問之不加研求者。創醫報以資討論。政府有廢棄之舉。代表有請願之行。上海已成立中醫專校。杭州亦籌備中醫專校。凡此諸端。要皆謂非吾中醫之競爭自立之事實乎。凡吾中醫界。人人當額手稱慶。以抱無限樂觀乎。

雖然。事有非從皮相而能斷其利害者。吾先論醫會。醫界之設立醫學研究社。吾紹爲獨先。計自丁未年迄今。屈指已十載。回憶初創之際濟濟盈盈。社員百餘人。上海神州醫藥學會成立之初。會員題名者千數人。而各省幾遍。及吾紹得總會函亦改組分會。時已三載。試問今之總分會全會會員幾何人。吾紹分會會員幾何人。吾恐抱樂觀者。必因之而轉抱悲觀也。

再言醫報。全國醫報之講中醫學而所謂保存國粹者。有出一期而停版。有出數期

悲觀乎—樂觀乎　一二

而停版。曇花一現。自保不暇。無論矣。而存在者之醫報。計之惟總會神州醫報。桂林醫藥淺報。寧波衛生雜誌。南京通俗衛生報與吾紹之醫藥學報已也。查各報銷數。均不滿千。以醫生之數比較之。殆千人中閱報者。一人尚欠也。想吾同人。當亦聞而作悲觀也。

至中醫專校之不別編講義。竟以醫宗全鑑等書爲教課。直敷衍耳。豈謀存者之所爲哉。此尤足令人抱無限之悲觀也。

今日受學之學生

他年國家之柱石

今日受學之醫生

他年人民之司命

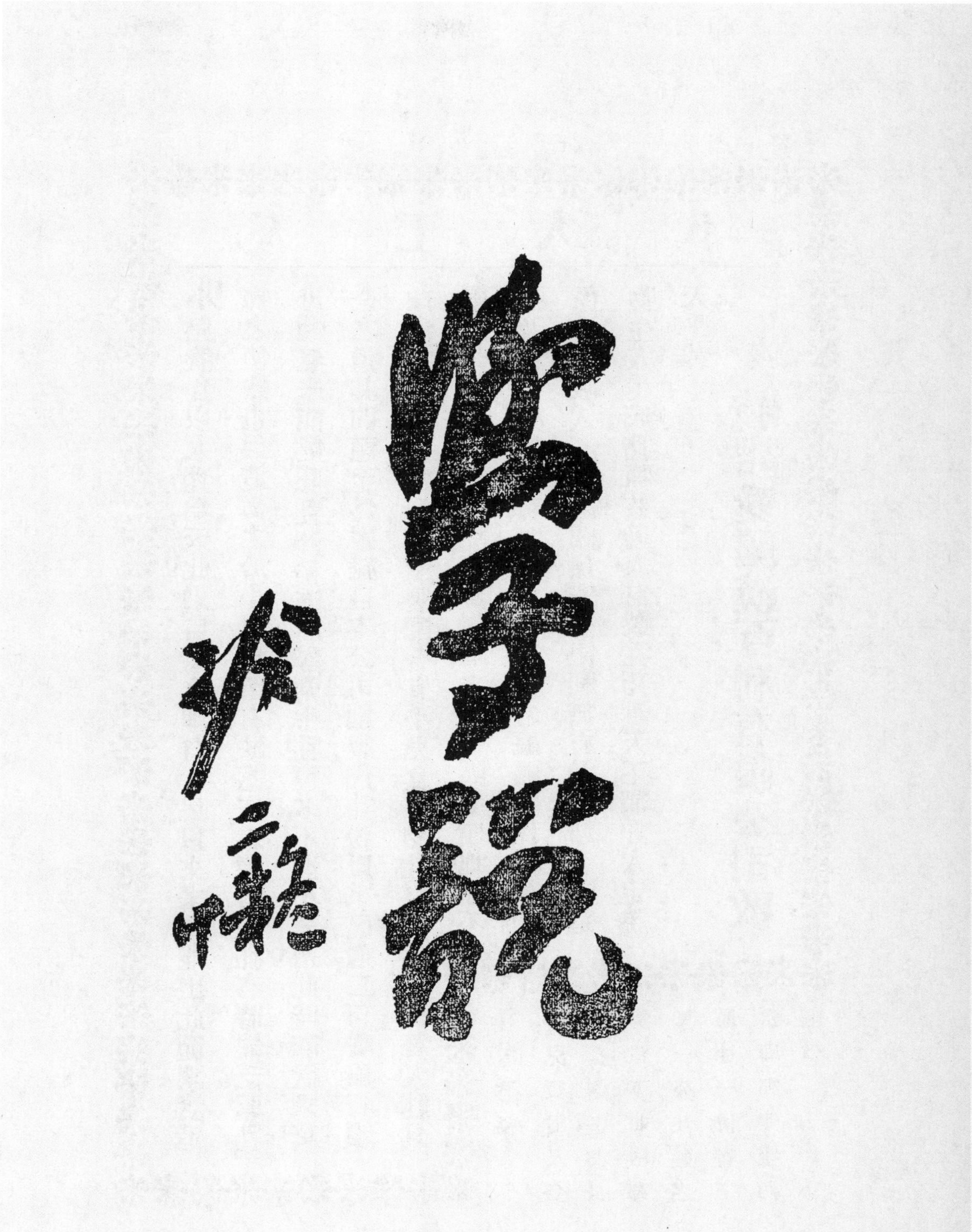
學說

藥物學集說卷一

醫藥學報社同人撰述　紹興吉生裘慶元編輯

中華藥學源流攷

四明曹炳章撰

淮南子曰。神農嘗百草滋味。一日而七十毒。由是醫方興焉。蓋上古之世。未著文字。師學相傳。謂之本草。兩漢以來。名醫輩出。張華輩始因古學。附以新說。通爲編述本草。由是見於經錄。掌禹錫曰。舊說本草經三卷。神農所作。而不經見。漢書藝文志亦無錄焉。漢平帝紀云。元始五年。舉天下通知方術本草者。所在詔傳遣詣京師。樓護傳稱護少誦醫經本草方術數十萬言。本草之名。始見於此。唐李世勣等以梁七錄。始載神農本草三卷。又疑其所載郡縣。有後漢地名。似張機華佗輩所爲。其實皆不然也。寇宗奭曰。漢書雖言本草。不能斷自何代而作。淮南子雖言神農嘗百草以和藥。亦無本草之名。惟帝王世紀云。黃帝使岐伯嘗味草木。定本草經。造醫方以療衆疾。乃知本草之名。自黃帝始。陶宏景云。軒轅以前。文字未傳。藥性所主。常以識識相因至於桐雷（皆黃帝時臣也）乃著在編簡。而此書應與素問同類。桐君著有藥、錄、二卷。說其花、葉、形、色。雷公亦著藥、對、二卷。論其佐、使、相、須。餘如漢邕著本草七卷。亦僅見於隋志。蓋上古聖賢具生知之智。故能辨天下品物性味合世人疾病所宜。後世賢智之士。從而知之。代有發明。如魏有李當之（華佗弟子）著藥、錄、三卷。其書散見陶氏本草中。頗有發明。又吳普著吳氏本草六卷。其書分記諸家所說性、味、甚詳。然皆各有損益。或三品混雜。或冷熱舛錯。甚且草石不分。蟲獸無辨。所列主治互有得失。梁陶弘景以神農本草經三品三百六十五種爲主。增漢魏以下名醫所用藥三百六十五種。合七百三十種。謂之名、醫、別、錄。凡七卷。首敘藥性之源。次分玉石一品。草一品。木一品。菓菜一品。米食一品。有名未用一品。以朱書爲本、經。墨書爲別、錄。進上梁武帝（按弘景字通明宋末爲諸王侍讀歸隱勾曲山武帝每咨訪之）其書精粗皆取。無復遺錄。分別科條。區畛物類。頗有裨補。且謬誤亦多。至劉宋時雷斆（非黃帝時雷公也其自稱內究守國安正公故曰雷公）著雷、公、炮、炙、論、三卷。增新藥一種。定藥三百種。其創性、味、炮、炙、熬、煮、修、事、之法。法多古奧。文亦古質。可謂自成一家。其意多本於其師乾寧宴先生。（按乾寧宴著有制伏草石論六卷。其首序論物理甚幽玄。蓋丹石家書也）於是藥學別樹一幟。實則與本經多不符矣。後人駁其非者不乏其人。（考近今藥肆泡製飲片之法。亦不合雷斆之制）至唐高宗朝。命英國公李勣等修陶隱居所著本草經。增加七卷。謂之唐本草。頗有增益。至顯慶中。右監蘇恭重加詳註。表請修定。復命太尉趙國公長孫無忌等與恭詳定。增藥一百一十四種。分爲十一部。凡二十卷。別爲藥圖二十五卷。圖經七卷。世謂之唐新本草。後如甄權著藥性本草。復增新藥四種。孫思邈輯藥錄纂要。定藥八百六十三種。（載千金翼）又著千金食治。復增新藥二種。又孟詵撰食療本草。增新藥十七種。至開元中。陳藏器以神農本經雖有陶蘇補集之說。然遺漏尚多。博極群書。精覈物理。訂正謬誤。搜羅幽隱。復撰序例一卷。拾遺六卷。解分三卷。總曰本草拾遺。增藥三百六十九種。又如李珣撰海藥本草。增藥十四種。搜採海藥頗多。詳明至南唐陳士良。撰食性本草。增藥兩種。搜輯諸家關於飲食等品。附以食醫諸方。及五時調養臟腑之法。總述舊說。無甚新義。又蜀主孟昶。復命韓保昇與諸醫士。取唐本草參校增補注釋。別爲圖經。二十卷。昶自爲序。世謂之蜀本草。其圖說藥物之形狀。較詳於陶蘇也。至宋太祖開寶六年。命尙藥奉御劉翰道士馬志等九人。取唐蜀本草詳校。仍取陳藏器拾遺諸書相參。刊正別名。增藥一百三十三種。馬志爲註。命名開寶本草。解釋其形性。考正其謬誤。新舊藥合九百八十三種。廣頒天下。是時又有日華子亦述本草二十卷。其言禽獸功用甚悉。至宋仁宗嘉祐二年。詔光祿卿掌禹錫。尙書祠部郎中林億等。同諸醫官。重修開寶本草。新補八十二種。新定一十七種。統計一千零八十二種。謂之嘉祐補注本草。共二十卷。雖有校修。無大發明。後又詔天下郡縣。上所產藥物。命太常博士蘇頌撰述圖經。本草二十一卷。考證詳切。頗有發明。但圖與說異。兩不相應。是其缺點耳。宋哲宗元祐中醫士陳丞合本草及圖經二書爲一。間綴數語。謂之別說。無所發明。徽宗大觀二年。蜀醫唐愼微。取嘉祐補註本草合爲一書。復拾諸家本草所遺者五百餘種。增新藥八種。附入各部。又採古今單方。並經史百家之書。有關藥物者。亦附之。名證類本草。上之朝廷。改名大觀本草。諸家說藥之書。能垂千古。不致淪沒。皆其功也。又宋政和中醫官寇宗奭。以補註及圖經二書。參考事實。覈其情理。援引辨正。撰爲本草衍義二十卷。發明良多。如前賢東垣丹溪諸公。亦尊信之。（歸安陸氏刻入十萬卷樓叢書初集中）政和中。復令醫官曹孝忠。復將大觀本草。增附寇宗奭之本草衍義。校正刊印。故又謂之政和本草。後高宗復命醫官王繼先校正。皆淺俚無高論。至金。易州名醫張元素。言古方新病不相能。辨藥性之氣味。升降補瀉。及六氣主經。隨證用藥之法。立爲主治秘訣心法要旨。謂之珍珠囊。發揚醫理。有功後學。後人翻爲韻語。以便記誦。謂之東垣珍珠囊藥性賦。謬矣。依託之言。故駁雜不倫。元李東垣受業於元素。盡得其學。更加闡發。祖珍珠囊。增以用藥凡例。又如王好古之撰湯液本草四卷。以諸藥配十二經絡。以主治病者爲君。吳瑞著日用本草八卷。增新藥七種。殊少發明。胡士可撰本草歌括。取本草藥性圖形作歌以授初學記誦。後元末朱丹溪、從羅太無學醫。遂得劉、張、李三家之秘而推廣之。仿寇氏衍義之意而推衍之。名曰本草衍義補遺近二百種多所發明。明、洪武時山陰徐彥純。(丹溪弟子)集取元代諸家說藥之發明。彙成一書。名曰本草發揮、別無增益。同時周憲王因念旱潦民饑。咨訪野老田夫得草木之根苗花實可備荒者。四百四十種。圖其形狀。著其出產食法。謂之救荒本草。亦頗詳明。後人翻刻。刪其大半。又如寧原之著食鑑本草。汪頴之著食物本草、王綸之著本草集要。臞仙之著庚辛玉冊。皆別無增益。斤斤泥古者也。祁門汪機省之著之本草彙編二十卷。臆度疑似。殊無實見。嘉靖末年陳氏嘉謨撰本草蒙筌十二卷。首附熊宗立歷代名醫圖考一卷。及製藥總論。并藥性歌二百四十首。採收藥七百四十二種。依王綸集要部次集成。每品具氣味、產採、治療方法、創成對語以便記誦。間附己意於後。頗多發明。極便初學之書。蘄州李氏時珍之撰本草綱目。蒐羅百氏。訪採四方。始於嘉靖壬子。終於萬歷戊寅。稿凡三易。分為五十二卷。列為十有六部。部各分類。類凡六十標名爲綱列事爲目增新藥三百七十四種附方八千一百六十新舊列藥一千八百九十二種廣收博採集其大成於是本草之書大備雖間有疎陋錯誤致遭後賢之駁正然終不愧爲前明之藥學大家也厥後盧氏之繇著本草乘雅半偈十卷以神農本草所錄凡三百六十五種古有今無者居三分之一乃刪其一百四十五種而採掇別錄以下適用之藥如其數補足之考辨皆頗詳明開鑿經義迥出諸家昔三餘喬子著有本經註疏亦如其例頗多發明經旨惜未刊行其後繆氏希雍亦著本草經疏三十卷分本草爲十部每藥皆有發明故謂之疏冠以敍例二卷論三十餘首然亦一家之學也嗣有倪氏純宇著本草彙言二十卷凡正藥六百零八種附藥一百二十八種其採引各書皆非常見者識見高尚理論新穎頗有發明又如劉氏潛江著本草述三十二卷採新舊藥六百七十二種內新增五龍草一種補別家所無亦如繆氏經疏例以發明經旨釋理雖深拘迂五行又苦冗蔓後經前清楊時泰刪節繁蕪稱爲本草述鈎玄迨清康熙中汪昂祖本草綱目繆氏經疏撰爲

紹興醫藥學報 第七卷第一號

本草備要四卷。（近今最膾炙之書）但知某藥治某病。某病須某方。徒襲其用。未究其性。雜採諸說。殊鮮折衷。同時張氏路玉。撰有本經逢原四卷。定藥七百七十六種。採取甚精。發明頗佳。張氏隱菴之撰本草崇原三卷。其宗旨以删定神農本經。先論藥之形名來歷。繼釋藥之稟氣性用。釋理詳明。可謂承啓後學。餘如葉天士之本草經解要。徐洄溪之百種錄。王東皋之握靈本草。黃宮繡之本草求眞。李正宇之本草原始。皆抒心得。多所發明。均宜參考。至乾隆時。吳氏儀洛。復將汪時備要重加删訂。因仍者半。增改者半。旁掇舊文。參以涉歷。以著本草從新十八卷。定藥七百二十種。前人本草之有名無物者删之。諸家主治統言者多。析言者少。獨吳氏闡發其隱。能發明某病某藥宜用忌用。且辨正僞藥甚多。傳訛亦復不少。增新藥十餘種。亦可謂有功後學。又有沈氏芊綠著要藥分劑十卷。準徐之才十劑分類。採尋常日用之藥。四百二十種。稍涉險僻者。概屏去之。歷代諸賢發明藥用之精言。頗多採入。最便初學之研究。較本草備要。尤切於實用。錢塘趙氏恕軒。拾東壁之遺。著本草綱目拾遺十卷。增補新舊葯七百十八種。如宇宙內可入藥之物。及古無今有罕見之品。綱目所未採者、則爲之增。綱目已載治法有未備。根實有未詳者。則爲之補。且辨正李氏之傳訛數十條。述李氏以後諸家本草。自子史迄稗乘有關於藥物者。無不收之。可稱東璧之遺也。又著有本草、話三十二卷。花藥小名錄四卷。奇藥備考、六卷。藥性、元、解四卷。百草鏡八卷。頜異標新。足資玩索。可謂李氏之功臣。後學之津梁。亦可爲前淸之藥學大家矣。惜其書多未傳世。嘉慶朝、陳氏脩園著本草、經讀、然半師崇原之說。以本經爲綱。取諸家之說爲目。道光朝鄒氏潤安。復將劉氏本草述去粕存精。以己意取本經、別錄、爲經。傷寒、金匱、千金方、外臺等書爲緯。交互參證。疏明其所以然之故。以著本經疏證十二卷。本經續疏六卷。(共疏藥二百十五種)本經、序疏、要八卷。其旨博大淵微。一覽能洞徹底蘊。乃有功後學之作也。光緒朝、唐氏容川著本草、問答二卷。其搜採之藥。多能發明格致之理。亦可謂藥學家之別開生面也。宣統朝、仲氏昴庭。爰將張氏崇原爲綱。附載經讀、經解要、百種錄、拌張氏類辨、醫學眞傳、諸說。更參以己意而作。名曰本草崇原集說。書凡三卷。亦足資參考。又如袁氏桂生。亦以神農本經、名醫別錄、唐本拾遺、西醫大成、西藥略釋等書。列於前。以諸家註釋之精義。及經驗有得之言。隸於後。分章纂述。東西藥物之有效者、及東西洋製藥之法。亦皆分章收載。顏曰本草會通。皆詳瞻竅實。力掃流傳虛妄之弊。亦有功於後學。惜未刊行於世。其餘論華藥之書。通行於日本者。就四五十年間出版之調查。亦有數十餘種之多。如植物名實圖考三十八卷。中國吳其濬原著。日本某醫校脩。以奎文堂鉛印袖珍本。其搜採植物類之藥品二千餘種。又日本草木圖說二十卷。搜採藥至三千種。植物啓蒙四卷。本草名疏三卷。本草和名十卷。扶桑採藥輯要。安南藥品考。本草圖補。古方藥品圖考。高麗人參圖說。毒草圖說。獐麝圖說。其間體例雖有不同。有詳於分科分類分種。及生於何處。採於何時。幷繪其根莖花葉子實等事。餘如藥經太素二卷。和氣廣世著。康賴本草二卷。丹波康賴著。又如東華本草、及藥治通義十二卷。皆詳於治療上之作用形狀次之。其書列圖。皆確鑿辨性。精且詳。處處皆能詳人所略發明人所未見實補中華本草不足處甚多有志精研華藥者亦宜參考借鑑之又如丁譯之家庭本草實驗新本草漢藥實驗談以中藥仿西藥之分類且能分析其含汁之成分亦宜參考環觀泰東西之論藥書如已譯成華文者如製造局譯刻之西藥大成及補篇西藥新書格致書院之泰西新本草撮要博濟醫局之西藥略釋美華書館之萬國藥方博醫會新譯之賀氏療學製藥引階藥料詳要藥科學擷要丁譯藥物學綱要藥物學教科書藥物學大成西藥實驗談西藥錄要等書辨論中藥甚多亦宜參考甚且本草之外如博物類之動物學植物學鑛物學水產學各譯本無不與藥物有密切關係總之華藥之書嚮昔視之以本草可奉爲正宗及今視之科學昌明醫藥皆重實驗我中藥本草多空言浮誇但求淵博實不可作宗傳矣此何以故試觀我華藥自明之李時珍清之趙恕軒能獨出心裁發明新藥厥後能繼二公者闃焉無聞我國藥學智識之退化已見一斑較之歐美各國由哲學而進科學由科學而爲實驗近今已至實驗時期矣其新藥等之新論說

新發明。層見疊出日增月盛。藥學之進步。若騏驥千里之速者。相形見絀。安能諱莫如深。豈再以向來老式自尊自大之陳腐之空談。可以抵制西藥耶。否則坐觀成敗。置若罔聞。一任利源之日受剝削也哉。處此千鈞一髮之際。若不改革舊慣何能圖存。改革之法必先規定藥品及研究調製法。再編藥學教科書。欲編教科書必須請求 內務部詔令各省府縣。徵集各地出產原藥作爲標本。(可仿唐政和中詔令之法、)將每藥正路側路出產何省何縣何時出新。及觀其形色。嘗其氣味。一一從實驗記錄。再與諸家本草對照之。復比較其形狀辨別其氣味。實驗其功用。先從中藥方面研究確實再與西藥書中之效用。及博物學中之形狀。互相比較再定中西確有經驗之學說。編爲中華藥物學教科書。其編述體例。亦宜仿西藥書例。以效用分門。而每藥各列釋名、(正名別名科學名、及命名之義、)產別(產於某處何形何色以何者爲優、)採製、(以何時採枝葉、何時採果實及根因用根、或用花、用子以何法燥之、如何製藏、)形態。(辨明本物之形狀、)氣味。(辨本物之五氣五味、)成分。(

經西人化分之成分錄之、效能(假如泄熱清熱、化痰豁痰等是)、主治。(如專治瘧疾、痢疾、嘔吐等是)、補助(配合某藥、可治某病之類)、禁忌。(本藥惡某藥、畏某藥反某藥)、發明(本藥之特別效能及用法種種之經驗)、用量。(重用幾錢、輕用幾分)、備考(是藥有相類似之物、不能認爲是物錄之)、處方。(配互本藥爲主藥之驗方)、爲十四條。一一從實驗編述。前賢書中如返老還童。益壽延年諸謬說。皆應刪除。若欲抵制舶來品。莫若仿效調製。釋其氣濃者蒸露。味厚者熬膏。他如鑛物之金石類。可製煉而爲粉。植物之油質類。可榨取而成油。然後一病有一病之藥。一藥有一藥之能。苟能如是研求推廣。十年二十年間。不但我同胞無不信用。其必有足供西人之採取而爲輸出之大宗者。如是則四千六百餘年中醫藥之國粹可保。三千數百萬士產藥之利權可挽。噫。羣言淆亂。中藥之眞理久湮。本經將亡。羣鳥之哀鳴雖已。堂堂民國。不乏熱心志士。盍共起而匡救之乎。

藥物與產出地之關係說

裘吉生

自西學輸入亞東。講藥物者亦傾側於化學的作用。吾國相傳之藥須道地學說。以謂不足重輕。且排斥之。吾甚大惑不解也。寇宗奭曰「凡用藥必須擇土地所宜者則眞。用之有據。如上黨人參、川西當歸、齊州半夏、華州細辛是也。」陶弘景曰「諸藥所生。的有境界。」故中國對於選擇藥材。頗以產地爲重要。各國之學者。每誇其無據。然西人啞囉（ALOE）必推索哥德拉所產爲上品。及熱帶之產物。不能移於寒帶。與野外植物不能供庭前培植者何也。無他。不知萬物天性之作用。已茲舉一二新理爲例。知萬物遷地弗良焉。

甲　動物　羊食草而生活。無所分其產出地也。然湖羊因無外界之刺戟則肥肉。山羊因多外界之刺戟則長角。天演妙理。豈科學的知識所能測知。蒙在關外親見蒙古所牧之羊。歲必三剪其毛。專爲織呢原料。日本人購其種而牧于遼東。則剪毛後。即不再長。此中玄理。有令人難以推想者。蓋蒙古極寒之區。不長其毛。無以自禦其寒。至遼東而氣候稍溫。天演上已無用如許自衞之毛矣。又見野放之豬。其齒大於鴨蛋。改用人工飼之。即於家蠶相彷彿。且易遭殭死也。又如魚類棲於水而血凉。穿山甲、亦魚類之由水棲而爲陸棲者。先後則大異其狀態。長於木葉之蝶。形似木葉。生於竹枝之虫。狀若竹枝。造化之對於萬物之外表。尙易地而賦畀各別其性質之因地以異。豈淺膚者所能道哉。近世博物學家宣言曰「寒帶之動物色常白。熱帶之動物色常綠。夜出之動物色常黑暗。水面之動物色常透明」此各具適者生存之色。豈偶然哉。吾國以葯物關係於產地者。可忽焉耶。月令有鵲入大海爲蛤之說。安知不從推究物理而所得耶。

乙 植物 最近之植物學家曰「試移植物而置於日光弱之處。比强日光之處。生長加速。若致暗處則生長更速。彼暗處之植物。且生細長之莖也」又曰「普通植物之綠葉。若移植於暗處。可使綠色退至黃白色」蓋綠葉體者以炭酸瓦斯及水而形成有機化合物也。此作用稱之曰炭素之同化。而於炭素之同化。又需日光照之以增其勢力。然則一葉之微。而易地即改其成色。若全部易其營養而性質之變異。可推想焉。植物學家又有鑑定植物之生成適宜之天性而別之曰向日性（一日間早晚能向日而改動其形位者如向日葵等是也）曰向地性。（因地球之重力而其根乃向地球中心而生長之如黃蓍等是也）曰向水性。（其根必逐有水分極多之處而進。以便其吸收。如蘆葦等是也。）今試反其性而移植之亦必改變其固有之天性。方可生長。故藤蔓多生於山谷。苔蘚必長於濕窪。則飛絮飄萍易一地而形而名判。若兩物焉。誰云物性之與產出地無關係耶。

丙　鑛物　鑛物雖屬無生物。其產出地之關係亦得而言之。如硫磺之多產於噴火山。鹽硝之多產於海沙濱。凡層積於陸地者。為煤為炭。凡沉澱於海底者。多鐵多金。此亦鑛物學家之公言。足徵無生物之塊然一石。其產出地亦非偶然也。科學家以宇宙間萬物大別之即為動物、植物、鑛物三大類。而藥物即為此三大類中一小部分之選出者。而管窺如蒙。尚得以略舉一二引證吾中國固有學說為不謬。想專門研究者。更有說焉。

紀事

一蹇署

癆瘵之調治

韋廉士大醫生紅色補丸乃是天下馳名補血之聖品已曾救治千萬之爲癆症犧牲者矣即如江蘇蘇州世醫戈永安以此丸救治其弟久安之症其來函云就余之閱歷深知韋廉士大醫生紅色補丸爲奇妙之靈藥其乃弟戈久安先生自述之辭如左云

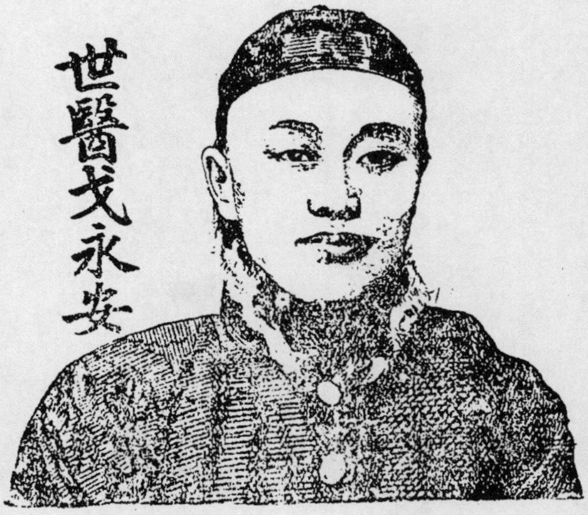

世醫戈永安

余於數年前勞心過度曾患癆傷心悸之症終日咳嗽不已竟夜不能成睡飲食不進大便閉結以致腎虧腰痛咯血難堪如是者二年之久曾經延醫服藥未見功效後經胞兄永安給余韋廉士大醫生紅色補丸如法服用二瓶之後漸覺見效胃口增進漸見鎭定不如前之坐臥不安也接連服用半打之後遂見咯血立止咳嗽盡去身體康健復原前此癆症景象霍然若失矣

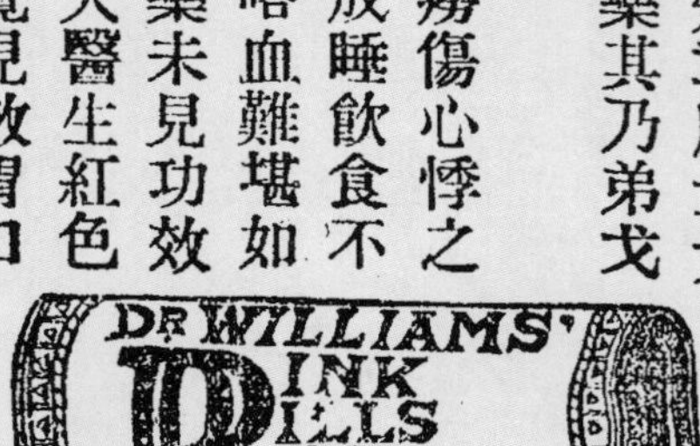

凡經售西藥者均有出售或直向上海四川路九十六號韋廉士醫生藥局函購每一瓶英洋一元五角每六瓶英洋八元郵力在內

通身粗縐如梧桐子紋每枚約重五六分質堅𣂺打開光明透徹呈黯黃色嗅之微香味苦中帶甘善解血鬱行氣滯故諸家本草鬱金皆列入芳草類以其味苦辛氣清香咬咀生用氣味俱全效力甚宏故向無泡製之法詎知俗尙泡製鬱金必用滾水泡煮至透然後陰乾水氣以瓦甏覆捫於潮濕地上五六日罨出黴花將藥刀磨打出光遂取鬱金於刀上切成薄片使其片上亦明亮有光以爲雅觀不知初經滾水泡煮是已出其汁味再蒸罨至出黴花反將其淸芬開鬱之氣一變爲黴菌穢濁之毒切之薄片入煎數沸已成腐漿若鬱結積滯胸悶氣脹之症希冀鬱金入胃結散鬱開試問豈可再受濁穢濃腐之味乎望其效果豈可得乎同人等爲謀醫藥溝通起見研究改良兩利之法勸告藥業凡備用懷山藥延胡索廣鬱金統改原粒生打醫家則書方之際亦宜傍註原生打三字一面開導病家用原打之理由如是實行而病家則不受其害醫家則易收效果藥肆免切片蝕耗豈非三方盡利之美舉夫

本分會紀事　　三六

紹興縣警察事務所公函一件

逕啓者案准

紹興縣公署函開本年一月十日據柯鎭警察分所警佐高廷耀呈稱據樞里村理化學士王雲程稟稱竊雲程素抱濟世主義志在挽回利權業經發明丹藥一種定名常備丹由醫士邵蘭生審定世醫任雲瞻徐仁山評定其式樣略仿東洋仁丹其效用則優勝於仁丹其藥物純係國貨其性質甚屬和平如各種疫痢痧瘧胃痛腹痛并頭暈喉痺泄瀉噎膈以及痞滿食積等症均可葯到病除又能解毒而助消化靡論家居行旅常備此丹有益衞生便利非尠按照商律規定凡行銷秘製丹藥應請管轄地警察所查核備案轉詳給示保護禁杜假冒爲此謹呈常備丹六十封就近送請所長鑒核俯賜准予備案轉詳給示保護以杜假冒俾可發行經售是爲德便謹稟計呈常備丹三十封各等情前來據此竊查該民發明良丹詢屬濟世可風理合據情呈請察核施行今呈送常備丹三十封等情到縣據此除將來丹留存十

封備查外相應將其餘二十封函送貴所查照請煩驗明該丹是否純粹國貨其性質效用如何尅日見復以憑轉呈給示計送常備丹二十封等由過所准此查來丹究竟是否純粹國貨其性質效用如何因本所向未設有衛生專科而化驗器具又多未完備素稔

貴會對於各種醫藥研究有素相應將前項丹藥備函送請

貴會查照請煩驗明該丹是否純粹國貨其性質效用如何尅日見復以便轉報給

示實紉公誼此致

神州醫藥會紹興分會

紹興縣警察所啓

本分會覆紹興縣警察所公函

逕覆者月日奉准

貴所函開案准

紹興縣公署函開本年一月十日據（中略）計送常備丹二十封等因到會奉此查

是項秘製丹藥是否純粹國貨既無方藥說明所稱治療包括又廣徒以來丹化驗祇能知其有毒無毒急性緩性而已其於效用與否無從查核固未便捕風捉影而誤社會公認且各國通例凡醫生學士有所發明丹藥意欲發行經售者必以方藥說明審查實在方准通行決不能以秘方秘藥呈請備案給示保護杜假冒主專制爲辭而遽任行敝會以愼重衞生起見不得不據實答覆況該學士王雲程既稱由醫學專家邵蘭生審定勢必證明其方藥而後可言其效用究係如何審定之處應由邵醫生詳細說明再送敝會審驗以昭鄭重此復

紹興縣警察所所長　　神州醫藥會紹興分會

正月二十日職員會

到會者高德僧君胡瀛嶠君鈕養安君朱俊臣君裘吉生君周越銘君史愼之君何廉臣君孫康候君議定大會日期爲舊歷二月初十日通告仍主醫藥兩界普通的會所仍借藥業會館臨時職員擬俟二月初一日評議會常會再行舉推

專件

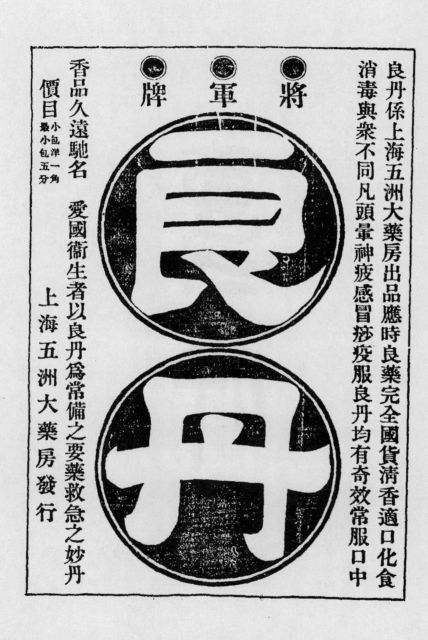

(己)方多傳於古人其原書未曾註出宜舉所知告明以保醫粹至本會所刊良方其方論有見諸他書者一并示知

七規約　會員如有妨害公德及損壞本會名譽者應由同人查明報知或勸戒或出會公議取決惟會費槪不給還

八機關　事務所設在寧波江北大自鳴鐘內如有願表同情而賜敎者郵寄寧波衛生公會總幹事徐友丞收無不達到

▲附則

(一)以上章程方在草創難免疏漏尙希　高明指敎以便隨時改良

(二)衛生粹編刊入雜誌藉副衆望并就正於有道如蒙糾繩以克完善幸甚

(三)凡樂善君子有欲刊方濟世者本會深願代勞或將稿底寄來或囑本會選刊并代分送亦無不可惟出資印行仍由施方人具名本會不敢掠美

(四)本會有維持公益之實凡有熱心醫士創製良藥確係靈驗者願爲介紹

△附啟

古人有言曰施藥不如施方旨哉斯言爰集同人組織衛生公會以結團體而廣善舉深蒙社會歡迎或惠捐款或施方書以相維持感激之至現本會除將婦嬰至寶霍亂辨症簡效治喉法登報廣送外另備急救良方白喉治法等方書六種專贈會員以聯愛情至發起人贊成人姓名另刊雜誌茲不贅

本會各會員一律平等不設會長即以發起人擔任會中一切事務并聯絡各處醫學研究會衛生研究社交換智識以圖進步凡所編方書務求淺顯以期婦孺都解易知易從而與會員通訊亦信手書寫祇求達意而已蓋同人鑑我國民往往於信札一道或因措詞欠雅或以草書未工致有稽遲時日不通尺素者洵爲實際上一大阻礙本會力袪此弊大家魚雁往來不事修飾亮荷　默許

浙江中醫學校簡章

專件

創辦浙江中醫學校緣起

血肉之軀不能無疾病有疾病不能不延醫服藥疾病之輕重身體之强弱生命之修短其權實操之醫藥醫藥與人生關係最為密切我中國自神農嘗藥黃帝創醫歷周秦以迄宋元明清代有發明非不盡善盡美也顧其學理精深博奥非設立學校專心研究未易窺其堂奥查上海中醫學校業已成立吾浙允宜急起直追同人等業經聯名稟請省長咨部備案部章未頒以前援照上海中醫學校章程辦理簡章開列於后

簡章

一宗旨　以精研中國歷代醫學攷究國產藥品保國粹重生命挽利權為宗旨

一定名　本校從省會開辦有志醫學者均可來校報名攷試肄業

一學額　暫定六十名

一年齡　十六歲以上二十六歲以下

一資格　以文理清楚有中學相當程度者為合格

其已給有中學畢業證書者入校時免其攷試

一課本　從歷朝名著近代學說分類擇要採輯精粹分主用採用參攷三種編輯講義間採西醫之所長以資攷證

一科目　甲　普通科即預科

生理　醫經　本草

乙　專門科即正科

內科（婦女胎產幼科附）　外科（喉科眼科附）　傷科　針科

課程分年遞進約舉如左至逐年課程細表隨時另訂茲不具

一學年　預科兩年正科三年共五年

一學期　照各校章程假期同

一考試　每月月考每學期學期考試年終大考評定分數以憑奬懲而資鼓勵

一畢業　每屆畢業請官廳派員監涖試驗及格者

雜著

醫藥雜著二集

社友通訊錄

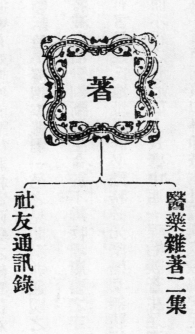

特別徵文

醫藥一道動關性命不知通變有如趙括前讀徐君相宸西藥之缺點孫君雨林西醫治疫症之不善及袁翕醫話伯岸醫譚等雖屬一邑之見聞猶非通國之均言惕予汪君有云黃種之將瘠將滅烹治攀割斷送生命於不辨物理庸醫之手凡此危言至爲痛心各省同志如有實見姓氏地址必詳必悉務必光堅響切無模糊影響之談合乎歐陽氏求其生而不得之仁心願人長壽中西一理貽誤蒼生足資車鑒者以三十二字滿十二行爲一頁至兩頁以外即寄本社編輯處投稿已足二百頁即可彙刊單行本自當按名分贈警世覺迷公德實非淺鮮也

本社編輯處啓

記快雪堂漫錄

章壽芝

王節齋先生素工醫。撫蜀時。患蟲病。訪知青城山有隱者能治。招之不來。乃躬造之。一宿。隱者脉之云。此蟲病也。問何以致此。乃詰其嘗所服藥。云素服補陰丸。曰是矣。其蟲乃龜板所致。龜久生之物。惟敗板入藥。不得已用生解者。須酥炙極透。應手如粉者良。少堅。得人之生氣。其生氣復續。乃爲蟲耳。此非葯餌所治。公自今壽尙三年也。猶及生子。公遂歸。三年生子而卒。龜板良藥。製法一乖。取禍如此。以節齋之善醫。尙有此失。醫者可輕言哉

棟按。由是以觀。則鼈甲牡蠣蛤殼石決明龍齒等。皆是通靈之物。若不炙酥煅透。一得人之生氣接續。均可生蟲。藥有損益之弊。製法不良。遺害非淺。是則我醫藥界可不審愼者歟。

送屍術

錄某報

譚君組菴爲余言。夔川商人採木爲生者。每逢春水生時。編木爲筏。乘之直下

送屍術

湖南常德等處。將木筏拆賣訖。乃循旱道還鄉。木客有病死者。道途遙遠。其屍不易運回。其人往往有送屍之術。然必兩人行之乃有效。其術一人引導於前。一人以手持盌水隨屍後。（其盌中清水。必曾加持符咒）水不傾潑。其屍不倒也。屍與生人無異。但不能言。行步與牛人微有不同。蓋人行則行。人止則止。純隨二人步趨。至薄暮投宿旅店時。逆旅主人一見。即知爲送屍之客。必另定一房與居。（此種送屍人。時時不絕於道。彼處客店。每專備一房招待之）二人睡於牀。屍則立於門側。湘中俗語所謂三人住店。兩人吃飯者也。將至家前一日。屍必託夢於其家人。其家則將棺木衣衾。預備齊整。屍一到家。則挺立於棺側。術人將盌水傾於地。屍立倒。須速收斂。蓋其屍立變。現出腐壞之形矣。（如已死一月者。屍即現一月之腐狀。餘倣此）此事可謂奇絕。此術湘中人多有見之者。餘謂西人之催眠術。能催生人。而不能催死人。能催數小時之久。不能催至數月之久。然而其術則一也。

以上所述。頗足爲學理上之研究。海內不少哲理家。請不吝賜教。一爲商榷。是爲至幸。

按人死則魂升魄降。臟腑各機關停頓。或斷裂腐潰。受養凊之侵蝕。不能新陳代謝。數小時則屍變惡臭。乃西人專致電學。以電治病。並能以電於人病革死後。引動肢骸。可謂術巧技奇矣。聞美國發明新術。製一機。於人死後數小時。剖胸納機。皷動心房。能使死者眼開。對答生平各事。可延至半月十日。今送屍術不僅駕美醫之上。且能駕催眠術之上。而屍之眼不知能自開合否。足之履行。登山上坡。不知是踵二人步武。亦步亦步乎。其中術法。揣來係二人精力牽動。故能引死人於長途跋涉。而手持水一盌。水傾屍仆。其術法又不在二人精力。而在一碗水中。今剪裁此篇。請附醫報雜著。海內外不乏哲學高明之士。此術有研究之價値。由何理由。希卽登報賜教。　王壽芝附識

說醫

春夢婆投稿

古之醫者。方伎之略。列於藝文。惠濟之方。頒自天子。其重之也如是。西國醫學。列爲專科。中學學成。乃得從事於斯。今我中國醫師之官不設。無十全爲上之獎。無十失四五之罰。坐聽天下之無賴。持此爲倚市餬口之術。殺人如麻。又無怪歟。乃若近之上海所見某宅某氏之幼子。原以尋常微細無足重輕之病。受某醫生毒劑。數日之間。痛楚以死（見上月新聞報及各華報）天下之事。痛心疾首。張目開齒。孰過是也。庸醫殺人。律有專條。已騙其財。又害其命。應援照盜傷事主之例定其罪。而質諸天下。然乎否乎。總之醫學係慈善事業。非營業性質。吾憫茲學之廢墜。悼同胞之慘酷。息息望國人發大心願。選聰慧之童孺。采中西之理法。速開學堂。以昌斯道。梁任公先生謂余曰。天下之爲人子弟而與共此憯怛者。奚啻千萬。吾度其苟有人心者。其必志君之所志。哀悼憤恨。思有以一埽庸醫之毒。以救天下。吾聞之。忽從座起涕泗長跽而言曰。此舉若昌。某願粉身碎骨相贊助。奈某家計淡泊。願力微弱。方自怨艾。以未嘗學養爲莫大罪。而惜夫獨力之不克舉。又無人焉。振臂號呼以集其事也。

抑庸醫之病天下。天下稍有識者。皆能道之。顧以爲其害未必即在我。是用漠焉淡焉。置之而已。抑豈不聞緩急者。人之所時有也。萬一事起倉卒。命在瞬息。大索其良者不可得。乃不得不委而棄之於庸醫之手。彼時噬臍。雖悔何及。詩不云乎。迨天之未陰雨。徹彼桑土。綢繆牖戶。亦烏知誰氏當罹其害。而誰氏當蒙其利乎。

今中國之亟欲昌者此道也。大以救種族之式微。遠以拯來者之急難。望天下之孝子悌弟。與夫仁人志士。自衞其身。與其所親愛者。以究其精微。廣設醫院。循博施之義。以濟貧乏。凡厥所由。容再詳述。海內聞之。其諸有樂於是歟。

記日本漢醫學家治胃病

裘吉生

友人某因二次革命失敗。出亡日本。胃病作。滴水不得入。彼邦醫學博士。多以某爲革命要人。羣爲診治。其法不外選用流質之物品。養其胃。使不礙胃之消化力。獨某日人反對之。以謂胃乏消化力。一任其放棄。選流質不費消化力之物。爲日用食品。其結果必致永無全健之望。當求囘復其消化力之法。選固質堅硬之物而令其食。激起胃之固有之消化機能。方爲積極的治療。因某日人亦醫博士。兼精漢醫學者。以前諸博士用流質的消極治法。不過日用牛肉汁和湯數匙。幷牛乳數匙。久終不愈。遂聽某日人治焉。某日人先以麥糕一塊。令細嚼至糊。徐徐咽下。一時後再用兩手按摩其上脘。竟不嘔痛。逾五時至晚。再進麥糕二塊。如前法亦效。並用漢藥如香附良姜等煎劑。刺戟其胃之固有機能。不一月。能食米飯兩碗。此後胃病竟不復作。其理由。謂漢藥有奮興胃力之效。西法以胃失消化力。胃酸過多。用曹達。大不可也。

社友通訊錄

與紹興報社社友書

常熟張汝偉

謂不敏不能獲交四海大方家遨遊周旋於山明水秀之鄉大庭廣衆之會而幸得毫穎之末以與諸碩學士月會一次於報章彈指流光如駒過隙冬盡春來年復一年此謂丁巳年第一次執筆作稿即不能忘情於舊交諸君子而諸君子彼此懷意其情又何如我又知必所見相同也　裘君吉生曲體人情應時達變特於報中附設社友通信欄謂閱之不勝雀躍私幸以爲雖不能邂逅覿面即可以藉通衷曲前清薛福成先生作友說有文章道義之友有聲氣之友有勢利之友而以文章道義者爲貴今報社投稿諸君素能尊重道義而文章之華麗抑又其次謂能藉毫穎而交益友不亦快哉但

與紹興報社社友書 二

有一言與諸君約諸君其首肯乎謂聞學問之道愈切磋而愈明愈煅煉而愈精吾原醫報之創設本爲切磋煅煉計也切磋煅煉非一人之才力能及必待諸君之稿以成也若統計吾國中醫之士其數達數十萬之上旣不能聚數十萬之醫士共同而研究之於是聯絡報社僅聚千百人之才力智識而討論之是亦極小之範圍矣然千百人中能每期遺有大著者又僅數十人而已此數十人中能不時作稿者其診病營業必不發達甚至爲流俗所鄙爲時醫所欺其勇往直前之熱心未免以之生阻礙果能不爲流俗所淆不染時醫之習切磋煅煉年復一年不必求營業之發達但求學問上進益從實力實行着想將來砥柱中流倒挽國學非我諸社友其誰哉然數十人中能每人每期投一稿者則報紙之資料己豐何以彼投一稿即隅數月此投一稿亦遲半載於是報紙之資料缺而己之學問亦難與之俱進謂願投稿諸社友自本年第一期起整頓精神改弦易轍前途猛進月會報章則不惟遂謂一人之私幸抑亦全國醫學之幸也紙短情長不盡所懷臨穎神馳專此間

達敬賀
新禧張諤頓首

與曹炳章君書

福建鄭肖岩

赤電仁社兄有道大鑒歲云暮矣務仍未聞日前曾上一函諒邀
霽鑑暇時尙祈
賜教爲禱兹奉横披一幅聊表寸忱不足報大德於萬一到請
哂收是幸昨接上海總會刊發醫藥新聞所登神州醫藥學校延聘中醫教員及傷寒論函授學社自表面觀之以積極進行亦足以鼓舞人心然非積誠持毅甚難收良好之效果也月刊之報屢次愆期大失信用此日刊之報尙有人爲其代派者乎主任純盜虛聲不從實事求是而欲振興中國之醫學與他族競存不亦戛戛乎難哉本年同仁堂所辦
貴局丸散丹膏對症用之無不應如桴鼓從此風行海島活人濟世

先生之功德良足多矣肅泐祇頌
年釐百益社弟奮揚頓首

與社中主任書

溫州薛立夫

紹興醫藥學報社大主任先生惠鑑（中略）醫藥叢書第一集如已出版希速寄下以免僕望穿秋水則感佩無似矣貴社所存何九齡君批謝映廬得心集醫案何廉臣君來顧松園醫鏡及再續名醫類案三書請儘先採入醫藥叢書第二集中並祈議定每季發刊一集改用竹紙鉛印取其價廉質美出版迅速非僅閱者先覩爲快足裨實用而
貴社銷行之發達亦必可操左劵也不情之請尚乞
原宥未識
貴主任能俯如其願否此上順頌
撰安正月二十二日薛立夫上

古籍選刊

周氏恭叔

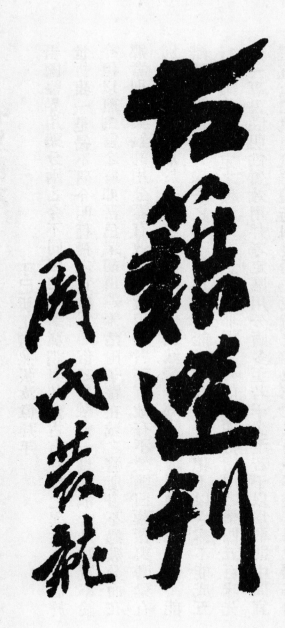

特别徵求

（醫藥諸君注意）

丁巳新正常熟張汝偉拜手

吾國醫界用藥分兩古今不同因地而異竊謂與其攷古有種種之異點難取信於世折衷一是曷不研今明種種之實驗爲通俗之學融會一貫丸散膏丹姑置不論今但以煎劑言之譬如吾邑柴胡川連羌活附子輩在城之醫所書不過數分而在鄉者則輒與錢許用分者有效有不效用錢者亦有效有不效雖曰藜藿與膏粱有別何參差若是耶於是鄉醫譏城醫爲怯鼠城醫詈鄉醫爲謬妄孰是孰非終不能辯然離婁之明公輸子之巧不以規矩不能成方圓師曠之聰不以六律不能成五行用藥豈無一定之標準可率意而書耶謬意苟能取通行常用之藥四五百味先刋一專書註明性質效用并考定應用分兩多至若干少至若干以爲準則中間宜輕宜重尤貴臨證時權衡則變通在我而無逾規越範之誚不亦盡善乎哉願海內外大方家明以示我徵求各處投函滿百通以上由鄙人折衷編輯付紹興醫報社刋本發行出版後按名郵贈一册投稿者芳名具列於眉如不我棄請寄常熟顏港鄙人收可也限期丁巳原歴四月中

景岳全書六十四卷（明張介賓）愼齋遺書十卷（明周之幹）汪氏醫書七種二十卷（明汪機）密齊全書十種一百零七卷（萬全）錦囊秘錄八種（國朝馮兆張）喩氏三書十五卷（國朝喩昌嘉言）南雅堂全集十六種八十八卷（國朝陳念祖）醫學述七種（國朝吳儀洛）尤氏醫書五種（國朝尤怡）葉氏醫書十種（國朝葉桂天士）徐氏醫書八種十八卷（國朝徐大椿）聿脩堂醫學叢書十三種六十九卷（日本丹波元簡）西法醫書五種十卷（英吉利合信氏）

右二十家名賢著作。獨抒心得。無愧專家。其間世運推遷。風土殊異。五方百族。氣質攸分。七情六淫。患苦逈別。毗寒毗熱。亦因時而變通。畸重畸輕。必量人以調劑。是丹非素。未免拘墟。棄瑕錄瑜。何曾異轍。學者應如韓子所云兼收並蓄。待用無遺。是醫之良也夫。

旁稽

肘後備急方八卷（晉葛洪）鬼遺方五卷（晉劉涓子）（宋龔慶宣述）褚氏遺書一

卷（南齊褚澄）蘇沈良方八卷（宋蘇軾沈括）類證普濟本事方十卷（宋許叔微）仁齋直指二十六卷（宋楊士瀛）雞峰普濟方三十卷（宋張渙）三因極一方論十八卷（宋陳言無擇）指南方三卷（宋史堪載之）全生指迷方四卷（宋王貺）旅舍備用方一卷（宋董汲）傳道適用方二卷（宋吳彥夔今本傳道謌作傳信與宋藝文志劉禹錫信方混四庫提要孜正）濟生方八卷（宋嚴用和）太平惠民和劑局方十卷（宋陳師文等奉勑編）惠民御藥院方二十卷（宋）奇疾方一卷（宋夏之益）瑞竹堂經驗方五卷（元沙圖穆蘇）東軒居士衞濟寶書二卷（不著撰人名氏）千金方衍義（國朝張璐）三元普濟方四卷（國朝王勳於聖）串雅內外編八卷（國朝趙學敏）

以上二十一種。古藉僅存。名賢分纂。龍宮海藏。留奇世之希方。玉札華芝。信延年之秘藥。吐蚘決雀。反胃交腸。苟其投以刀圭。莫不應如抱鼓。商量舊學。轉益多師。亦篋裡之陰符。枕中之鴻寶也。

宗旨
御纂醫宗金鑑九十卷（乾隆十四年奉勅撰）宋徽宗聖濟總錄二百卷（政和中奉勅編乾隆五十二年震澤汪鳴珂校刊原缺三卷）醫說十卷（宋張杲）陰症略例一卷（元王好古海藏）診家樞要一卷（元滑壽伯仁）六科證治準繩一百二十卷（明王肯堂）醫學準繩六要十九卷（明張三錫）原病集（明唐椿恕齋）醫學正傳八卷（明虞摶）醫學綱目四十卷（明婁英全善）古今醫鑑（明龔信）醫學入門七卷（明季挺）（玉機微義五十卷（明徐用誠）（劉純續增）證治大還四十三卷（明陳治）原璣啓微一冊（明倪維德）裴子言醫三卷（明裴一中）醫燈續焰（明潘楫鄧林）己任編二卷（明高鼓峰）醫通二十七卷（國朝張璐）尊生書六十八卷（國朝沈金鼇）嵩厓尊生書（國朝景日昣東暘）名醫彙粹八卷（國朝羅美）醫碥七卷（國朝何夢瑤報之）東醫寶鑑（朝鮮）

右書二十有四種。薈萃衆說。折衷一是。遵前賢之模範。示後學以津梁。綱舉目張。克紹千秋之絕學。鈎元提要。尤集羣籍之大成。使非博濟存心。鑽研奮志。具物與民胞之量。裕多聞强識之才。焉能副明詔於仁君。馳令譽於當代。韓子曰。莫爲之前。雖美勿彰。莫爲之後。雖盛不傳。其斯之謂乎。

合撰

古今醫統正脈四十四種二百零五卷（明王肯堂）靑囊雜纂八種八卷醫林指月十二種二十三卷（國朝王琦）六醴齋叢書十種五十五卷（國朝程永培）利濟十二種八十八卷（國朝趙學敏）潛齋醫學叢書十四種（國朝王士雄孟英）當歸草堂醫學叢書四十卷（國朝丁丙）

右叢書一類。採擇唐宋以來單行善本。都爲一編。自昔名賢著述。卷帙無多。歲月寖深。往往湮沒不彰。就諸史藝文而覆按之。大半煙銷灰滅。良可痛惜。劬學之士。周諮博訪。景寫精鈔。綴緝叢殘。秘藏篋衍。貧兒暴富。煞費經營。茲則兵火頻經。漢唐以後古書。流散放廢。有日少無日多。書賈偶獲宋元精槧刊。奇貨可居。兼金不易。苟强有力者。廣貸家藏。窮搜孤籍。命胥錄副。彙付手民。傳布士林。公諸同好。誠盛舉也。醫書其小焉者矣。

分科

針灸科

針灸資生經七卷（不著撰人名字） 銅人針灸經七卷（王惟德） 明堂灸經八卷（西方子）備急灸方二卷（宋張渙雞峰）（聞人耆年述）針灸大全十卷（明楊濟時繼洲）靑囊秘笈二卷（附步穴歌）（先十二世祖漢章公） 針灸擇日編二卷（日本全循義金義孫） 針灸大成十卷（李月桂）（明靳賢校正）銅人明堂全圖

婦人科 （一名婦人胎產科）

婦人大全良方二十四卷（宋陳自明）產育寶慶集二卷 （宋李師聖述）（郭稽中附方）產寶諸方一卷（不著撰人名字一作昝殷）衞生家寶產科備要八卷（宋朱瑞章） 女科百問達生編二卷（亟齋居士）女科輯要二卷（沈堯封）女科輯要八

卷（吳道源）婦科玉尺六卷（國朝沈金鰲）濟陰綱目十四卷（武之望）竹林氏女科八卷胎產心法三卷（閻純璽）

小兒科（一名小方脈科）

顱顖經二卷（無名氏一作師巫）小兒藥證直訣四卷（宋錢乙仲陽）（閻孝忠集）嬰兒百問五卷（魯百嗣）幼科折衷（秦昌遇景明）育嬰秘訣四卷（萬全）幼科發揮二卷（前人）幼科指掌幼科釋謎六卷（國朝沈金鰲）幼科鐵鏡幼幼集成葉氏兒科一卷（國朝葉桂）

痘疹科

痘疹傳心錄十九卷（朱用純）痘疹金鏡錄（翁仲仁）痘疹心法二十三卷（吳邦寧）痘疹定論救偏瑣言（費啓泰建中）痘痲紺珠（熊立品）天花精言引痘略（國朝阮文達公元）

眼科

銀海精微二卷（唐孫思邈）眼科大全審視瑤函（傅）一草亭眼科一卷（鄧苑）葉氏眼科方一卷（國朝葉桂）

外科　（一名瘡瘍科）

急救仙方六卷（無名氏）瘡瘍經驗全書十三卷（宋竇漢卿）外科精義二卷（元齊德之）外科正宗十二卷（明陳實功）（國朝徐大椿批本）流注辨惑一卷（先十二世祖漢章公）瘍科選粹八卷升降秘要一卷（國朝趙學敏）外科集成瘍科心得集瘍醫大全（顧）外科全生集二卷（王洪緒）

咽喉科

咽喉脈證通論（宋異僧傳）（國朝姚晏述）喉科秘旨喉科紫珍喉科枕秘疫痧草（陳耕道）白喉丹痧述要（張善吾）（顧玉峰）口齒類要（薛已）

損傷科　（一名正骨科）（金鏃科）

釋骨一卷（沈彤）正骨心法（御纂醫宗金鑑）正骨紀略一卷（釋轉菴）湯氏傷科

(歐羅巴法江南製造局譯)

祝由科　符禁科

軒轅黃帝祝由科祝由錄驗四卷(國朝趙學敏)祝由秘錄

宋立醫院。分科命官。餼稟稱事。爲十有三。上祖周制。下惠元元。藝進乎道。業貴精專。手法口訣。自有秘傳。國工之譽。庶幾無忝。

右各科分列書目。不無掛漏。名人述作。浩如淵海。就予所見。略著大凡。百工技術。咸推專門名家。孔子曰。人而無恒。不可以作巫醫。誠愼之也。志學者。必千里負笈。延訪名師。十載操觚。勤求古籍。身有仙骨。何須飲以上池。誓發婆心。豈肯薄爲小道。十全爲上。三折其肱。方技傳史乘之名。陰德食子孫之報。猗歟休哉。

時術

紅爐點雪四卷(明龔居中應圓)痎瘧論疏一卷(明盧之頤子繇)瘟疫論三卷

（明吳有性又可）理虛元鑑二卷（明綺石老人）溫熱暑疫全書（國朝周揚俊）醫效秘傳（國朝葉桂）溫熱論一卷（前人）傷寒指掌四卷（國朝吳貞坤安）溫病條辨七卷（國朝吳塘鞠通）筆花醫鏡四卷（國朝江涵暾）溫熱贅言（寄瓢子）感證集腋痢症滙參（國朝吳道源）溫熱經緯五卷（國朝王士雄）霍亂論二卷（前人）醫林纂要探源（汪雙池先生）

天時人事。迭爲盛衰。消長盈虛。即微見著。道咸以來。大江南北。民病虛勞。溫熱十居七八。良由氣運日薄。稟質脆弱。事變既亟。生計維艱。水土精英。發泄太過。金來尅木。剝削多方。萌蘖受戕。根柢將仆。人身一小天地。息息相關。司天運氣。推測雖詳。猶未能見其大也。如上各書。皆因時立法。明體達用。誠足斡旋造化。補救元運。賈長沙有云。聖人不居朝廷。必在巫醫。原診知政。予尤思夫班孟堅之言也。噫。

異端

扁鵲心書四卷（宋竇材）脈訣四卷（六朝高陽生）（明張世賢圖注）醫貫（明趙獻可養葵）素問懸解靈樞懸解難經懸解傷寒懸解金匱懸解素靈微蘊傷寒說意四聖懸樞四聖心源長沙藥解玉楸藥解（國朝黃元御坤載）

凡人著書立說。原以明道術。垂教化。本其眞知灼見。大義微言。匡濟當時。流播後世。所謂使先覺覺後覺也。若無益民生。有乖學術。甚且誣衊先賢。欺朦來者。必宜拉雜而摧燒之。庶免搖惑人心。草菅人命。夫醫所以寄死生。果何易易。尤宜亟爲別白。大聲疾呼者矣。何物竇材。自命爲三生扁鵲。稍有知識。定必唾棄。艾灸丹田五百壯。世間斷無此癡人。活活自羅焚如之慘。高陽生僞撰脈訣。變亂素問部位。强配臟腑。假託王叔和。以欺後學。宋賢如朱子吳草廬。早發其覆。迨王氏眞脈經出。吾知爝火自熄。又何待戴同父輩刋誤糾謬爲耶。趙養葵依附呂晚村門牆。當時聲氣所及。頗竊盛名。自徐迴溪醫貫砭出。醫家亦無人宗尙其書。卷帙無多。漸就澌滅。惟昌邑黃坤

報價表

新報	全年	半年	一月	代派或一人獨定十份者八折五十份七折郵票抵洋九扣算空函恕復
冊數	十二冊	六冊	一冊	
定價	一元	五角半	一角	

舊報	一至十二期	十四至十七期	十八至四十四期	四十五至六十八期
定價	五角	三角	八角	一元

郵費	中國	日本台灣	南洋各埠
	加一成	加二成	加三成

廣告價表

等第	地位	一期	六期	十二期
特等	底面全頁	八元	四十四元	八十元
上等	社論前全頁	六元	三十三元	六十元
普通	各襯紙全頁	四元	二十二元	四十元
注意	所稱全頁即中國式之一單面外國式之一配奇如登半頁照表減半算			

注意

各處如有函件寄交本社務祈書明一紹城北海橋紹興醫藥學報社收一倘寫個人姓字郵局投遞不轉本社而無論銀洋書籍出入交涉均與本社無涉特此布告

本社啓

外埠代派處

南洋○新加坡　黃眉孫君
奉天○開原縣　濟生藥房
江蘇○常熟　張汝偉君
江西○省中　神州分會
福建○連江縣　林又愚君
江蘇○松江　查肯甫君
浙江○處州　何九齡君
安徽○歙縣　閻天中君
江蘇○因果巷　張叔鵬君
廣西○桂林　黎肅軍君
北京○城內　王文謨君
安徽○蕪湖　穆春甫君
廣東○廣寗　蔡星山君
江蘇○無錫　周小農君
浙江○台州　羅緯彤君
廣東○潮州　曾師仲君
福建○福州　陳秋孫君

湖南○彰德　沅湘日報社
浙江○寗波　徐友丞君
福建○福州　黃良安君
浙江○餘姚　壽明齋
江蘇○上海　神州醫藥總會
廣東○廣州　余翰垣君
浙江○嘉興　泰和堂
江蘇○松口　蕭欲方君
浙江○杭州　李雲年君
浙江○百官　蔚明齋
浙江○杭州　大原施醫局
四川○江津縣　李國珍君
河南○前營門　閱報社
江蘇○鎮江　袁桂笙君
吉林○葉赫鎮　傅傑武君
黑龍江○南城　閱報社
陝西○西安　秦中公報社

本邑代派處

漓渚○張若霞君
馬山○高德偕君
安昌○嚴繼泰君
五市○壽明東齋
昌安○嚴紹岐君
城中○和濟藥局
城中○教育館
城中○育新書局
城中○墨潤堂
城中○裘氏醫廬
平水○施滙康君
陽嘉隆王樸之君

原七十期丁巳二月份出版

紹興醫藥學報

神州醫藥會紹興分會發行

第七卷　第二號

醫藥叢書第二集廣告

一所採之書莫枚士研經卷二李冠仙知醫必辨上市隱廬醫藥雜著全維謙甫治驗案下吳鞠通醫案二惜分陰軒醫案下

一仍照第一集用上白連史分訂六册加以木函定價一元六角外埠加郵費一角六分

一預約半價之限已滿自此截止出版約在舊歷四月

●醫藥叢書第一集

計六種

一　莫氏研經言卷一　二角

二　周氏驗方合刊全　四角

三　羅氏治驗案卷上　四角

四　吳鞠通醫案卷一　四角

五　惜分陰軒醫案上　三角

六　重刻唐氏人參考　一角

全集定價銀一元六角

（外埠均酌加郵費）

總發行所浙江紹興

紹興醫藥學報社

寄售處各省大書坊

海內外藏書家鑒

中國醫書汗牛充棟各家藏刻流通者少致日久歸於湮沒此豈先人著作時所願料及也本社竭力搜求凡藏有各種醫藥書籍者務祈開明書目卷數價銀等示知本社當出重資相求并可代爲流傳發行

紹興醫藥學報社啓

敬送衛生良方

本會贈送婦嬰至寶霍亂辨症喉症治法急救良方並第二年衛生雜誌第一期不取分文只用明信片一張函索無不奉送

寧波大自鳴鐘內衛生公會啓

代派各報

桂林醫藥淺報　每年三角

上海醫藥新聞　每月六角

外埠另加郵費并請先惠報費

紹興城中北海橋紹興醫藥學報社啓

紹興醫藥學報社代售及印行書目

退廬醫案	一冊	一角
傷科捷徑	一冊	一角
胡氏應驗良方	一冊	一角
通俗傷寒論	二冊	八角
疫症集說	四冊	八角
鼠疫抉微	一冊	四角
傷寒表圖序附	一冊	四角
傷寒論章節	一冊	四角
傷寒方歌	一冊	四角
叢桂草堂醫草	二冊	三角
喉痧症治要略	一冊	五分
雅片煙戒除法	二冊	三角
痰症膏丸說明書	一冊	一角
醫學會會員課藝	二冊	四角
看護學問答初集	一冊	一角
吳鞠通醫醫病書	一冊	二角
通俗婦科學	一冊	二角

醫藥叢書第一集	六冊	一元六角
溫熱論箋正	一冊	三角
通俗喉科學	一冊	一角
通俗內科學	一冊	一角
重訂醫醫病書	二冊	五角
濕溫時疫治療法	一冊	二角
存存齋醫話稿初二集	二冊	三角
傷寒第一書	六冊	六角
醫方簡義	四冊	三角
王孟英四科簡效方	四冊	八角
潛齋第一種	二冊	二角
重訂廣溫熱論	六冊	八角
感証寶筏	八冊	一元二角
馬培之醫論	一冊	二角
一至四十四期醫藥學報		一元六角
四十五至六十八期醫報		二元
大增刊一至三冊		三元

本社發行流通醫藥書籍公司出版醫藥叢書廣告

一是書專刻先輩遺稿近賢新著並已行亡版之孤本期於流通不致湮沒四方同志有以藏書見惠酬答從豐

一近時書籍多用石印鉛印及洋紙形式既不樸實藏晒尤難經久故本書不惜工本純用木刻中紙古式精裝爲完全藏書格式且爲完全國貨

一是集所採各書共計六種一莫氏研經言二周氏驗方合刋三羅氏治驗案四吳氏醫案五惜分陰軒醫案六重刻人參考皆爲極有價值之書閱者自能賞鑑

一叢書體例常見數種小册合訂一本是書概以按種分訂俾無力全購者得以指購單種

一本集有未及刋完之書必於下集續刋決不間斷致使閱者盼望

一是書無論統購全集或指購單種除預約半價外照定價均無折扣但書業報社代售者另議

一凡各處圖書館閱報社報館學校本會會員本社社友如同時幷購全集二部者當加贈一部

一凡同時幷購上百部者不拘全集單種准可附印只收工料但不另行翻刻

一購書者將書價及郵費一併用郵匯最爲妥便不通郵匯之處以郵票代銀亦可但須固封函內掛號直寄紹興城中醫藥學報社收當班奉書不悞

一下集所採書目莫氏研經言羅氏治驗案吳氏醫案惜分陰軒醫案皆續刻外爲市隱廬醫學雜著李冠仙知醫必辨幅頁加增定價照前並仍准預約五十部

一郵費一角六分書價對折作八角限滿截止

本社發行部通告

前本社理事胡君瀛嶠贈社自著應驗良方三十部社友曹炳章君贈社重訂醫醫病書二十部曾於去年六十五六期報首宣言獎二書如數移獎定閱本報再多數之上三名茲將去年定閱本報最多數之上三名及贈品揭曉於下

第一名上海神州醫藥總會
贈重訂醫醫病書二十部

第二名松江查黃夫君
贈胡著應驗良方十五部

第三名蕪湖穆春甫君
贈胡著應驗良方十五部

右件請應得者備函來取當即班付郵奉上再今年定派本報者獎酬更豐望勿落後假如購報二十份得酬物十元不啻報價對折也若酬物更多其利可推算也

△紹介名著一

廣溫熱論一書為戴北山先生原著經陸九芝先生刪定何廉臣先生重訂并附以經驗古今方案而印行者其辯伏氣溫熱與新感溫暑及傷寒之鑑別裨益於感證之診斷猶行海而執有羅盤也醫家病家均宜人手一編獲益良匪淺鮮每部六冊大洋八角本社及各大書坊均有寄售

△紹介名著二

越醫何廉臣先生重訂印行之感證寶筏係歸安吳坤安先生之原著先生為姑蘇薛葉兩大名醫之高足其學問經驗胥集於是著而辨傷寒與類傷寒如劃鴻溝而立疆界洵不愧為感証之寶筏故出版後風行一時每部八冊定價大洋一元二角本社及各大書坊均代發行

紹興醫學報第七卷第二號目次

紀事

雜著

攷古證今
玄覽洞炤
如此丰神
不愧青衔

何廉臣先生肖影
王一寒敬題

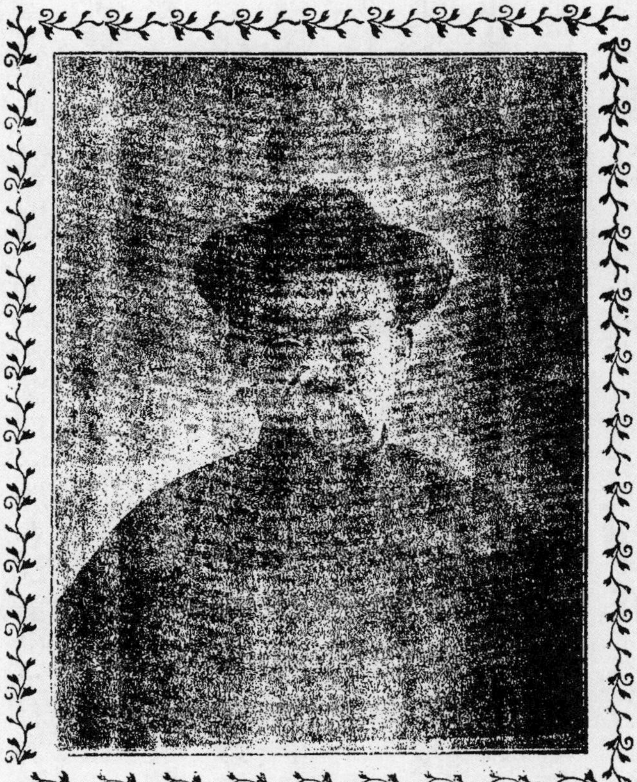

何廉臣君肖影

何先生炳元字廉臣別署印巖浙江紹興縣人現年五十八歲自幼攻舉子業雖博青衿而鄉試兩薦不售遂灰心專習醫學先與沈蘭垞嚴繼春沈雲臣三君講習古醫學說約三年漸通軒岐經旨仲景方義繼從名醫樊開周先生臨證三年始知症候之傳變療法之活潑層出不窮其間效者甚多不效者亦不尠乃決計出遊訪道集思廣益寓蘇垣僅一年居滬江者三年每遇名醫輒相討論類皆言陰陽升降五行生尅運氣流行諸空談即侈然自足而於切實治病之方法精確不磨之學說十無一二益嘆祖國之明醫何其寥寥若晨星耶乃多購泰西醫學譯本悉心研究在郡城懸壺行道三十年來實地經驗兩相比較然後知西醫學之未必皆足取而中醫學之未必盡可棄也生平著述雖多未敢刊印行世者蓋因內揣今古外參東西閱一年則多一年之悔悟歷一症則經一症之困難深知醫道之博大精微學愈博愈知不足也　先生歷任醫學會會長六年出本報四十四期現任本分會評議長兼擔本報撰述事注意新編各科講義為前提　民國六年丁巳二月裘慶元謹識

社
論

爲創辦中醫學校之忠告

陳樾喬

凡羣類之立於世也。必不能免外界之激刺。能解除外界之激刺。足以自立而不敗。此天演之公理也。且外界之激刺愈深。而抵抗之能力愈大。反可促我之進步。於以受其賜矣。不甯唯是。因有感焉。夫中醫至於今日。外界之激刺深矣。前清道咸之際。已受西醫之抨擊。倡言新論。異說流行。彼時風氣未開。能讀西人譯本者寥寥無幾。而西人來華行醫。不過教會之一二醫士。且治療之法。又與華人之習慣不同。故西醫之勢力薄弱。終不敵中醫之信用。而中醫無所損焉。迺自光緒末季。新學盛行。而西醫亦相機鑽入。醫院之壯麗。器械之精良。已足焜炫於時俗。一般維新之士。取其書而讀之。根據科學。淺切顯明。以視中醫之所謂古聖經藉者。微言奧旨。義理精深。斷非淺嘗者之所能探索。涉獵一過。惝恍迷離。有何滋味之可言。且見古人一二悠謬之語。棄而唾之。不曰中醫爲陳腐讕言。即曰中醫爲無根之學。於是信仰中醫之心理。而移集於西醫之身矣。迨夫民國成立。政治一新。執政者既奉西醫爲神聖。

而西醫排除異己之見。更復相遞而進。其影響所及。竟有廢棄中醫淘汰中藥之議。推其心理。幾欲將四百兆同胞生命。予以生殺之權。千萬金天產物品委於無用之地。現雖未見實行。而禍根已伏於此。故政府之錄用醫士也。而中醫不能受同等之待遇。醫校之頒佈科目也。而古籍不能得一經之采入。吾知二十年後。中醫必逐漸澌滅。而中藥亦同歸於盡矣。嗟夫。中醫至於今日。外界之激刺。可謂痛且深矣。故中醫不欲自存也則已。苟欲保存國粹。必當合羣而起。奮發有為。務思解除外界之激刺。胥足以自立而不敗。

且中醫之果出於無用也。文明進化之世。安能一日之存在。使中醫之果為有用也。不特吾人應盡保存之責任。即政府亦當有保護之政令。試一讀日人和田啓十郎醫界之鐵錐。恍然知中醫之未必無用也。彼於十九年中西醫學之閱歷。乃知中醫優勝之點。實超西醫之上。痛西醫之偽飾也。憤而著書。蓋效博浪錐之一擊耳。但吾人對於和田啓十郎之評議。不敢謂中醫實優於西醫。然而平心論之。中醫以數千年歷聖之薪傳。億萬人嘗試之經驗。果能造詣至深。出而問世。何嘗不可以活人。且對症治療之法。其立方之巧妙。實足傲西醫而有餘。彼西醫於診斷上。雖施繁重之手續。而配製方劑。逕行直率。斷不及中醫之神化。故中醫治愈成蹟。亦較西醫爲優美。至今社會多數之信用。尙注重於中醫者。以此。而中醫得以及時挽救者。亦賴此耳。雖然。中醫欲解除外界之激刺。舍創辦中醫學校之外。末由進焉。

間嘗聞於海上矣。熱心之士。羣聚而謀。蹙額相告曰。中醫之行將廢棄也。中藥之行將淘汰也。吾儕爲營業計。不得不有自衛之政策。集團也。請願也。組織神州醫藥會也。發行醫藥雜誌也。魄力之宏。志願之切。似足爲全國醫界之代表。近且開辦中醫學校。爲各省倡。其剛毅勇敢之氣。實令人之欽佩不置者。然吾猶有疑焉。蓋創辦中醫學校。本爲救濟之舉。其關係於全國醫界之存亡。至爲密切。學校之成蹟優良。中醫之價值增高。而政府或有保護之希望。倘成蹟無可告言。不特中醫之價值。一落千丈。政府視中醫爲不足重輕。其鄙薄之心。更有進也。必將一面取締。一面淘汰。反

紹興醫藥學報 第七卷第二號

爲創辦中醫學校之忠告　二

促中醫之壽命矣。可不深長思哉。夫學校之精神。斷在教授之得法。猶賴教科之美備。中醫古藉汗牛充棟。其中瑕瑜互見。非學有心得者。不能決擇。今舉各經義囫圇讀之。匪惟於教科程序。畢業時期。難以排定。且何爲精粹。何爲糟粕。初學之子。烏得而知之。況醫校之內。並不設立醫院。將來實地練習。從何試驗。尤爲一大缺點。豈發起者之不暇審計耶。杭州將開辦中醫學校矣。惟聞延聘校長教員。爲某解元某舉人。八股時文。或其擅長。而醫學教授。何需於此。斯眞百思不得其故者矣。嗟夫。創辦中醫學校。實爲中醫存亡之大關鍵也。而敷衍如此。夫復何言。今者吾紹有辦學之議。吾敢掬其愚誠。先申一言也。當思學校爲百年樹人之計。非草草所能蕆事。經費固宜寬籌。而規模不能不大。尤以先編教科書藉爲入手之辦法。更宜附設醫院。爲實地練習之需。庶幾精神所聚。眞道以明。而中醫之彩幟。將見飄拂於世界。吾人對於外界之激刺。乃得受促進之賜也。

醫學分科之商榷

何廉臣草擬

嘗考醫學之分科。古今中外。詳略異。疏密異。界說亦異。豈由人羣之進化歟。抑由學術之升降歟。此爲前提待決之問題。不得不加以討論。酌定統一之標準。而示所趨嚮焉。試述吾國歷代之醫科。周有四科。曰疾醫。曰瘍醫。曰食醫。曰獸醫。見周禮。唐有七科。曰體療。曰少小。曰耳目口齒。曰角法。曰按摩。曰咒禁。見六典。宋設三科。曰方脈科。曰針科。曰瘍科。見選舉志。又太醫局有丞有教授有九科。(無考)見職官志。考醫後定十一科。一爲風科。次傷寒科。次大方脈科。次婦人胎產科。次針灸科。次咽喉口齒科。次瘡瘍科。(即今外科)次正骨科。次金鏃科。次養生科。(即今修養家導引按摩噏納是也)次祝由科。(經曰移精變氣者可祝由而已即今符咒禳禱道教是也)見醫政。惟金十科無考。元十三科。曰大方脈雜醫科。曰小方脈科。曰風科。曰產科兼婦人雜病科。曰眼科。曰口齒兼咽喉科。曰正骨兼金鏃科。曰瘡腫科。曰針灸科。曰祝由科。見輟耕錄。明十三科。曰大方脈科。曰傷寒科。曰小方脈科。曰婦人科。曰口齒科。曰咽喉科。曰外科。曰正骨科。曰痘疹科。曰眼科。曰針灸科。見明會典。清十一科。曰大方脈科。曰小方脈科。曰傷寒科。曰婦人科。曰瘡瘍科。曰針灸科。曰眼科。曰口齒科。曰咽喉科。曰正骨科。曰痘疹科。今痘疹歸小方脈。咽喉口齒共爲一科。幷成九科。見大淸會典。此吾國歷代醫學分科之大略也。

次述東西洋各國現行之醫科。一曰解剖學。（研究骨肉皮膚內臟之部位形狀構造者）二曰組織學。（用顯微鏡研究十一種之細胞者）三曰生理學。（研究骨骼之支持筋肉之運動皮膚之感覺以及內臟中肺主呼吸心主運血腦主知覺運動腸胃主消化腎臟主排泄等之生活現象者）四曰衛生學。（研究增進人類之健全以永保其生活現象者）五曰細菌學。（研究傳染病之各種微生物者）六曰病理學。（研究病因及變化之原理者）七曰藥物學。（研究鑛物植物各種之生理作用醫治作用者）八曰診斷學。（研究自覺他覺症狀而斷定其爲某病者）九曰內科學（研究內部之生理有異常之處欲以藥物輔助其生理而使之復元者）本屬於內科。因學者之專門研究而別爲一科者。曰精神病學。曰傳染病學。曰消化器病學。曰肺病學。曰法醫學。小兒之生理病理。與成人不同。故內科學不足以概之。於是設兒科學。生殖器之解剖生理。婦人與男子不同。關於生殖器之疾病。又極繁夥。於是設婦人科學。婦科中又別爲一類。專論姙娠生產等事者曰產科學。於產科中擇淺顯易知老嫗都解之學問。以應民間普通生產之用者。曰產婆學。研究手術外。又須兼通內科。邇來漸侵入內科範圍者。曰外科學。而耳科學。鼻科學。齒科學。三科於外科學可以概之。惟視覺器本光學之生理。其手術甚精微。而關係尤鉅。於是設眼科學。淋疾下疳梅毒。內外科不足以概之。故別爲一科。曰生殖器病學。癬疥之疾。似可屬於外科。而學者別爲專門。曰皮膚病學。此東西各國醫學分科之大略也。

民國元年十一月二十二日。教育部公布醫學專門學校之學科。一德語。二化學。三物理學。四系統解剖學。五局部解剖學。六組織學。七胎生學。八生理學。九醫化學。十衛生學。十一徵生物學。十二病理學。十三病理解剖學。十四藥物學。十五診斷學。十六內科學。十七外科學。十八矯形學。十九眼科學。二十耳鼻咽喉科學。二十一婦科學、二十二產科學、二十三兒科學、二十四皮膚病學。二十五花柳病學。二十六精神病學。二十七裁判醫學(以上均須實習及臨牀講義)二年一月十二日。教育部公布大學醫科之科目(壹)醫學門一解剖學、二組織學、三生理學、四醫化學、五胎生學、六局部解剖學。七藥物學。八病理學、九病理解剖學、十診斷學、十一內科學、十二外科學、十三眼科學、十四婦科學、十五產科學、十六衛生學、十七皮膚病學及花柳病學。十八耳鼻咽喉科學、十九兒科學、二十精神病學、二十一裁判醫學。(以上均須實習及臨牀講義)(貳)藥學門一無機藥化學、二有機藥化學、三藥用植物學、四植物解剖學、五製藥化學、六衛生化學、七裁判化學、八生藥學、九細菌學、十藥制學、十一藥制比較學、十二製劑學(以上均須實習)此民國部定醫學分科之大略也。

綜觀古今中外。分別學科。古略而今詳。中疏而西密。已可概見。今欲分科編輯講義。非經討論。幾番商榷。不能解決大問題。乞諸君發揮而教益之。

學說

藥物學集說卷一

病理學會通

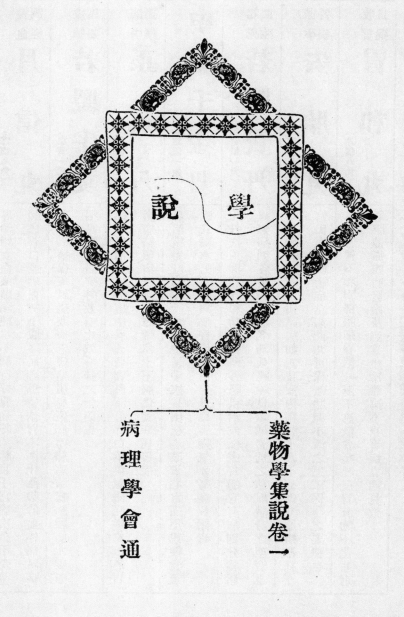

藏紅花栽培法

興華園主張若霞

藏紅花有似葫之根莖而呈暗綠色。花呈紫堇色。有三雄蕊與一雌蕊。雌蕊之上端。分爲三個。開於九月頃。其功用有健胃調經之效。又用於鎭痙。且大有效於婦人之病。此世人所共知也。並能作繪事顏料、及葡萄酒著色等。本出西藏。日本人移種甚繁。本園栽植亦甚發達。茲將所研究之栽培法。供於同志。

(一)適地及氣候　藏紅花、爲溫帶植物。而無庸豐沃之土壤。如排水適宜之砂土。最適栽植。若混砂於黑壤土之處。亦適栽植。

(二)栽植期　栽春花種者。春間播種於苗地內。秋花種以七月爲宜。

(三)整地　播種期前三十日頃。耕耡而以肥料混施之。作幅二尺至三尺。株間五六寸至八九寸。深二寸之種床。

(四)修整注意　冬季被以藁桿爲防寒之準備。迨三年植換之。植換時。不可永曝根部。

(五)肥料　用堆肥木炭人糞、過燐酸、石灰、等。

(六)施肥法　整地之際。以堆肥木炭與和於細土、過燐酸、石灰、爲原肥料而施之。不可施於下種之時。迨長成次第施以稀薄之水糞。但不可施於莖葉間。恐有枯死之患。故施肥時當離株二寸處。

(七)採收期　供藥用者。當十月與十一月之交。採收花之雌蕊頭。若欲得栽植用之種球。當四五月頃葉莖枯萎時採收之。

(八)雜記　雜草叢生於本種生育上不爲大礙。除之更佳。不除亦無妨。

蓖蔴油之中西異性說

裘吉生

蓖蔴油、爲蓖蔴實中分泌之油汁。性有毒。蓋蓖蔴爲毒草也。中國始收於唐本草。入藥即用其實。氣味。甘辛。溫。李時珍曰。蓖蔴仁甘辛有毒熱。氣味頗近巴豆。亦能利水。故下水氣。其性善走。能開通諸竅經絡。故能治偏風、失音口噤、口目喎斜、頭風、七竅諸病。不止出有形之物而已。因蓖蔴油能拔病氣出外。故諸膏多用之。按拔病出外。

西醫謂之吊炎。亦必含有毒性、或刺戟性之物。始克奏吊炎之功。如斑猫、芥子泥、等是。吾國亦用巴豆外敷瘡疔以出膿者。蓖麻仁即具同等之力之藥也。我國醫家。以其含有毒性。多以內服爲戒。近時西藥輸入甚多。尤因東西醫偏及各地。於是用蓖麻油爲潤腸下大便之劑者盛行。考其用量有服四錢至六錢者。然蓖麻仁著肉即起水泡。入口必作大瀉。今將其所分泌純粹之油汁。一服至如許。而不見有中其毒者。此吾人以藥物治病者。不可不思考其原理也。

查植物之含有毒性之品。一用湯沸。無不浮出一種白滑之水分。非化學作用所能顯明。如麻黃附子必令煑去白沫者是也。此白沫即爲含毒之成分。仲景傷寒方中。無不揭出之。蓋古人之經驗實有駕出於歐美化學家之上焉。故藥肆中製半夏。亦先浸去其白滑之汁。然古方之外用以半夏爲配劑。必以生者。因取其未浸去白沫而毒性尚在。效力爲之宏速。

以彼證此。則知蓖麻之實。其毒性亦即在此白滑之沫也。查吾國所製之蓖麻油。即

紹興醫藥學報　第七卷第二號

蓖麻油之中西異性說

用榨油器。榨取其實中之油汁。以備調印肉等之雜。用不爲入藥起見。並未提出其白沫。無怪一滴入口。即成洞泄。其性之暴烈。甚於蓖麻仁也宜矣。

茲將西人之製蓖麻子油法錄之。以作對照之參攷。

去盡蓖麻子之皮衣。以淨核入鐵鍋。用微火炒之。此鐵鍋須按以手。覺不甚炙痛。炒畢。以螺螄柱櫃。絞榨而取其汁。再將油加入水和煎。其渣滓雜物。即由浮沫潑去而成淨油。時油中有一層白物。隔在油水交界間。恍如衣沫一層。提油時務須將沫撤去。勿令溷入於油中。由是再將油隔淨。稍和以水同熬。其水熬至化汽散盡。方爲純淨。雖將油入小瓶而搖動之。亦不起白衣。

細審右錄之製法。曰油中有一層白物。隔在油水交界間。恍如衣沫一層。提油時。務須將沫撤去。勿令溷入於油中。既提淨。曰雖將油入小瓶而搖動之。亦不起白衣。其主要即在提淨白沫。然此白沫果何物耶。西人不過爲欲油之純淨而去之。中人亦未知其即爲毒性而不去。但以中製之蓖麻油之毒烈。令人切戒內服。甚則對於船來西製之淨油。亦不敢嘗。尤足貽誤者。間有常服西製之蓖麻油之輩。酷信該油爲極平和之輕瀉劑。一時購置不及。遂以中製之毒油。竟如量用之。其爲害有不可言爰特將中西蓖麻油異性之原理。揭載出之。俾中國之製法。亦得依此而改良之。庶採作藥用。抵制外物。並知其毒汁之所在。則誤用而傷生者。亦可免。洵一舉而數善備焉。

乾生薑改良說

（闕名）

年年運出外洋的薑。價銀約共二十餘萬元。用途極大。不但做餞薑。做菓子。或與胡椒同做番菜湯。教會裡有做酒喝。並且醫藥用的也不少。無論英美德法俄等國。都要用的。就中美國用得更多。不過向來製造不大得法。如果改良製法。外洋必然暢銷。製法有二種。一種是用石灰的。一種是不用石灰的。不用石灰的比用石灰的好。就是用乾燥器。先將十一二月收下來的生薑。適宜切斷。投入清水裡頭。細細攪拌。因爲是摩擦。薑皮自然脫落。薑皮不脫落的地方。緊綳一綳。或用竹蔑擦去。在兩星期裡頭。向太陽晒乾後再入乾燥器。約五點鐘工夫。溫度起初華氏六十度。逐漸到一百五十度爲止。這個時候。最要緊是溫度。時時查察乾燥的樣子。斟酌高低。若溫度過低。徒費時刻。過高則有害色澤。並減去辛味。再說乾燥這事。不問在太陽裡頭。乾燥器裡頭。一點鐘翻一回。總要乾成一個樣子。而且堆積在一塊兒。就易生霉。陰雨天氣。必須薄攤蓆上。日夜翻五六回。這樣製法。品質香氣。纔能夠不變壞。有一節製成的薑。用麻布袋包好。裝入洋鐵箱裡。箱長一尺五寸。寬一尺。嚴密封固。不可透風。否則在輪船日子長久。容易傳受他物的氣味。或受蟲害。也是輸出物品一件要緊的事。

藥品之特長性

裘吉生

供醫生治療之用者。其大部份即爲藥品。歐美取藥品之材。多屬鑛物。以易明其化學作用、對於人體上種種改變可顯見也。日本之醫藥事業。雖明治維新後效法歐美。然於國內固有之出產。斟酌保存。故藥品之取材。已間雜植物及動物矣。吾國並收兼蓄。所謂牛溲馬勃。皆入藥籠。甚則日用飲食之品。一轉移而選於醫生方中。即爲無上靈丹也。如平日食米一升之罌。醫者竟以用米一撮而治其病。不亦奇哉。噫嘻。此近世吾國醫生之相習成風。不知藥品之特長性故也。夫人禀天地之全以生。萬物禀天地之偏以成。人之全者。因一時之偏而爲病。物之偏者。補其全而療之。此用藥治病之原理也。是故具藥性之物。方得取之而爲藥品。然藥品之性。有全身能顯其作用者。有一部份能顯其作用者。此作用非近今化學家所能分析以明之者。即藥品之特長性是也。生物大家赫胥黎曰。「凡生物之因天擇物競。全身中必具有一部份之特長性以自利之。」依據氏之學說。則知動物中肉食獸之具長牙。砂食鳥之具嗉囊者。即利其食及消化也。又如水棲類之多鰭。陸棲類之多足。即利其運動也。至於植物之有背日性者。綠葉蔭濃。有向水性者。根鑽泉下。蓋一則利其遮蔽日光。一則利其吸收水分。此皆其特長性也。古人藥品之取材。多利用物之特長性。如鹿之精在角。取其角爲藥。龜之神在甲。取其甲爲藥。其間神化妙用。莫如用植物之各特長性。或取其根。或取其莖。或取其花。或取其實。或取其苗。或取其葉。或全體。或只一部。要皆非化學的程式所可規定耳。吾因未得盡舉。將明季藥學家李氏東璧之言。而爲取藥用特長性之代表。氏之言曰。「草木有單使一件者。如羌活之根、木通之莖、款冬之花、葶藶之實、敗醬之苗、大青之葉、大腹之皮、郁李之核、沉香之節、蘇木之身、胡桐之淚、龍腦之膏、是也。有兼用者。如遠志小草、蜀漆常山之類、是也。有全用者。如枸杞、甘菊之類、是也。有一物兩用者。如當歸頭尾、麻黃根節、赤白茯苓、牛膝春夏用苗秋冬用根、之類、是也。」

地頭

裘吉生

遼瀋各地食蔬中。有一物名曰地頭。其形如芋。係山藥根於地中最深之大頭也。居留該地之日本醫。發明其能治便秘殺胃腸寄生蟲。如胃腸有滌蟲蛔蟲等。食地頭必能治。惟地頭之幼芽甚毒。宜注意之。該處中下社會家無不日用爲常食之菜蔬。蓋因其價廉也。然日本竟採爲藥品矣。

病理學會通

紹興吉生裘慶元纂述
門人　俊臣朱祖瑞　愼齋陳尙達　同校

一　病理學之定義

人類立於兩大之間。而衣食住三者應時制宜。得以保此身自然之常。幸稱健康。雖然芸芸衆生。逐逐營營。畢生不能與天地無違和之時。則疾病亦因之而起。疾病者。即對健康而言也。無疾病謂之健康。失健康即成疾病。至所以致此疾病之由。與夫不能免此疾病之故。及疾病呈如何變態。作如何名稱。吾人加以一一研究之者。謂之病理學。

二　疾病之原因

疾病爲生活狀態之變象。固矣。夫未起變象之前。亦必有促成此變象之原因。古今學者。皆大別之爲三項。曰外因。曰內因。曰不內外因。試詳述如下。

甲 外因

疾病由外界種種之刺戟而起者爲外因。如古說所謂五運、六氣、四時、八風、跌打損傷、虫獸嚙咬、中毒自害、傳尸鬼疰、是也。新說所謂理學的刺戟、化學的刺戟、寄生物、酸素吸入停止或減少、食物缺乏、職業及習慣、働作、衣食住、土地、等關係是也。亦有言及關於四季及時候者。而理學的刺戟中。又別爲局所組織變化物、血液變化物、侵害神經系及心臟物、自家中毒、等。寄生物中。又別爲原始動物、內臟虫、節足動物、細菌、等。茲將兩說之各外因。更分析述之。

古說

子 五運 天地之運會是也。學者欲推測此視而不見、聽而不聞之運會。不得已有借五行爲符號代名詞以立說。五行土、木、火、金、水。互相爲生互相爲制。生制不平。則天地之運會失常。遂有偏勝偏衰之害。人感之即爲疾病。經所謂亢則害。承乃制。西洋醫學未進化時。盛倡四行之說。與吾國同。嗣因依據於此而研鑽者。不事他求。其說反致無形消滅。

丑　六氣　爲風、寒、暑、濕、燥、火。六氣調平。不足爲病。六氣過常。則成六邪。人感之則爲六淫。淫者、傷害之意也。六氣者、實分別空氣中之成分而言。新說雖以空氣不過淡、輕、炭、養四成分。以言病因。亦有以溫度的刺戟、及日光之照射、等關係也。

寅　四時　即春、夏、秋、冬、之四季。春生夏長。秋收冬藏。四時之宜。不適其宜。即爲疾病。新說亦有四季及時候之爲疾病之外因者。

卯　八風　風爲百病之長。古說之六氣。新說之空氣感應、及細菌傳播。無不由風爲之媒介。故古經既立六氣之說。以風在首。不嫌其詳。又有八風爲疾病之外因。實有理在。八風者。東風、南風、西風、北風、東南風、東北風、西南風、西北風、是也。

辰　跌打損傷　此四字、範圍甚廣。因古說尚簡。故於此四字。實已包括新說之理學的刺戟、與化學的刺戟、諸外因於其中。即新說之職業、及習慣、働作、等關係。亦似含之無遺矣。

巳　虫獸嚙咬　如癲狗咬傷、蛇傷、蜈蚣、蝎毒、等。古書雖不言其爲病因。細繹之。實於外因上占一大部份之疾病也。新說於此數項。亦多掛漏。

午　中毒自害　中毒、屬誤服有毒食物。如食河豚魚中毒。及古說之柿蟹同食毒等是。自害、即自殺。俗所謂尋短見也。凡自縊、自服鴉片、等毒物。皆屬之。然兩項尙有分界。如服食毒物。即在中毒範圍內。若自縊。則爲器械的刺戟一項也。至新說凡中毒症。必冠以某物字樣。如食鴉片、即曰鴉片中毒。食水銀、即曰水銀中毒。似較古說爲精詳焉。

未　傳尸鬼疰　新說之寄生蟲一項。內有細菌傳染。爲疾病之原因甚詳。未考中籍者。因此譏中國古說無傳染病之發明。不知傳尸鬼疰。即微細病菌之傳染也。彼時惟器械未精。無顯微鏡之檢查。致說嫌粗略耳。

新說

子　理學之刺戟約分如下

A　器械的刺戟　臨陣之兵作工之役。與夫鬬毆失防諸事之遭損傷者。古說皆包括於跌打損傷之中。雖尚有金瘡箭瘍之別要亦不出損傷二字之範圍。

B　溫度的刺戟　住在中之溫度過高或過低。皆足爲疾病之原因。此即古說六氣中之寒熱二項。同惟古說以天然之氣爲言。此則兼人爲而及之。如火爐之燃燒太猛。或戶牖之適臨來風。即易令住室中空氣之溫度變高或變低也。

C　空氣之感應　空氣中氣壓之高低。與水分之濕燥。大足以致人之疾病。按此即古說六氣所言之一部份也。惟亦有人爲的關係。如因燃燒而致空氣乾燥。因溝渠。而致空氣潮濕。又有土地的關係。如在海面。則氣壓減輕。在山中則氣壓加高。

D　電氣　本亦空氣中一部份之件所謂電流擊傷者即電擊是。俗稱雷打古說信爲神譴。故少採入於病理條中。近來爲試驗引電器械、及化學試驗時之遭電擊者。常有所聞。然又似屬於器械的刺戟也。

E　日光　日光過烈時人受其病爲日射病。此東洋日本之名也。日者爲暑。是亦我國古說之所謂中暑者也。

丑　化學的刺戟約分如下

A　局所組織變化物　此爲各種腐蝕藥傷於人體之一部、而起腐蝕皮膚上之疾病。即古說跌打損傷之傷字門內所含之湯泡傷、火炮傷等局所病是也。

B　血液變化物　此即古說之服毒。雖有誤服自害之分別。然疾病之因於中毒一也。尤以中毒亦非專限於起血液的變化。此則專屬於起血液的變化而言。如酸化炭素等氣體吸入是也。

C　侵害神經系及心臟物　如痲藥及酒精煙毒等物。往往惹起神經及心臟各病。凡酒醉煙迷。皆可屬之。

D　自家中毒　爲自身內部發生毒性物質。由其作用。起全身障害之謂也。因其新陳代謝。生於體內之毒物鬱滯而不能排泄於外。遂蓄植其量。破壞固有之生理作用。如尿毒症等是也。我國熱病之誤稱傷寒。因之格於傷寒下不嫌遲之板法。致積於胃而蓄於腸之有形垢穢。失其排泄。遂由血液之循環作用。吸入血輪。上蒸腦髓。昏狂譫妄。舌被黑垢苔。即爲自家中毒之一種。

寅　寄生物約分如下

A　原始動物　爲形體不完全最下等之動物。自單一細胞而成。如大腸阿米巴。於漫性赤痢患者之糞中常發見之。如古說之瘧疾。謂有感瘴氣而。來大痲感厲風而成。今以精製顯微鏡發明之。而此瘴氣與厲風中。均得發見一種形體不完全之微蟲。此微蟲、即單一細胞之原始動物也。

B 內臟蟲 即寄生於人體內臟之蛔蟲等是也。中國古說。頗似歸屬於疾病之內因類者。以其先因臟腑虛而後生蟲。所謂物必自腐而後蟲生之理也。據新說之發明。泰半自食物傳入幼蟲或蟲卵而成。間有生長死滅於人體內者。有中道發育後仍排泄體外者。

C 節足動物 多在人體外皮而生活。如疥癬蟲、及虱、蚤、臭蟲、等是也。至蚊蠅類。易爲疾病之媒介者。亦屬之。

D 細菌 即各傳染病之病原菌。是因多屬植物性。故不稱蟲而曰菌。以其與草木間之蕈類似也。然此種細菌非目力所能見。所以新說較古說多發明者。因顯微鏡之精有以致之。至古說有傳尸鬼疰之言。實皆先哲從經驗及悟心所得而明。

E 酸素吸入停止或減少 人之所以賴其生活者。空氣中之養

問會

裘吉題

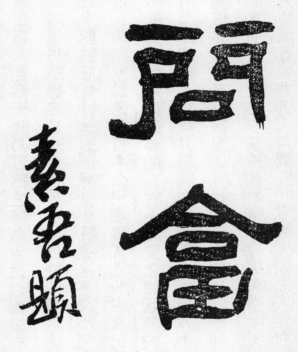

答三十三　章壽芝

腎繫先天元陽。脾生後天氣血。故巨病之始生。由氣血之盈虛。令族人子。年甫十三。輒有鼻衂夙患。足見先天薄弱。惟每受風寒。皮膚必發紅丹一二次。且咳吐清飲及食物。推原其本。鄙意以爲脾氣不足。欠于輸運所致。夫飲食入胃。游溢精氣。上輸于脾。脾氣散精。上歸于肺。通調水道。下輸膀胱。蓋脾之功用甚偉。東垣曾著專論。所以一受風寒。肺胃即失通降。以上之症。由是蠭起。冬服六味丸。鼻衂似減。今秋咳吐且又相繼而發。因其只有培腎之功。而無補脾之力。孫思邈云。補脾不如補腎。許叔微云。補腎不如補脾。二公之言雖殊。其見則一。當仿其法。用六君子補脾。六味丸補腎。取脾腎並補之法。頻頻與服。久則自刈根株。淺見如此。不知可合　孫君之意否幷希　敎正爲荷。

答四十五　東子嘉

閱四十五問。以仲景方中所用藥品枚個之數。與其所用藥劑衡量相較。足見仲景書中方料之大。非惟因衡量小之原故也。並因彼時彼方人之性情。與夫藥物之氣質等種種關係而然。考內經言人秉古厚今薄之理。在古昔事物簡僻。生計儉朴。人情無貪無懼。心安神逸。乃體强而能盡終其天年。後代事物漸繁。無端聲色誘人。研求憂念不舍。奢原靡常。精耗眞奪。度半百而衰。此人稟賦之强弱。顯因人情事物之關係。實非因於天地氣化有濃淡也。雲間李士材。創古今元氣不同論。言人稟因氣化漸薄而漸弱。始觀頗覺近理。詎知尤屬無稽。夫氣化雖無刻不變。而四季循環。終而復始。縱有每週每年相若。絕無古厚今薄之理。即數千年。亦無過大參差。値內經人皆度五六十而衰老。今時亦然。可知古今人稟。未嘗有過大厚薄之分。縱有不同。仍因于人情事物之繁寡。至方土秉厚。仲景當長沙之地。土厚民强。及今亦然。人皆知之。至若藥物之氣質。每又因產地人工年歲。等等不同。而異其作用。橘踰淮而爲枳。

稽過贛而化榕。此移植而變種也。旱年某物易長而優。某物難生而劣。水年反是。此因大年而稍異其質也。稻割根存。短禾更生。重結細穗。名曰贅留兒稻。以贅留兒次年再種。則收穫反早。轉成一種急猴子種。又物品因異類接近。過氣而變種。亦恒有之。夫藥物有變種。則仲景劑料之大。非惟因彼時衡量小之一原故也明矣。且仲景方劑分量枚個。雖較晚近江浙時醫所用。大於數倍。而仲景之方。每劑多分數服。未必盡爲頓服。如抵當丸用水蛭蝱蟲桃仁各二十個。大黃三兩。杵分四丸。水一斗煑一丸取一合。服之。時當下血。若不下更服。是每服水蛭蝱虫桃仁不過五個。大黃祇七錢餘。似其劑料。亦不甚過大。如大棗恒用十二枚。十五枚。作三服。每回不過四五枚。况彼所用之大棗。未必是南棗而有三錢一枚。今山東大棗一枚。一錢許。水蛭種頭。亦有大小。大者不止一錢。小者不及一錢。附子照陶隱居說。去皮畢。半兩準一枚。眞武湯附子一枚者。煑取三升。服七合。是每服附子不過錢餘。由此觀之。

古人用藥分量。未嘗過重於今日。而今之俗醫。每方十味左右。平均每味二三錢。甚則一四五兩。查是分兩。反有重於古昔者。即此一端。而荒唐如此。毋怪乎每舉必成笑談也。醫爲人之司命。須究天地之道。人情之性。藥物之用。而后方可進退如意。不爲偏見所拘。况今五洲同軌。航路交通至速。山東之人。倏而爲山西之客。南洋之民。未幾移殖北海。在無病時尙可有生理默化其間。倘或不幸。則藥物用量。何有一定規程。遇病緩性慢者。猶可任人從容。若病急性躁者。一擊不中。非病復即顧而之他矣。嗚呼。通商大埠。人品渾至。未有甚於今日。而藥材出產雜來。亦未有甚於玆時。同一病。同一藥。以人品異。以藥出處異。用量不能定。而取效不能。害可想見。今裘君悉乎哉。此問。故作斯題以占我輩之程度。而開啓蒙昧。其意不亦大歟。

答四十六　東子嘉

平人各組織。開合收放之機。與病人不同。平人活潑均勻。病人反是。故同食一物。平人被影響小。病人獲感應大。平人影響小。盡量服之而無害。病時感應大。投少許即中病肯。平人食物。各歸所喜。各歸所用。漸移默化。未幾已新陳代謝一週。前功棄而又欲後援繼矣。過而不留。何患之有。病人則各細胞。有所異常變化。對於食物。或有所忌。或有所宜。或有需多。或有需少。各各不同。米粥爲平時養身主要食物。而霍亂病之初。乃漿粥入胃立敗。蓋胃中擾擾。排泄邪氣之力。尙虞不足。更與漿粥。益胃氣定不得。困胃氣實有餘。平時食棗與山藥猪肉。可以盈盌。病虛固亦宜此類補品。然新虛不勝峻補。甯少與反得力。緩與而無弊。汗下後。陽氣遭折太過。不扶命火。轉變中陽式微。固宜辛溫。然此人眞陰。亦不若居常充裕。實不耐素昔所食辛辣之量。投少些即中病情。又有病解利後。陰氣傷殘。不爲滋灌。津液愈涸。固宜寒凉。然此人中陽。亦不若素平壯足。定不敵向昔食水菓之量。一滴如甘露。反怕霪雨滂沱。世人因美口樂意暢身開胃壯神等等利益。隨風土習俗。貪食種種偏性物品。

漸慣積久而食量充大。將消化神經循環呼吸排泄等機靈。遂養偏。一朝不食。則身心不適。輒成頑固癮癖。有癮癖者。其感覺運動傳導等機能。逈異常人。有食辛辣而不嫌痲者。有吸穢氣而不惡惡臭者。甚則被罵受刑。而不畏辱。醉性送命之毒物分量。服之不迷不死。反神慧氣粗。廉恥道傷。如吸雅片者。殊爲可憫。廣東以黑附子。燉肉成佣食。或爲猪肉肥膩。與附子之辛透同食。能使肉多食而易消化。附子之烈性。被猪肉奪制而尅淡。奉吉問。食生葱。辣茄。每餐生嚼必數兩。北方人。大率均喜食此等辛辣品。多致成熱中剛捍之體。惟因彼處氣寒。土堅。所制。故平無害。一日有病。醫者最當審度。如爲外感之寒。凝泣肌表。雖應辛溫解散。斷不可因平時嗜辛多進。蓋平時腠理開。精神斂。消耗此辛辣甚速。病時腠理閉。精神疲。分利此辛辣極少而緩。多投易助熱邪。或反致亡陽。少與順勢利達。用力少而成功大。如爲傳染病之初見。表壅亦宜辛開。尤不可多與。以傳染病之本性。多屬暴烈熱邪份子。縱因彼人腠理緻密◎表實大堅◎不得已◎不能過於少投◎必須有涼劑◎制伏其所因◎如大青龍◎越婢◎麻杏甘膏等例之◎夫嗜食辛辣者◎多熱中◎此爲正格◎有好食辛辣◎開泄太過◎衛陽不固◎反變寒中之質◎又當別論◎此等人◎如得表寒之症◎須投辛散◎薑葱之類◎亦不可過少◎緣寒中者◎口鼻與二便◎散失辛氣甚快而多◎少進難收的果◎又如得中寒之症◎病中照平時所食辛辣◎分量加增◎尙不足濟事◎更無害可言◎必須倍數◎方克見功◎盖病區攝此品◎各部照常仍耗此質◎藥方少開◎徒令病者冷心◎嗜辛者◎有寒中◎寒中者◎多嗜辛而耐辛◎寒中而耐辛者◎多難得熱病◎幾近乎具免熱病性◎傳染病◎俱難釀成◎或不幸◎旣爲傳染毒侵襲◎竟惹起症患◎在一部分皆作◎初起爲體性牽掣◎勢燄不得顯張◎愼毋輕視◎待至體寒大半從後邪變化爲熱◎轉猖獗熾甚◎切勿遲回瞻顧◎居常之嗜好◎緩投止治◎由此觀之◎醫者立方◎不得不詢其素昔嗜好◎尤不得不問病之如何◎最可痛者◎病人多陽奉陰違◎醫士之規戒◎於恙中◎仍貪嗜好◎每使病變

莫測。友人。治一山東兵士。夏月暑濕成瘧。本非壞症。午前診之。舌滑而白。胸悶懶食。語言行動如好人一般。書小柴胡去參棗加杏通滑石與之。令忍餓屏除一切。乃服藥後片時。惡症變起。痙厥立斃。旁人皆謂藥之過。求其究竟。良由該人。蠻傍天性。不信醫律。將發病而飽食。因寒戰而恣啖生姜。火酒。本體又屬熱中。邪又易化成風火。所以一敗塗地。挽救不及。令工不能逆料。嗚呼世遇此類事情。誣怪良醫不少。夫山藥棗杏。薑葱醬蜜。猪油白糖等物。人多嗜啖。猶以此等物。辛香肥甘。鮮脆美口。而苦辣惡穢毒劣等物。亦有好之者。在他人。望之作嘔。聽之遠避。聞之掩鼻。在此人一見垂涎。喜如珍饈。或常不肯舍。如湖北有人。夏月以猪肉晒臭生蛆齊食。以豆腐過長黴冒細菌食之。而均無恙。此人食此。殆似受過血清注射。而其體成爲免此疫之格也。奧國某處人民。慣食砒石。服殺人之量數十倍。猶不爲害。砒石絕無可口之說。由其能促筋力亢奮。便於耐勞之故。漸久成癮。不食即不能操勞而保健康。丁譯藥物學一夕談。謂慣用亞砒酸。其後胃腸黏膜。遂絕不吸收也。此理我不敢承認。夫胃腸黏膜。絕不吸收砒酸。則砒酸豈全隨大便排去。不呈絲毫作用於身中耶。何以慣食者。食之登山健走耐勞乎。可知此人。所食之砒素。旋充壯于運動筋也。彼藥物一夕談。又有言。砒素等物。能爲蛋白之化合物。貯留沉着於肝臟。使人不起中毒症。指肝有聚集身體中毒物之功用。以此推之。是慣服砒素。而無患者。乃砒性貯留肝中。然貯留肝中。不得無事排出也。所以隨血循環。終入腦脊髓。分佈肝主支派筋中。化爲運動知覺之神。作用耗散以消沒。故免毒害之臟腑。能將所食毒性。化爲已用。專重取用于一部。則力大而彰。均勻支用于各處。則力小而隱。不知不覺。歸代謝而去。世人以爲毫無感應。其血肉豈爲金剛哉。食辛辣砒素等品。貯留于肝。而後運動筋强。知覺神敏。是則運動知覺之造作。雖在腦脊髓。其中樞起點之精英。究竟在肝臟提煉。慣飲酒者。盡量不醉。亦因其血氣善化酒爲諸件之用而走。

所以痛飲後。或神旺力壯與身煖。或氣開汗透與溺增。不善飲之氣血鈍滯。因酒性㿿急。壅擠。靈機閉故醉也。醉爲酒之間接作用。鼓舞亢奮爲酒之本性。乃藥物一夕談中。言酒之作用實則並非亢奮。特痲醉耳。然痲即辛味。辛能通神。神通何醉何痺之有。實以通力過劇。前途讓開不及。反閉塞也。故醉者。之神經系。多先呈亢奮。後顯迷蒙。不仁不用。或一部分過敏。或一方位魯鈍。彼以酒性特爲痲醉。其顚倒反正物用。大抵不講五行原理之過。食物平時服多量無恙。病時投少許能治病。其樞紐在乎人之細胞活潑。攝取排泄量大而均勻。病人之機關利少鈍多而不一。物質交換之數。多少緩急而不諧。雖然食物病時應少用得力者每常驗。亦有宜多用方效者。恒試不爲罕見。大寒寒大熱症。與薑椒水菓甚用至數兩數斤數十斤不等。始愈。屢令人咋舌驚異。不可思憶。茲裘君昭乎哉斯問。鄙人不禁拉雜瑣屑至此。未卜有一當否。

答四十七　俞鑑泉

讀六十七八期報端。有張汝偉君礬酒治胃痛之問。竊鄙人於礬石功用。亦思索有年。查此味金匱礬石丸再古。黑散亦用之。過玉書選用葱礬散。謂治疔毒。外證初起。未成膿時。服之汗出如淋。病即可愈。而蠟礬丸堪護膜防毒內攻。解毒化膿之效甚宏。白金丸之治痰迷。過玉書謂中風愈後。元氣稍復。服白金丸數十日。可使症不復發。餘如全生集之靑果膏。亦需此品。讀本草從新。歷述礬之功用。未及發汗。前淸光緒二十年。中圖書集成印書局。鉛印傅氏男科本。末頁附有異傳通治瘟疫屢驗奇方。用銀花三錢。西生甘二錢。好黃土五錢。小粒黑豆五錢。微炒白礬二錢。淸煎。服藥六時許。汗出即愈。不知再作服。有不可思議之妙。勿以平淡忽之云云。方後記方之自來。說頗長。故不錄。憶予初學醫時。値濕溫類疫。時患者頗多。率以此方鈔傳。服之頗有汗出而愈者。則核之葱礬散之發汗。知製此方者。頗有意見。大都此物內治。追涎化痰。解毒收濕。乃其專能。而同葱白即發汗。使毒之外出。合黃蠟之護膜。拒毒之內入◎合鬱金芳香透絡以祛痰◎合青果淸肺火以祛痰◎礬石丸合杏子仁之達下者◎以祛下焦之濕◎而治疫方合淸解熱毒藥以透肌◎信可隨證作引◎變化如意也者◎且其味入口由甘轉澀◎質亦輕虛◎其性必斂而能散◎彼治胃痛之合陳酒◎或一散一澀◎能使氣機運而沉痾化耶◎又聞仁丹以白礬甘草爲君藥◎信此物且無病不治者耶◎世俗夏時痧症腹痛◎用明礬如黃豆大◎一粒呑下◎亦可止痛◎老醫言多服防變痢◎殆其澄濁太過歟◎ 鄙人讀張君之問◎知此味用處頗多◎研究之心油然難已◎惜乎不敏◎未能發明其所以然◎略述此味之作用◎還請張君品評之◎更望諸高明細考之◎非敢言答也◎順頌 道安◎

問五十一 曹伯衡

古今醫案類中門有一則云◎章仲與令愛◎在閣時◎昏暈不知人◎蘇合香丸灌醒後◎狂言妄語◎喃喃不休◎士材診之◎左脈七至◎大而無倫◎右脈三至◎ 微而難見◎正所謂兩手脈如出兩人◎此祟憑之脈也◎線帶繫定二大拇指◎以艾炷灸兩

介甲至七壯。鬼即哀詞求去。服調氣平胃散。加桃奴。數日而祟絕。此即惡中也云云。不佞質鈍習醫未久。讀此一則。對於士材用線帶繫定二大拇指。以艾炷炙兩介甲至七壯之治法。百思不得其用意。其爲古法耶。抑士材之特創耶。則讀醫未多。又不得而知也。想海內外多名宿高醫。大有能解其治法之意義者。用將原文贅錄一通。深祈 明哲之有以賜教也。

問五十二　竹芷熙

古人論婦人不孕。咸責胞宮。而於兩乳。皆不論。及婦人行經之際。有乳汁自出者。有乳頭紅腫而痛。衣不可近者。有乳房作脹而痛者。熙以爲乳汁自出。若肥盛之人。用六君子加炒麥芽三錢。若經水澀少。用當歸尾。澤蘭。赤芍藥。酒浸紅花。酒浸牛膝。各等分。通其經水。以婦人經水即上爲乳汁也。若氣血俱虛。此胃中精汁。不能化血。下達胞宮。宜八珍湯加炒麥芽。或歸脾湯加炒麥芽。乳頭紅腫而痛。衣不可近。乳頭屬厥陰。熙以疏木息風爲主。加味逍遙散。加知母。貝母。青皮。製香附。乳房作脹而痛。乳房屬陽明。照以散結疏經爲主。用全當歸。小青皮。姜汁製香附。枳實。鬱金。設藥。甘草。外用青葱一把。搗爛。加乳香二錢。沒藥二錢。爲末。和勻。炒熱。貼之。若濕痰凝聚。用二陳湯。加青皮。姜汁製香附。薏苡仁。瓜蔞仁。已上諸法。雖有效驗。而欲求孕育。十無一二。豈所用之法未善歟。抑婦人犯此者。原不能受孕歟。請 諸君讁煕之疵。以救世界不孕之婦人也。則幸甚。

問五十三　裘吉生

人身氣化。因地而異。吾人胥能言之。且爲中外學者所公認。人身體質。間或因氣化之異。而亦有壯健瘦弱之別。至骨骼之枚數。決不致因人而有多少。然讀古書稱人之骨三百六十五。而新學之言。有謂二百零八或二百十二者。想海內外精岐黃之學者。日謀國醫學之保存。必有足以證明古書立言不謬之處。吾爰是以作要求。亮蒙有所見教焉。

記事

一寒署

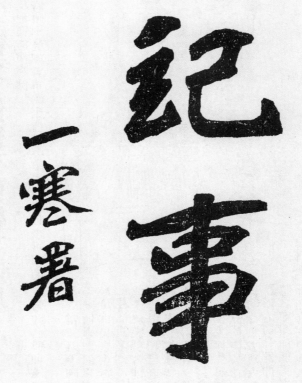

有強壯之男女然後有強盛之國度

醫員戚漢仙論及如何能使強健

天下各國之名醫碩士莫不首重衛生俾國中孺子強健將來可期國度強壯也即如漢口名醫戚漢仙君近接其來書云

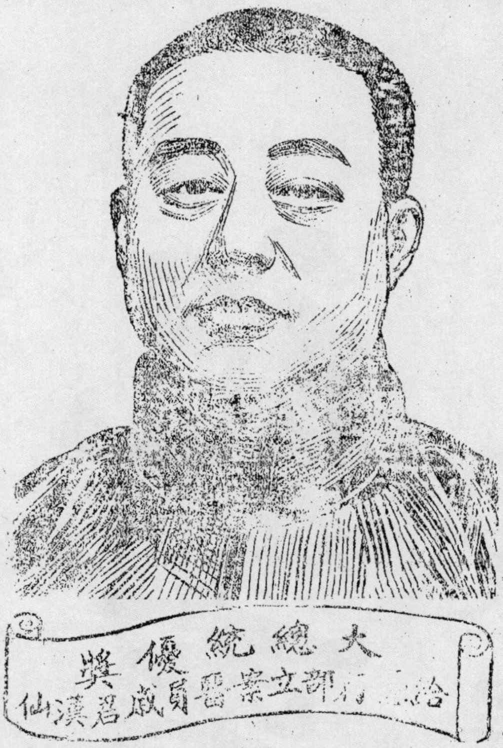

今人常云吾中國弱不能自強噫試問吾中國何以弱何以不能自強也蓋國弱由於民弱民弱由於體弱耳可知國民幼之衛生體育之知識長感聲色貨利之邪毒或受風霜勞苦所暗侵以致血薄氣傷諸虛迭現未衰已老望秋先零性命尚不能自全安望其維持家國而始自強哉故其人民欲得強壯必先使其氣血充足余在漢鎮迭創醫院醫會歷充醫員醫官對於韋廉士大醫生紅色補丸之經驗深知有素此丸能使人化弱為強實救民之要藥醫國之良方與吾民吾國有絕大之關繫豈惟治病有效而稱奇焉紅色補丸能補體之虛即補能民之虛也即能補國之虛也願吾國民人人有服此丸之思想人人有服此丸之經驗人有服此丸療虛精鍊之身體造就尚強之精神何慮吾國不自強哉特具數行用以為證

韋廉士大醫生紅色補丸為名醫所尋獲之良方為醫士所信賴之補劑曾經治愈 血薄氣衰 諸虛百損 少年斲傷 房事無能 夜夢遺精 胃不消化 瘋溼骨痛 皮膚諸症 以及婦科疑難各症尤見神效凡經售西藥者均有出售或直向上海四川路九十六號韋廉士醫生藥局每一瓶英洋一元五角每六瓶英洋八元郵力在內

本分會第三次大會紀事

舊歷二月初十日下午二時在藥業會館開第三次大會到者五十餘人別領有總會證書者三十三人爲會員有選舉權及被選權當於題名處給與選舉票一紙餘爲來賓先振鈴入座開會由裘吉生君報告一年來經過之事實次由孫康侯君報告一年之收支再次由陳越樵君提議謂吾紹於醫藥事業得風氣之最先今滬杭各地已創設中醫學校矣獨吾紹無人爲之提倡皆因與藥界少協商之故蓋杭州之議立中醫學校諸事猛進者藥界贊助之力也紹興藥業較杭州爲勝且藥界中多開明人早知中醫如不能保存則影響於藥業者尤比醫之本身爲切緣醫尙易改業以謀生而藥則牽連巨大之資本非一朝夕所能易轍也裘吉生君起問如荷贊同陳君之言應推胡瀛嶠君與藥界接洽衆贊成再次更選職員再次開票計裘吉生君三十二票胡瀛嶠君二十七票何廉臣君二十三票曹炳章君十八票陳心田君十六票高德僧君十三票周越銘君十二票史愼之君十一票陳越樵君包越

湖君張若霞君鈕養安君嚴紹岐君孫康侯君各九票錢少堂君七票高愼生君六票何幼廉君五票朱俊臣君徐仙槎君各四票宋爾康君吳麗生君胡東臯君汪竹安君各三票駱保安君陳愼齋君蔣宗濂君各二票王行恕君葉堯臣君王以鈞君謝幼舟君蔡鏡淸君周汝楫君楊厚齋君沈企周君各一票正會長裘吉生君醫界副會長胡瀛嶠君當選聯任藥界副會長張若霞君當選再次攝影振鈴散會二十日照章於多數中推定何廉臣君陳心田君曹炳章君高德僧君周越銘君史愼之君陳越樵君包越湖君鈕養安君嚴紹岐君孫康侯君錢少堂君高愼生君何幼廉君徐仙槎君十五人爲評議員周越銘君兼文牘員孫康侯君兼會計員嚴紹岐君朱俊臣君爲書記員鈕養安君吳麗生君爲庶務員王行恕君沈企周君爲交際員駱保安君汪竹安君胡東臯君周汝楫君宋爾康君葉堯臣君謝幼舟君陳愼齋君爲調査員當由文牘員發函通知各職員幷告每月初一日爲評議會常會之期評議員如有事故不到務祈另托代表云

雜著

醫藥雜著二集

社友通訊錄

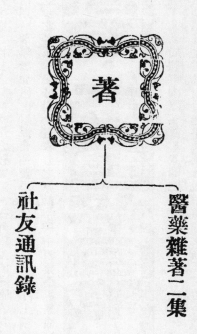

治病必先審時令論

竹芷熙

春弦夏洪◎秋毛冬石◎四時之脈也◎春溫夏熱◎秋涼冬寒◎四時之氣也◎設春宜溫而變其溫◎夏宜熱而變其熱◎秋宜涼而變其涼◎冬宜寒而變其寒◎此四時不正之氣◎易著於人◎體質壯實者不能犯◎雖犯亦輕◎而體質虛弱之輩◎感之即爲四時時行之病◎此外感所由起也◎而吾以爲內傷之病◎亦莫不由此而起◎內傷者◎或傷勞力◎或傷房事◎或傷飲食◎或傷鬬毆◎或傷五志◎或傷七情是也◎若已身犯內傷◎而四時之氣◎無偏勝之弊◎調養得宜◎運動有節◎雖不醫治◎亦若復其精◎全其神◎徐徐向愈矣◎反此者病◎故經云◎冬不藏精◎春必病溫◎可知有內傷◎而始受外感◎既受外感◎而內傷之形始露◎治病者◎見其外感◎固當審其內傷◎知其內傷◎必先防及外感◎恒遇病人◎久晴欲雨之時◎病即隨欲雨而變◎既雨欲晴◎病亦從欲晴而化◎況四時不正之氣◎有內傷者◎不因之而大異乎◎故不審時令◎不可以治病◎昔張聖著書◎首論傷寒◎而後論及金匱雜病◎

豈無意於其間哉◎

論猩紅熱之病因及治法

江干 馮性之

近來杭城發現一種時症◎曰猩紅熱◎乃熱性接觸傳染病之一◎日本之病名也◎然既有日本之病名◎則必有中國之病名◎以對待之◎若但知其名而不究其源◎則治療終屬模糊影響◎鮮克奏效也◎蓋是症現狀◎初起必發熱惡寒◎嘔吐◎咳嗽◎頸部及胸際◎先現紅疹◎延久不治◎則紅疹遍及全體◎喉間腫閉◎已屬危險◎不及施救矣◎因此症係熱毒蘊蓄肺胃之間◎發熱者◎熱毒內起也◎惡寒者◎肺受毒邪◎不能輸津於皮毛◎故洒淅惡寒也◎嘔吐者◎毒乘陽明也◎頸部乃陽明胃經循行之路◎胸際是太陰肺經發起之源◎故紅疹先見於二處也◎此由冬令嚴寒太過◎加以食物不潔◎多近爐火◎一交春令升越之候而發泄◎中國素有此症◎乃疫癘之一種◎即疫痧是也◎但是症初起◎治以辛凉透達◎自無不愈◎勿宜偏於苦寒◎因苦寒則熱毒遏伏◎不得外達◎勢必內陷◎愚今斟酌妥善而定

一方◎用桑葉錢半◎連翹三錢◎紫草一錢◎川貝母錢半◎桔梗四分◎丹皮錢半◎蟬衣六分◎杏仁三錢◎炒牛蒡子二錢◎板藍根二錢◎薄荷一錢◎玉樞丹壹粒◎研冲◎（此方係由治此症之經驗所得）聊呈一得之管見◎請與醫學同志及衛生家◎一研究之◎

戒烟良方

山後過來人

現今禁煙之事◎雷厲風行◎人皆知吸煙之害◎而苦無戒煙之法◎吾初甚不願傳戒法於世◎以爲有戒法◎而後有吸人◎戒者一◎而敢吸者十◎故傳戒烟之方者過多功少◎戒者未必眞能戒脫◎終身不反癮復吸◎而欲吸者◎每日吸之無患◎若上癮自有戒烟法◎可以脫患也◎因此上癮者日多一日◎而戒者亦不過隨戒隨吃耳◎今禁煙時至◎謀利之徒◎廣賣戒煙丸散◎而絕少無弊之方◎故敢將此秘方傳出◎俾有志戒煙者◎可以照方配合◎如有別項病症◎可照醫法加減之◎總期服之無病◎精神倍加◎爲合宜◎活法在人◎本方爲君藥可也◎

藥方

樂得打　一兩　眞潞黨參　二兩　眞蘇州薄荷　八錢

訶子肉　五錢　威靈仙　三錢　覆盆子　一兩五錢

烏枚肉　一個　金毛狗脊　四兩　綠升麻五錢泡浸熟地　一兩

罌粟殼　四兩　五加皮　一兩　本山野何首烏　四兩

赤砂糖　四兩　開口花椒　卅粒

熬膏製丸。皆可隨意。如欲熬膏。濃煎瀝去渣。收之。如欲製丸。先將有脂膏黏汁之藥。熬成膏。後將無汁之藥。研末。和爲丸。如稀。可加茯苓末。不拘多少。調和乾濕得所。可以爲丸止。每服三錢或五錢。 此方凡未戒過之人。服之甚效。如戒過一次者。即不甚驗。必加入煙膏而後效。法以藥膏十兩。加煙膏一兩。藥膏一兩。加入煙膏一錢。 服法以煙膏一分抵一錢之癮。逐日減煙膏一分。緩緩減之。然後有效。

無錫周鎮氏送診贈藥辦法通告書

本社

啓者屢承各社友下詢無錫周小農君送診贈藥法茲得其覆特錄於后以作通告恕不再一一奉答也

次貧送治極貧給藥戚友潤筆移助極貧施藥敬辭總謝方便愈多愈佳應取藥鋪收條（附註此宜規定診例）

解釋　錫俗待醫極誠戚友辭封者逢節送禮均屬糜費崋請照例送諸藥鋪作爲贈藥之費行之有年其法於離診所不遠訪藥品道地而耐繁之藥鋪先行訂立收條標明號數雙方合同藉便檢查如有戚友贈金請藥鋪給與收單以作徵信

附給藥關白　贈藥　帖（用法即刊在方旁月日之下並不另用字條）

此法診金移助有盈無絀譬如二角可施輕方一劑向藥號總算先收後付照數可作七折餘多則煩製經驗藥常年門送或躉辦玉樞丹保赤丹之類

致總會書

胡瀛嶠　何廉臣　裘吉生

伯陶伯卿識生同社三兄大鑒去年冬聯名呈請教育部專辦中醫學校已蒙批示簡章留部備查云云今春寄到醫藥新聞日報並廣告延聘中醫教員足見總會諸公辦事積極進行爲中醫學力謀保存之策先其所急登高一呼凡我同人無不歡欣鼓舞共謀進行之方針茲將鄙見所及爲　三仁兄縷晰陳之一醫藥新聞日刊既出則月報不妨停止庶心力財力不致紛馳俾可持久宜即登報聲明免人責問二徵求各省醫才約計十人聘到上海先設一醫藥書編輯社先編各科講義一俟編輯完全聯名呈請教育部審定一面於參衆兩院各遞請願書一通請將中醫學校章程議決通過移送教育部俾與新醫學分道揚鑣然後於上海開辦中醫學校兼附設函授科以便各省醫生函請授學三徵求各省出產藥品請就地醫藥界諸同人將本地所產藥物形色性質功用主治用量配合修製禁忌等列表說明揭登報端庶中國良材不致遺棄四咨照各處分會凡已領有總會頒給證書之會員

准於各人醫室及所用藥方上標記神州藥會會員等名義幷隨時造報呈送總會刋行同會錄以興起觀念以上四端皆屬當務之急務請　採納履行不勝盼禱之

至藉請

道安並候

回玉

同社弟胡瀛嶠何廉臣裘吉生同鞠躬

永嘉神州醫藥分會白仲英

與本社書

醫藥學報社執事公鑒前從友人薛君立夫處得讀

貴報鴻篇鉅著洋洋灑灑暢所欲言障百川而東之廻狂瀾於既倒醫藥前途不勝幸福仲自慚生長海陬學識譾陋凡古今載籍未能廣搜博覽共質疑義深以爲歉

貴社以振興醫道爲主義所刋古籍如醫醫病書馬氏醫論及通俗傷寒論等書繼往開來厥功偉矣近閱江陰柳氏所輯四家醫案言精義賅直切了當堪爲醫林圭臬嘗觀常熟序云書凡八家今先刋者四種其餘尚未流傳未悉近日原著尚在否

與本社書

此外如王孟英之古今醫案按選歸硯錄沈堯封醫經讀傷寒論讀及顧松園之醫鏡鄒潤庵之傷寒通解金匱方解等書諸家皆醫中之傑出者也其議論之精詳與用方之周匝予於溫熱經緯女科輯要及冷廬醫話中已窺見一斑語云物常聚於所好信不虛焉矧

貴社諸公博覽之餘遠溯靈蘭近搜雜著先哲遺書當必有寶藏之者乞賜教言榮幸多矣

廉臣何先生所訂廣溫熱論搜羅百氏折衷一是註中辨別新邪伏氣昭若列眉援古證今有典有則是書出不獨究心溫熱者有所適從而前人溫疫混淆之非至是始渙然冰釋識者當不以予言爲河漢也仲私淑久矣恨關河遙阻未獲親領謦欬求進至道何悵如之不揣固陋略敍槪梗以誌景仰云肅此佈達敬請

鈞安并候

福音　　　　　　　　愚弟白仲英鞠躬

外埠代派處

南洋○新加坡　黃眉孫君
奉天○開原縣　濟生藥房
江蘇○常熟　張汝偉君
江西○省中　神州分會
福建○連江縣　林文愚君
江蘇○松江　查貢甫君
浙江○處州　何九齡君
安徽○歙縣　胡天中君
江蘇○因果巷　張叔鵬君
廣西○桂林　黎肅軍君
北京○城內　王文璞君
安徽○蕪湖　穆春甫君
廣東○廣寧　蔡星山君
江蘇○無錫　周小農君
浙江○台州　羅燦彤君
廣東○潮州　曾沛仲君
福建○福州　陳秋孫君

湖南○彰德　沅湘日報社
浙江○甯波　徐友丞君
福建○福州　黃良安君
浙江○餘姚　謙明齋
江蘇○上海　神州醫標總會
廣東○廣州　余翰垣君
浙江○嘉興　春和堂
江蘇○松口　茹欲方君
浙江○杭州　李雲峰君
浙江○百官　壽明齋
浙江○杭州　大原施醫局
四川○江津縣　李國珍君
河南○前營門　閱報社
江蘇○鎮江　袁桂笙君
吉林○葉赫鎮　傅偉武君
黑龍江○南城　閱報社
陝西○西安　秦中公報社

本邑代派處

瀝渚○張若霞君
馬山○高德僧君
安昌○嚴繼春君
五市○壽明東齋
昌安○嚴紹岐君
城中○和濟藥局
城中○教育館
城中○育新書局
城中○墨潤堂
城中○裘氏醫廬
平水○施滙康君
陽嘉隆王彬之君

報價表

新報	全年	半年	一月	[illegible]
冊數	十二冊	六冊	一冊	十份起八折五十[illegible]
定價	一元	五角半	一角	[illegible]
舊報	一至十二期	十四至十七期	十八至四十四期	四十五至六十八期
定價	五角	二角	八角	一元

郵費	中國	日本、台灣	南洋各埠
	加一成	加二成	加三成

廣告價表

等第	地位	一期	六期	十二期
特等	底面全頁	八元	四十四元	八十元
上等	社論前全頁	六元	三十三元	六十元
普通	各襯紙全頁	四元	二十二元	四十元

注意 所稱全頁即中國式之一單面外國式之一

一配奇如登半頁照表減半算

注意

各處如有函件寄交本社務祈書明一紹城北海橋紹興醫藥學報社收一倘寫個人姓字郵局投遞不轉本社而無論銀洋書籍出入交涉均與本社無涉特此布告

本社啓

紹興醫藥學報

原七十一期丁巳三月出版

神州醫藥會紹興分會發行

第七卷第三號

紹興印刷局

謹告各大葯舖

吾國藥業引單。素來沿用舊刻木板字。既模糊。句又錯訛。於實際固有妨礙。於形式亦不雅觀。諸君如欲改良是項引單。必須先將底稿修整完善而欲謀印刷之清爽。尤非改用鉛印不爲功。夫我國丸、散、膏、丹何嘗稍遜於歐美。惟其形式不善。往往不能引起一般購藥者之注意。例如一藥。必須將其主治、服法、用量、價值、販賣處。詳細載明。庶幾窮鄉僻壤。或無醫之處。可以見症施治。不致有訛。維持國貨。抵制舶來品。均在乎是。諸君有意可先將底稿繕就寄擲敝局刷新鉛字。以待價目格外克己。遠地函詢。立即奉復。此佈。

開設小教場

紹興印刷局

電話十四號

醫藥叢書第二集廣告

一所採之書莫枚士研經卷二李冠仙知醫必辨上市隱廬醫藥雜著全羅謙甫治驗案下吳鞠通醫案二惜分陰軒醫案下

一仍照第一集用上白連史分訂六册加以木函定價一元六角外埠加郵費一角六分

一預約半價之限已滿自此截止出版約在舊歷四月

●醫藥叢書第一集

計六種

一　莫氏研經言卷一　二角
二　周氏驗方合刊全　四角
三　羅氏治驗案卷上　四角
四　吳鞠通醫案卷一　四角
五　惜分陰軒醫案上　三角
六　重刻唐氏人參考　一角

全集定價銀一元六角

（外埠均酌加郵費）

總發行所浙江紹興

紹興醫藥學報社

寄售處各省大書坊

紹興醫藥學報社代售及印行書目

退廬醫案	一冊	一角
傷科捷徑	一冊	一角
胡氏應驗良方	一冊	一角
通俗傷寒論	二冊	八角
疫症集說	四冊	八角
鼠疫抉微	一冊	四角
傷寒表圖序附	一冊	四角
傷寒論章節	一冊	四角
傷寒方歌	一冊	四角
叢桂草堂醫草	二冊	三角
喉痧症治要略	一冊	五分
鴉片煙戒除法	二冊	三角
痰症膏丸說明書	一冊	一角
醫學會會員課藝	二冊	四角
看護學問答初集	一冊	一角
吳鞠通醫醫病書	一冊	二角
通俗婦科學	一冊	二角
醫藥叢書第一集	六冊	一元六角
溫熱論箋正	一冊	三角
通俗喉科學	一冊	一角
通俗內科學	一冊	一角
重訂醫醫病書	二冊	五角
濕溫時疫治療法	一冊	二角
存存齋醫話稿初二集	二冊	三角
傷寒第一書	六冊	六角
醫方簡義	四冊	三角
王孟英四科簡效方	四冊	八角
潛齋第一種	二冊	二角
重訂廣溫熱論	六冊	八角
感証寶筏	八冊	一元二角
馬培之醫論	一冊	二角
一至四十四期醫藥學報		一元六角
四十五至六十八期醫報		二元
大增刊一至三冊		三元

紹興醫藥學報第七卷第三號目次

汝偉二十三歲之第二我

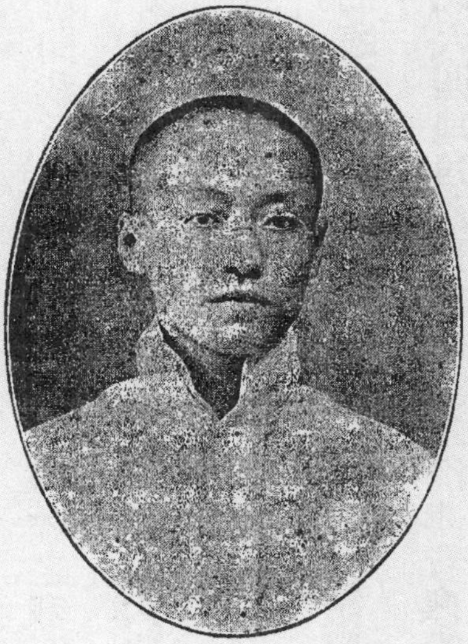

斯何人耶非佛氏所謂第二我耶我見二我且欣且愳欣則欣以樗櫟材濫竽醫林相見博雅慚則慚以譾陋學愚好自用妄肆雌黃然使見我貌聞我言而共相鄙夷也我復何言如見我貌聞我言猶以我爲可教而辱教之我敢不自呈籍貫披露眞相乎我姓張名諤字汝偉號壽石江蘇常熟顏港人年十六從　唐夫子均良習岐黃學讀書侍診五易寒暑乃奉父　師命懸壺於家瀕自問世以來再更裘葛雖就診者未嘗接踵摩肩而臨症者尙屬得心應手比年來又讀醫報　諸大家偉論倍增學識快慰何如顧念天涯地角落月徒懷雲鳥海萍音塵莫接惟憑撮影藉獲神交從此千里一室如覩廬山異日重逢恍同舊識吾願若此諒不緣慳爰贅數語以作喤引

丙辰七月吉日自題

社論

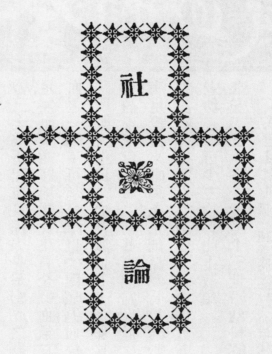

男女生育 全賴血氣

五洲大藥房主人暨執事先生鈞鑒久仰盛名欽佩良深樂業醫三十載研究血質係人身最密切之關鍵手無血不能握物足無血不能履地男女生育全賴血氣孩哺乳汁亦倚乎血是血之一物不可須臾離也樂臨症遇血虛者必勸其購 貴藥房所製人造自來血常服信我言者服後果獲血如自來水之充盈不愧自來血名稱其實而婦女飲之廣嗣小孩體強而少病足證自來血爲上上補品爲特贊頌數語藉作證書希卽照登各報俾得廣行五洲冠蓋五洲庶人人能知自來血係男婦老幼必不可少之物焉此上敬頌

壺安 三馬路安康里十三世婦幼科鄭樂山鞠躬 舊歷五月廿二日

人造自來血 係一種美味濃液之飲料 服法 每飯後用一調羹開水十倍沖服

總發行所上海四馬路五洲大藥房照原函抄登

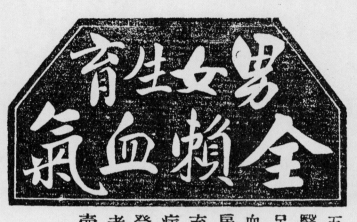

新編生理學講義體例之商榷

何廉臣草擬

嘗思人有皮肉筋骨以成軀殼。其中實以臟腑。貫以血管腦筋。所謂體質也。一物有一物之機能。無虛設無假借。所謂功用也。研究其體質功用。以明生物之原理。謂之生理學。西醫初名體功學。近今偏崇西醫者。輒詆中醫古無解剖學。因而不明生理。生理不明。焉知病理。病理不明。則診斷處治。皆無異隔靴搔癢耳。豈知我國內難甲乙諸經。何一非古代解剖學。如靈樞岐伯曰。八尺之士。皮肉在此。外可度量切循而得之。其死可解剖而視之。其臟之堅脆。腑之大小。穀之多少。脈之長短。血之清濁。氣之多少。皆有大數云云。若古代而無解剖學。則所謂五臟六腑者。從何處名之哉。特因代遠年湮。不免傳訛攙僞。是以軀殼之形層。臟腑之位置。神經之分佈。全體之各種功用。間有承訛襲謬。且多缺而不講。語焉不詳。具體的說明。雖多缺點。而論經絡之貫穿。腧穴之佈置。血液運行之往復循環。氣化神機之升降出入。實能發明人體生活之所以然。抽象的生理。精義入神。當以古醫學占優勝。豈可以小部分之謬見。

少數之缺點。一筆抹煞也耶。東醫和田氏曰。西醫因理化學器械學等之進步。依解剖學之研究。以器械的差別的爲主。譬之腦病患者。四肢五官雖全備。然無精神的統一。中醫研究解剖生理等學。尚多未備。但重經驗。以機能的綜合的爲主。是猶健康之殘疾者。精神雖統一。而四肢五官已缺其一二焉。此眞雙方平心之論也。所惜者。歷代名醫。信古太深。尊經太過。不敢割裂經文。鈎玄提要。以致漫無界說。不能成一種科學。屢遭西醫之譏評。然則中醫不編生理學則已。如編生理學講義。當以古醫學爲根本。新醫學爲補助。擇其精粹者存之。缺少者補之。傳訛者刪之。參以新進科學之說。明發皇吾國古醫之舊籍。爲吾儕應盡之天職。既不可逐末忘本。亦不可揚中抑西。自失中醫之資格。謹將管見所及。新編體例之大意。與海諸同志一商榷之。

書分上下二編。上編生理概論。約分八章四十節。以保存國粹。爲宗旨。第一章、生理學之本旨。第一節、解剖之大意。第二節、組織之大意。第三節、理化之大意。第二章、人生之元始。第四節、陰陽。第五節、精。第六節、氣。第七節、神。第三章、人生之特性。第八節、陰臟性。第九節、陽臟性。第十節、平臟性。第四章、人生之本質。第十一節、金形質。第十二節、木形質。第十三節、水形質。第十四節、火形質。第十五節、土形質。第十六節、人體强壯質。第十七節、神經衰弱質。第十八節、肺氣腫質。第十九節、肺癆質。第二十節、猝中質。第二十一節、腺病質。第二十二節、痛風質。第五章、人生之盛衰。第二十三節、人體盛衰之大旨。第二十四節、男女盛衰之各異。第六章、人生之壽夭。第二十五節、立形定氣之總訣。第七章、人生之體骼。第二十六節、皮脈肉爪骨之外應。第二十七節、肺心肝脾腎之內容。第八章、人生之機能。第二十八節、三隊。第二十九節、四海。第三十節、五臟。第三十一節、六腑。第三十二節、七門。第三十三節、八會。第三十四節、八脈。第三十五節、九竅。第三十六節、十二經。第三十七節、十二原。第三十八節、十二經筋。第三十九節、十五大絡及孫絡。第四十節、三百六十五穴。下編生理各論約分四章。十四節。以輸入文明爲主義。第一章、軀殼部。第一節、皮膚系統。第二節、筋肉系統。第三節、骨骼系統第二章、頭脊部。第四節、腦髓生理。第五節、脊髓生理。第六節、神經生理。第七節、五官器生理。第三章、軀幹部。第八節、呼吸器生理。第九節、循環器生理。第十節、消化器生理。第十一節、排泄器生理。第十二節、生殖器生理。第四章、四肢部。第十三節、手臂生理。第十四節、足股生理。

以上上下二編。尙屬分章節總綱。就中又分代數條目。酌古斟今。由中參外。輸入西國之文明。闡發神州之精粹。以冀保存中醫之國學而已。朱沛文中西臟腑合纂云。中醫未悉臟腑之形狀。而但測臟腑之營運。故信理太過。而或涉於虛。如以五色五聲配五臟。則徒騖於理。而立論轉增流弊矣。西醫但據剖驗臟腑之形狀。未盡達生人臟腑之運用。故逐物太過。而或流於固。如臟性陰陽六經氣化。確有眞理。歷驗不爽。乃竟遺而不究。則不衷於理。而陳義未免偏枯矣。鄙人有鑒於斯。創擬此編。究竟適當與否。乞海內　諸同志切實發揮。以表決之。俾得率循纂述。是亦保存國粹之苦心也夫。

商務編譯醫藥書籍之感言

何廉臣

中華藥報。載上海商務印書館。擬將外洋各種醫藥書。先行譯成中文。然後再將中國原有各種醫書。分類編印。俾有志醫藥者。得以研究。茲特派人赴杭。聘請浙江病院副院長湯爾和君。爲編輯長。韓清泉錢譯人盛佩葱諸君等。爲編譯員云。余閱悉之下。不禁一則以喜。一則以懼矣。

喜則喜該館魄力之閎壯。範圍之廣大。編譯書籍之繁多。凡百科學。若文學。若法學。若農學。若工學。若商學。若化學。若算學。若博物。若動物。若植物。若鑛物。若物理。若生理。若衛生。以及其他。擇其切於時用。當然廣銷。可以專攬利權者。無一不爭先編印。應有盡有。大致楚楚。而獨於生命攸關。日用必需之醫藥書籍。民國成立以來。尚付闕如。洵一大缺點也。今則聘請編輯人員矣。注意編譯醫藥書籍矣。雖其所聘請者。平素之經驗多寡如何。治療之成績如何。尚不可知。而其爲邃於醫學。及其關於醫藥之各種科學。研究有年。已足令人信用。推想該館宗旨。納西方之鴻寶。在此一舉。

保中國之粹言。亦在此一舉。其志願不可謂不大。其希望不可謂不深。編輯諸君。果能一致進行。雙方容納。無中西之成見。無新舊之偏心。將我國歷代經驗之醫學。與西醫學互相比較。節短取長。融會貫通。一爐陶冶。一方以西法補助中學。一方以中學補助西法。相輔而行。互爲觀摩。使舊者知墨守之非。新者獲砥礪之益。優者得交換之便。劣者興奮勉之思。爲我國醫界大放燦爛之光明。從此各省各縣。紛設醫藥專門學校。學有系統。教有秩序。溫故知新。堪爲師範。由是福我國。澤我民。開我醫智。我輩中醫將歌頌爲軒岐再世。倉扁復生。又何敢呶呶然而是腹誹。稍形奚落。而私心竊喜。深望其迅速出版者也。

懼則懼時世所趨。新者優勝。舊者劣敗。略有世界觀念者。莫不認爲天演之公例。況所聘編輯人員。大抵新醫學界之良材。平日信仰西法。鄙夷中學。早已印入腦筋。橫梗胸中矣。豈肯平心衡量。將我國固有之醫學。而以科學之法例。重爲理董。悉心考訂。擇其精粹者。或調和。或並行。分類編述。使四千年農黃之絕學。斷璧復完。數萬萬外溢之藥金漏卮頓塞。挽國家之觀念。察國民之性質。而以保存國粹。挽回利源爲宗旨也哉。即或奉西法爲正宗。以中學爲參考。如近世法學通論之例。已爲幸事。萬一因目睹西醫之發達。悲觀中醫之腐敗。抱放任主義。忍聽中醫學之若存若亡。中醫界之自生自滅。於各科學講義中。不屑參以中學之精華。則將來教育部審定後。徧布全國。定爲教科之模範。凡各省各縣。無論公立私立。創辦醫藥專科學校。皆從新而棄舊。知有西而無中。使我四萬萬同胞之生命。悉懸於西法西藥之中。嗚呼。吾國有二十二省之版圖。豈無特長之良藥。中醫歷四千餘年之經驗。殊多特效之良方。在編述者之勤求古訓。博採衆法而已。若以中藥仿西藥製造。設廠之資本甚鉅。處今日民窮財盡之時。在此一二十年內。斷難開辦。勢必至盡用西藥。方今歐戰劇烈。西藥又百倍昂貴。則每歲之漏卮。必在數千萬以外。若中藥之煎劑。一概不用。則各省所產之藥材。皆成廢物。外人以賤値購去。作製藥之原料。製成後以貴値售之吾國。每歲之損失。雖巧歷亦不能計算矣。咄嗟咄嗟。中醫中藥。其亡其亡。以國人而

廢國粹放棄國產民國痛心之事孰有過於斯哉

余因之有感於近今日醫和田氏之論調焉其言曰西醫與科學相並發達其根本在現今科學之上理化學器械學之進步最著故長於外科術而其理論方法為中醫所夢想不到特其說明雖脈絡貫通而內科之治效尚少中醫科學的研究淺僅舉實效的經驗方記之為法故其理論為機能的綜合的而非器械的差別的其說明雖似支離滅裂而內科治術之實效遠勝乎西醫之上然雖長於內科尚鮮一定之準繩苟非藉科學為之說明則吾輩未敢輕信也予自謂理論之完備莫若西醫方劑之周到莫如中醫故予視病常徵以西醫之理論而用中醫之藥方竊願中西二大醫術日漸融和共圖醫道之大進步焉於戲編輯諸君苟能有鑒於斯折衷和田氏之深謀遠見編輯時斟今酌古推陳出新執兩用中力謀統一之方針我輩且崇拜之不遑又何敢妄參末議蹈食古不化故步自封之陋習也哉深望職任編輯者慎思而篤行之我輩中醫姑拭目以觀其後

學說

藥物學集說卷一

病理學會通

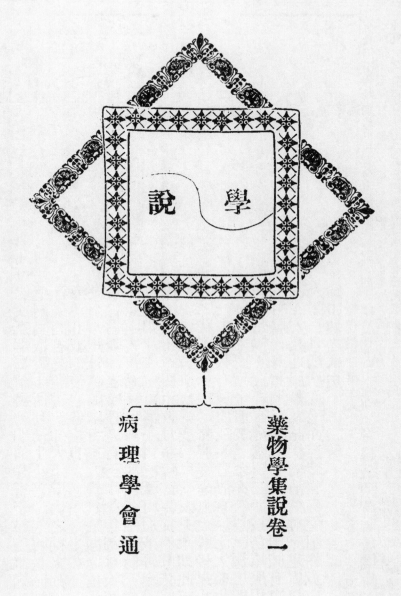

討論冬蟲夏草之種類及效用

四明曹炳章

考冬蟲夏草。據泰東西博物學家。謂是一種寄生菌。未嘗採作藥用。而我國發明醫治作用者。始於前清雍乾間。初見於吳遵程本草從新。繼見於趙恕軒綱目拾遺。此藥確有研究之趣味。爰將中外學說彙集焉。以供實驗家之闡發。日本新農報云。治黃蘗山僧河口慧海者。遊西藏歸。携回有冬蟲夏草數種。出視理學博士伊藤篤太郎。言產雪山中。土人謂爲蟲草遞變。云惜其標本十數種。多損其首尾。完具者儘一爲。博士就其殘缺者。掇湊成形。比而觀之。則物幾燥矣。而小者長徑二寸。大者三寸二三分。全體分上下兩部。上部細長。帶黑褐色。各本有大小長短之差。上端肥大作圓筒形。其下部則蟲體也。色黃褐。長徑五寸至一尺不等。其肥大視上部過三倍以上。博士曰。此物在昔已自中國運致長崎。漢醫家以爲藥餌。和漢諸書備載其說。不遑枚舉。日本亦產此物。昔杣本常盤。曾於江州觀音寺傍之山中。尋見冬蟲夏草。較中土產者無異。後蒐得十三種。曾合印一圖。其謂爲蟲草遞變者。與腐草化螢之說。

同一謬見也。今日學理大明。無復信此俗說者矣。其實乃蟲菌合成之體。蓋類寄生體。由病理的狀態而生也。或言用作藥品有奇效。此非俟化學家精密分析後。亦未可信。夫菌類中之寄生於動物體或植物體而遂其生活者。其數甚多。此人所夙知也。學術上名之以寄生菌。寄生菌者。可從其寄生之狀態。區別爲二種。有寄生於動植物之死體者。亦有寄生於動植物之活體者。冬蟲夏草即活物寄生菌之類。蓋寄生於昆蟲體軀。以吸取其養分。卒致蟲斃。菌長其子實部。遂茁於地而耳。考冬蟲夏草之學名。曰哥諦瑟蒲西倫錫。此種之見知於歐洲學界也。在距今一百九十四年。即西歷一千七百二十三年。(前清雍正元年、)有法人巴拉南遊歷中國。蒐集藥品數種。以歸致諸巴黎學士會院。冬蟲夏草其一種也。當時巴拉南曾言此物產自四川及西藏云。翌年法國著名昆蟲學家列留氏(即創製寒溫計之人、)著一書以記之。由巴黎學士會院梓行於世。又有英人利維者。亦常自中國蒐集藥品。歸庋藏於博物院。迨一千八百四十二年。(即清道光二十二年、)英國著名菌學家。自其中檢出冬蟲夏草。且說明之。因命以斯維利亞西倫錫之名。菌學專家之研究冬蟲夏草者。實以是爲嚆矢。有巴楷烈氏。爲附言以釋之、曰漢醫以此物爲良藥。謂其功比人參。但不易覓。惟御醫用之。其次則有意大利菌學家薩加禮德者。著一巨帙。搜輯世界菌類。賅博靡遺。乃以冬蟲夏草。入諸哥諦瑟蒲之屬。因改稱哥諦瑟蒲西倫錫。距今二十年前。而英國菌學家麥瑟氏。更著冬蟲夏草說。從學術解釋之。附以圖。且謂中國、日本西藏、均產此物。至於此菌寄生之昆蟲。屬於何類。則麥瑟氏引證英國昆蟲學家格力氏之言。謂爲鱗翅類科屬之螟蟲。云此外若英國昆蟲學家惠斯脫得與德國菌學家林多等。亦就冬蟲夏草。著爲圖說。而此物之所屬與性質。益獲明瞭矣。又據日本中澤氏昆蟲世界云。頃訪某氏。見所得冬蟲夏草一。從馬蜩頭部生細線狀二莖。一從小蟲背部生細棒狀一莖。原來冬蟲夏草種類甚多。學術上屬諸檜菌科。曩時以爲動物所化者誤也。虫類斃死土中。腐生下等植物。大半爲菌類。其形狀色澤。大小長短。各不相同。某氏所有之一種。名蟬花。係梅雨後樹陰草間所生之菌類。他一種係如斑蝥等甲翅虫背部所生之菌類。此類菌莖。或一二。或叢生。隨虫體而異。種子飛散。易爲細粉。此種子於去年之秋。潛入蟄虫之體中。或附著外皮。虫體腐敗。飽吸養分以發生。日本各地所常見者。螻蛄、蟬、鼠婦、蛄蟖、地蠶、蠐螬等之寄生草也。新農報又云。日本近亦產一種蟬花。或曰蟬竹。蓋亦蟬在土中。尚未羽化之際。有哥諦瑟蒲菌寄生其體也。余謂此物。亦宜入哥諦瑟蒲努丹之屬。自菌學上言之。世界中所產冬蟲夏草之屬。非止一類。據麥瑟氏之說。則經學術上調查者。都六十二種。其中澳洲及新西蘭島所產者。有數種形頗大。澳洲維多利亞所產者。曰哥諦瑟蒲亨力。長六寸餘。寄生於蛾子。其蛾子曰海披亞爾。又澳洲謨蘭比吉河沿岸地方。亦產一種。屬哥諦瑟蒲泰羅里。子實部作角狀。長六七寸。新西蘭岸所產者。有一種。屬哥諦瑟蒲候格利。其外形與中國所產者頗相類。但其形較大。長達一尺云。博物雜誌云。冬虫夏草。相傳爲虫死所變。羣詫爲奇。不知此係菌類之寄生於殭蟲者也。理本無常。無足爲怪。蜀省西南邊陲產出甚夥。初生祇抽一縷。形類鼠尾。

冬蟲夏草圖

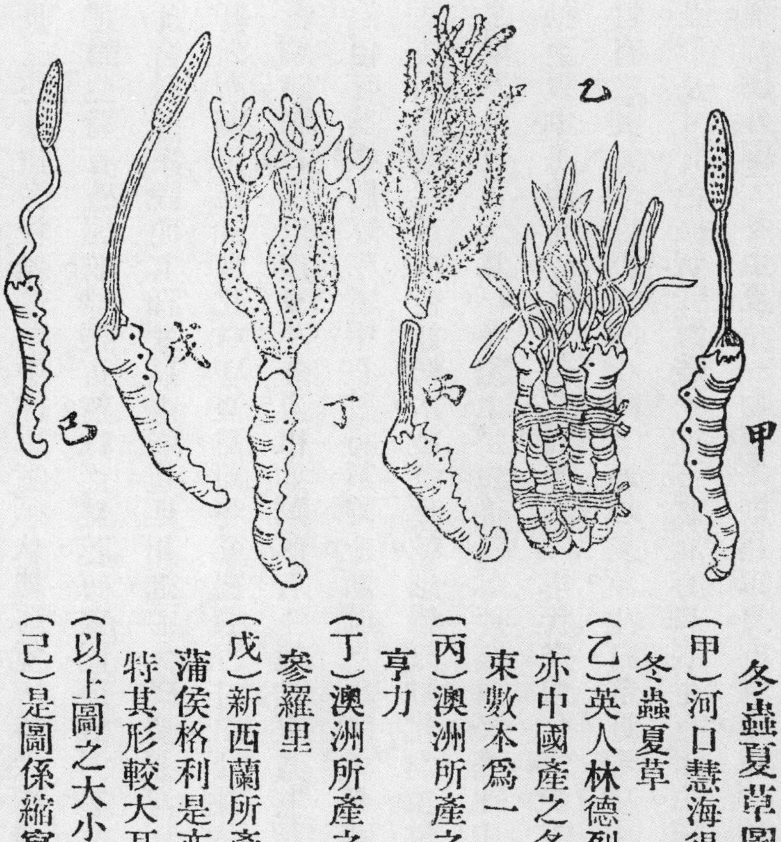

冬蟲夏草圖解

(甲)河口慧海得自西藏之冬蟲夏草

(乙)英人林德烈書中所載亦中國產之冬蟲夏草蓋束數本爲一

(丙)澳洲所產之哥諦瑟蒲亨力

(丁)澳洲所產之哥諦瑟蒲參羅里

(戊)新西蘭所產之哥諦瑟蒲侯格利是亦冬蟲夏草特其形較大耳

(以上圖之大小似原物同)

(己)是圖係縮寫全形

色作灰褐。長二三寸。無旁枝。雜蔓草中。採取者。須伏地尋覓。因株及根。蟲形未變。倒植土內。短足對生。背有蹙屈紋。稜稜可辨。株從尾茁。每歲陽歷五月杪六月初採之。可以入藥。此皆科學家說明其種類狀態者也。四川通志云。冬蟲夏草出裡塘撥浪工山。趙恕軒云。產四川江油縣化林坪。夏爲草。冬爲蟲。長三寸許。下生六足。頭以上絕類蠶形。靑藜餘照云。四川產夏草冬蟲。根如蠶形。有毛能動。夏月其頂生毛。長數寸。至冬苗槁。但存其根。嚴寒積雪中。往往行於地上。新疆風土考云。冬蟲夏草生雪山中。夏則葉岐類韭。葉根黃白色如朽木。凌冬葉乾。則根蠕動化爲虫。性溫入藥用。黔囊云。出烏蒙塞外。夏茁土爲草。冬蟄土爲虫。從新云。產雲貴。冬在土中。身活如老蠶。有毛能動。至夏則毛出土上。連身俱化爲草。若不取。至冬俱化爲虫。文房肆考云。邇年蘇州皆有之。其氣陽性溫。柑園小識云。春虫夏草。生打箭爐。春生土中。如蠶。夏則頭上生苗。形長寸許。色微黃。較蠶差小。如三眠狀。有口眼。足有十二。宛如蠶形。苗不過三四葉。柳崖外編云。冬虫夏草一物也。冬則爲虫。夏則爲草。虫形似蠶。色微黃。

草形似韮葉較細。入夏虫以頭入地。尾自成草。雜錯於蔓草間。不知其爲虫也。交冬草漸萎黃。乃出地蠕蠕而動。其尾猶簌簌然帶草而行。蓋氣化轉移。理有然者。土人以燉鴨食之。大補云。拾遺引紹興朱萊仲先生言。其尊人曾任雲南麗江府中甸司馬。其地出冬蟲夏草。其草冬爲蟲。一交春。蟲蛻而飛去。土人知之。其取也有期。過期則無用。唐容川本草問答云。冬蟲夏草。本草多不載。今考其物。眞爲靈品。此物冬至生蟲。自春及夏。蟲長寸餘。粗如小指。當夏至前一時。猶然蟲也。及夏至時。蟲忽不見。皆入於土。頭上生苗。漸長到秋分後。則苗長三寸。居然草也。此物生於西番草地。遍地皆草。莫可辨識。秋分後。即微雪。採蟲草者。看雪中有數寸無雪處。一耡掘起。而蟲草即在其中。觀其能化雪。則氣性純陽。蓋蟲爲動物。自是陽性。生於冬至。盛陽氣也。夏至入土。陽入陰也。其生苗者。則是陽入陰出之象。至靈之品也。故欲補下焦之陽。則單用根。若益上焦之陰。則兼用苗。總顯其冬夏二令之氣化而已。趙恕軒云。夏草冬蟲。感陰陽二氣而生。夏至一陰生。故靜而爲草。冬至一陽生。故動而爲蟲。輾轉循

討論冬蟲夏草之種類及效用

環。非腐草爲螢。陳麥化蝶。感濕熱之氣者可比。入藥故能治諸虛百損。周兼氏云。冬取者可種子治蠱脹。周稚圭云。須以秋分採者良。王士雄云。夏採者可治陽氣下陷之病。王秉衡云。冬蟲夏草得陰陽之氣。既全具溫和平補之性。可知因其活潑靈動。變化隨時。故爲虛癆。虛痞。虛脹。虛痛之聖藥。功勝九香虫。且至冬而蟄。德比潛龍。凡陰虛陽亢而爲喘逆痰嗽者。投之悉效。（炳章按陰虛陽亢不妥、陰虛陽浮最宜）藥性考云。冬虫夏草。味甘。性溫。秘精益氣。專補命門。本草從新云。甘平保肺。益腎補精髓。止血化痰。已癆嗽。治隔症皆良。朱排山云。冬虫夏草。以酒浸數枚啖之。治腰膝間痛楚。有益腎之功。以番紅花同藏則不蛀。又與老鴨同煮食。宜老人。（燉老鴨法。用冬虫夏草三五枚。老雄鴨一隻。去肚雜。將鴨頭劈開。納藥於中。仍以線紮好。加醬油酒如常蒸爛食之。其藥氣能從頭中直貫鴨全身。無不透浹）凡病後調養及虛損人。每服一鴨。可抵人參一兩。潘友新云。粵中鴉片丸用冬虫夏草、鴉片、人參合成。乃房中藥也。此草性能興陽。則補腎可知。文房四考云。孔裕堂述其弟患怯弱。汗大泄。

雖盛暑處密室帳中。猶畏風甚病。三年。醫藥不效。症在不起。適有戚自川歸。携以冬虫夏草三觔。逐日和葷蔬作餚燉食。漸至愈。因信此物補肺氣。實腠理。確有徵驗。用之皆效。綜觀中外諸說。由鄙見而解决之。據靑藜餘照。謂此草根如蠶。形有毛能動。嚴寒積雪中。往往行於地上。新疆風土記。謂冬蟲夏草。生雪山中。夏則葉岐如韮葉。凌冬葉乾。則根蠕動化爲虫。本草從新。謂冬在土中。身活如老蠶。有毛能動。柳崖外編。謂冬蟲夏草。交冬草漸萎黃。乃出地蠕蠕而動。尾猶簌簌帶草而行。朱萊仲乃父謂其草冬爲虫。一交春虫蜕而飛去。故取之有期。其爲蟲肉。遞變已無疑義。而科學家但就其標本觀之。謂爲寄生菌。恐非確論。又據唐容川云。欲補下焦之陽。單用根。益上焦之陰。兼用苗。以其得冬夏二令之氣化也。現今皆根苗並用。其爲補肺陰。納腎陽。顯而現見。故王秉衡斷爲甘溫平補之品。凡治陰虛陽浮。而爲虛喘痰嗽者。投之輒效。良有以也。是耶非耶。乞 海內實驗家明析指教之。

靑黛宜用土靛說

張汝偉

青黛宜用土靛說

青黛一物。爲吾醫瘍科中必用之品考青黛之基本出於靛。取靛之葉而腐之。既腐之。而後晒之研細之坊家染布用其原質。畫家花青。醫家青黛。皆提其精者。其性清涼。其用解毒。故畫家以花青解藤黃毒。可證實也。乃近年來洋靛盛行。土靛消滅。坊家所用之靛。盡是洋靛。取其色艷而價廉。殊不知彼經藥水煉過。存其色而變其味。觀其所染之色。不數年而盡泛。從可知性質大異於土靛。况小藥肆中所用青黛。乃向坊家購靛末爲之。王君心我云。洋靛之出非靛草原質。乃諸機器中所燒煤灰內提煉之油。經化學以合成者。果如是也。煤性既熱。又毒。又加之於火後之灰。其與吾國原有之青黛。清涼解毒。值南轅而北轍矣。不知者按方製藥。徒給方同效。殊而不知藥肆之誤人於無形也。故蒙謂今之用青黛者。當認清土靛。切勿混用洋靛。是爲至要。未知藥學家以爲然否。

火油之研究

張若霞

火油。又名石腦油。產於美國等處。原由地井水抽出而後煉成者。自古以來作藥品之用。提淨者。俗名洋油。多用以供燃料。每年發售甚多。中國雲南及廣之南雄。自石岩流出。與泉水相雜。汪汪而出。土人以草挹入缶中。可以燃燈。惟不知開採提鍊。使吾國固有之利權。任其湮沒。不亦大可惜歟。亞細亞近裡海之巴古相近處。亦有之。又在度印怒江相近。有一處名地油濱。土名剌難。工產此質甚多。英國都統賽密士云。遊覽該處。見開地油之井。約有五百口。每年出火油四十萬餘大桶。用船運往各口出售。又天熱時。挖在沙內。亦能得之。化學家苦里司脫生哥來格里兩人。詳細查此油內得巴辣非尼。與由比尼兩種。此兩質來肯拔克在蒸木所得內亦有之。所以疑剌郡等處。所產地油。爲蒸植物質所成。即地內埋藏植物質甚多。或成煤。或成他質。遇地內之熱。或地內之火。蒸出此油。每年蒸出若干。故能歷年取之不竭。而剌郡所產者。較他處所產更佳、效用爲驅虫藥。有醫士用以治風濕與皮膚症及疥疾。邊火傷。作外科之藥。如以少許澆於蓄水中。能撲滅蚊子。可免瘧疾之傳染。

探參

裘吉生

讀清朝野史大觀。有採參一則云。遼陽東二百餘里。山深林密。不見日色。下產人參。其苗高出百草之上。採參以夏五月。裹糧披榛而入。或迷徑爲虎狼所噉。或人相遇。弱者死。強者攖所而出。以地近皇陵。恐傷龍脈。邇者挖參之禁甚嚴。罪至殊死。而趨利之徒。輕生不顧也。遽此所述。似參必在皇陵近處產者。且採取之有如此艱難。則參之珍貴。又可知矣。然據余所聞見者。與此則不無異同。或則時代稍有遲早。事實因之與記載亦生變遷焉。特述其概。以供參考。方余之遊遼東也。時在光宣年間。初至即住遼陽官署。與土人少接近。市上雖常見鮮參。而未易知其來自何處。採用何法。後一年。留瀋陽。與同鄉僚友。創仁濟藥局。參客往來甚多。皆言參之產出。不限陵禁。凡高山背陰處。參苗常出於叢樹根間。且因日本人。及鴨綠江採木公司。雇工入山伐木日多。故出參亦旺。嗣余亦往東平西豐等縣。其地皆崇山峻嶺。古木參天。有十餘圍大徑之樹。土人以火焚之。俾不爲蔭蔽而可墾種。樹陰處。隨見有野產之參苗在也。惟參確爲背日性。是以向陽處不長。人工種參。亦須廠遮。故名廠參。

氣是也。古說謂之陽氣。譯西文者曰養氣。譯東文者曰酸素。名稱不同。譯文者不會意之故也。萬物皆賴此陽氣以生。人之一呼一吸。若有停止或減少。則妨礙生理。疾病因之而起。甚則足以致死。

辰　食物缺乏　食物所以補人體新陳代謝之消失者也。苟有缺乏。遂誘起食道與胃腸之瘢痕性狹窄。古說之所謂失饑是也。

巳　職業及習慣　凡為一定之職業。往往釀成一定之疾病。如古時以手工彈棉花者。常因棉花飛絮入肺。咳嗽喘急。成為哮症。近則唱戲為業者。常發見喉頭炎。蓋因其常用力一部分。則鬱血過甚。有以致之。又常坐為業之人。如新聞記者、銀行會計、縫衣匠、等。因久坐一隅。礙及消化作用。致常見胃弱便秘等症。至關於習慣者。亦為疾病之因。例如傅粉則生粉痣。纏足則致足病是也。

午　働作　働作即起居。起居無常。為疾病之因。如夜深不寐。及日午不起是也。至勞力過甚。或年輕斲傷等。亦關働作之無限止。與不規則。尤足致病。此古說屬五勞七傷以其多自動的故歸類於內因。

未 衣食住 衣服有過暖過冷之足爲病者古說新說同矣亦有因原料之不擇或染色之不宜害及身體近世學者研究頗精食物本營養之要需缺乏致病已列於前然有時食飲過量咀嚼不全或料理不速分配不當皆可起病至中毒範圍中一部亦有屬於食物者住屋宇之關係也構造之不宜罹病最易然又關於日光空氣土地等條件也

申 土地 土地高下動關病因古說且有方宜之別更似精究

酉 四季及時候 新說之言四季及時候之病因祗以夏季多傳染病冬季多肺炎及氣管支炎較古說之春生夏長秋收冬藏之理似粗略焉至一日間之時候清晨則萬籟無聲薄暮則炊煙四起一則天氣清明一則人性昏濁疾病之來也亦自不同其因。

乙 內因

疾病由人體本身之發作者爲內因。古說多屬於精神一方面。如七情、六慾、五勞、七傷之類。新說多屬於形質一方面。如遺傳、體質、年齡、性、人種之類。試分述於后

古說

子 七情 禮謂喜、怒、哀、懼、愛、惡、欲七者。勿學而能。以其天性所固有。然用情過偏。無論其爲喜、爲怒、爲哀、爲懼、爲愛、爲惡、爲欲。皆可起病。內經謂喜怒傷氣等是也。近有因怒而血液變增糖量。與受驚則靜脈弛張之發明。可知七情之能爲疾病之因者、大矣。

丑 六慾 六慾爲六根所生之慾。佛書以眼、耳、鼻、舌、身、意爲六根。前五者、即醫家所稱五官。後一者本屬於神經。與五官生聯屬之觀念者爲多。然六慾之致病。雖起於內因。其結果多連及外因者。例如眼耳鼻舌之對色聲香味。遂有勞傷飲食之症。至身之爲感觸。意之起妄念。因以誘起外界之刺戟者。更難枚舉。

寅 五勞 曲運神機。爲心之勞。盡力謀慮。爲肝之勞。意外過思。爲脾

之勞。預事而憂爲肺之勞。矜持志節爲腎之勞。心勞血損肝勞神損脾勞食損肺勞氣損腎勞精損此古說氣化之學。新說多未能言者即言之亦必以神經病概括之。

卯　七傷　此皆關於新說外因類中之働作者。所謂久視傷血久臥傷氣。久坐傷肉。久立傷骨。久行傷筋惟內經以此爲五勞所傷未言有七也。後人言七傷。一曰陰汗二曰精寒。三曰精清。四曰精少五曰囊下濕癢六曰小便澁數七曰夜夢陰人。頗專屬於生殖器病。以其腎病則生源絕也。至久坐、久立、久行。是屬於職業之關係。

新說

子　遺傳　遺傳爲一種病因。吾人知者衆矣。然古籍無專言之。獨讓新說精詳也。新說之言遺傳。界說甚嚴。凡與父母相同之疾病。爲之直接遺傳若父母之疾病。不傳其子。而傳其子所生之子。謂之潛伏性遺傳。

丑　體質　體質之强弱。關於疾病之原因。如新說爲全身羸瘦、皮膚菲薄、胸郭扁平狹隘、頸部細長、鎖骨上窩陷沒者。易罹肺病。古說雖無言之。然俗語相傳之關於此說者。亦頗不少。如肥人多濕多痰。瘦人多燥多火。及膏粱體多病虛。藜藿體多病實。等是。

寅　年齡　年齡之爲病因。如小兒多患痘疹驚癇。老人多患痰喘卒中。本古說所常聞。然亦未專分界限。新說之對於年齡之病因。謂小兒多罹猩紅熱。百日咳。水痘。青年多染花柳毒。子宮病。

卯　性　新說分男性女性。致病有不同者。以男子多患淋症。女子多患歇司的里病。然古說本以婦女另屬專科。不過未嘗於病因上詳爲分界也。

辰　人種　新說有人種不同。病因亦有異者。其實與土地、氣候、習慣、等相關爲多。如俗稱北人多病寒。南人多病熱。同一理也。

丙　不內外因

疾病有先因於內、而招外物之刺戟以起。或先因於外、而致內體之變化以成者。既不能屬於內因。又不能屬於外因。名之曰不內外因。古說所以有三因之說也。至新說之所謂素因、誘因者、更爲不內外因之確說。茲亦分述之如下。

古說

子 先內因而招外因者 經曰。邪之所湊。其氣必虛。體虛屬內因。感邪屬外因。然必先有體虛之內因。而招感邪之外因。又如怒極致成發憤自殺。懼極致遭危險失防。或縱慾而動作異常。或忘情而起居不愼。此皆先內因而招外因之疾病也。

丑 先外因而成內因者 如傷寒症中之發狂。酒醉以後之怒憤等疾病皆屬之。以傷寒與酒醉外因也。發狂與怒憤內因也。

新說

子 素因 素因者。如肺癆質易染肺病。腺病質易感核病。是也。蓋肺病核病之菌。亦必其人之先有易於感染之素因。而後感染之。此素因即內因而病菌實外因也。無內因。即不受外因。是亦謂之不內外因。

丑　誘因　誘因之足爲疾病者。無非誘起疾病之因也。如同是肺病菌、核病菌。而甲爲兎疫質。乙爲多感質。甲不傳染而乙傳染之。因甲乙體質不同故也。體質不同屬內因。誘因實外因也。內外因互相關係。其爲不內外因也、明矣。

三　疾病之名稱

疾病對健康而言。前已言之矣。然總因違背天時、或人事之和而起。故概稱之曰違和。惟對診斷上、及治療上。便於記憶起見。不得不隨其種種之便利、或習慣而發生各別之名稱。略舉如下。

甲　因所生於人體部位不同而爲名稱者。如鼻痔、唇疔、背疽、腰癰、腸窒扶斯、喉頭加荅兒、胃癌、子宮炎、等類是也。

乙　因所害於人體部位不同而爲名稱者。如爛喉痧、大頭瘟、附骨疽、脫脚傷寒、軟骨瘤、敗血病、鎖陰、脫髮病、等類是也。

丙 因發作之形勢相像而爲名稱者。如騎馬癰、走馬疳、匐行疹、遊走丹毒、等類是也。

丁 因生成之狀態相肖而爲名稱者。如蛾喉、蛇纏、魚疣、龜胸、等類是也。

戊 因其色之不同而爲名稱者。如青筋、白濁、黃疸、赤痢、白癜風、黑死瘟、等類是也。

己 因其性之不同而爲名稱者。如翻胃病、噎膈病、熱膿腫、貧血病、等類是也。

庚 因病因爲名稱者。如因於五運。有木乘土。因於六氣有中風。因於四時。有春溫。因於八風。有厲風。因於跌打損傷。有箭瘍。因於虫獸嚙咬。有蝎毒。因於中毒自害。有服毒。因於傳尸鬼疰。有尸疰。等類是也。

辛 因病狀爲名稱者。如木乘土。有便泄中風。有半身不遂。春溫。有咳嗽。厲風。有大痲。等類是也。

問答

素香題

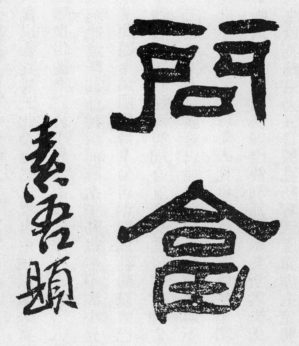

答五十三　　鴛湖徐石生

問嘗瀏覽素問。有天地與人相應之論。爲萬世之準則。以證天人相應之理也。夫諸筋者。皆屬於節。節有三百六十五會。人有三百六十五穴。天有三百六十五日。人有三百六十五節。節者骨骼也。以應一身循環之度數也。又云。筋應時。聲應音。陰陽合氣應律。齒而日應星。出入氣應風。九竅三百六十五絡應野。細繹經義。天地實與人相應。故人身爲一小天地。一歲三百六十五日。適合周身之骨數。確有至理。毫無疑義。惟西醫言骨骼僅有二百十二。或謂二百零八。與古經不符。抑又何歟。西醫重剖解。而略氣化。僅知骨之外形。而不能知何者爲主骨。何者爲輔骨。何處骨大。無關緊要。何部骨小。有關生死。惟洗冤錄檢驗傷痕。分別制命與否。所論骨骼。最精且詳。與素靈之數隱合也。至於經謂腎生髓。髓生骨。故腰脊爲主骨。四肢爲輔骨。骨屬腎水。筋屬肝木。骨賴筋連者。母用子也。骨中之髓。又會絕骨。齒爲骨餘。觀齒之生落。可以知人之老幼◎各有其時◎又可測腎氣之盛衰◎非徒知骨之凸凹斜整之形象而已矣◎况中華醫學生理◎發仞最早◎素問靈樞二經◎出於一畫之後◎成於五經之先◎爲軒歧農皇事蹟◎見於路史外編◎言之甚詳◎孔子刪書◎斷自唐虞◎內經獨在◎所謂三墳之一◎雖不可考◎要非神聖不能作◎盖以參贊化育◎濟聖功神化之所不及◎而使天下蒼生盡登仁壽之域◎已歷四千六百十餘載◎久經數聖試驗準確◎然後定出數目形性氣味◎絲毫不爽◎爲純粹不易之學說焉◎顧人之骨骼臟腑皮肉◎西醫知其層折◎經絡氣化◎西醫昧其指歸◎值此改良時代◎不妨中西合參◎去彼之短◎用我之長◎以彼之長◎益我之短◎豈不極人事之能◎而盡造化之妙乎◎蒙不敏割裂經文◎拉雜成篇◎以證古書骨骼之數◎藉以妄答茲問◎素諗 裘君學究天人◎爲今世之和緩◎然乎否乎◎必有指其疵謬而教政之◎則感如師資之深矣◎

問五十四 王壽芝

問婦人姙娠與經阻◎一二月間◎醫者徒憑三指摸索◎有脈象一時不顯◎除脈象之外◎另有法可能決其孰爲姙娠◎孰爲經阻◎古人驗胎散◎用川芎當歸末◎試探用之◎果有效驗否◎西醫用聽筒聽子宮內發音◎及化驗血液◎能識其有胚胎與否◎中外之法各異◎ 同社諸友◎於婦科一道◎不乏經驗心得之處◎請 賜南針◎不勝翹企◎

問五十五　竹茫熙

敝戚馬君◎體素肥◎善飲◎近已酒解年餘◎忽於夏歷元月初旬◎睡醒時◎左旁腰下膜骨◎疼痛非常◎轉側爲艱◎日間尚不覺也◎旬日以後◎行步不便◎又旬日◎延及膝下之過節處◎則不特不能行動◎且不能屈伸自如◎載寢之牀◎不能詠也◎不得已以籐椅爲睡牀◎兩足落地◎勉可支持◎腰以上◎雖無痛苦◎然一舉一動◎一咳一嗽◎均受掣肘◎即大小便之起立◎亦須別人扶持◎方能立脚◎其痛楚◎有非筆墨所可形容者◎右足本屬安好◎乃自坐臥不安之後◎大腿前面◎有

時形同發躁。且如針刺一般。兩足尚亦覺腫。又越二旬。腹骨痛轉爲痠。自膝以下。痳木不仁。終難步履。服西醫藥水。痠反加劇。望海內　高明。賜一治法。不勝翹企之至。

問五十六　余既良

僕體質羸弱。幼業農。近轉爲商。年將三旬。病洩精後。溺管中作痛。約二三小時始止。苦無良師醫治。服六味丸無效。近聞　貴社。精究醫藥。編輯報章。爲諸名醫會集之所。必有和緩其人。故特錄賤恙。祈賜良方一紙。倘有向愈之機。則　貴社之恩德。實非淺尠。僕當銜環以報也。

問五十七　裘吉生

小兒蟲症中。最多者。長約一寸。廣約四分。色呈鮮紅。如肉質之扁蟲。紹俗稱之曰薑片蟲。以其形色。酷肖蜜餞薑片之染紅者。是項臟蟲。既非三尸九蟲之說相同。尤非東西人體寄生蟲圖說所有。其生於何臟。治用何藥。祈教答之。

雜著

醫藥雜著二集

社友通訊錄

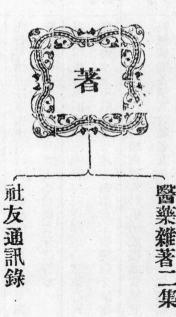

若霞氏監製發行

養血調經　月信丸（定價八角）

專治婦女血液虛弱經水不調行經腹痛經逆經衰子宮虛冷久不受孕顏色蒼白癥瘕血塊下腹疼痛心思鬱結胃不消化產後餘血作痛諸症

療肺聖藥　若製半夏（定價一元）

專治溫痰燥痰風痰寒痰老痰結痰臭痰肺癆肺瘍肺癰肺脹肺水咳嗽喘息嘔吐諸症神效無比誠療肺之聖藥也

懷中要藥　正氣丹（定價一角）

此丹專治瘟疫痧瘴中暑感冒霍亂諸痧赤白痢疾氣臌呃逆卒倒心胃諸痛結氣宿醉舟車眩暈水土不服傷食牙痛等症

中華千金丹（定價一角）

專治霍亂吐瀉溜飲頭痛中暑中寒昏倒惡心眩暈心胃痛不思飲食氣鬱食傷水土不服酒醉昏迷赤白痢舟車害癪氣牙痛癰腫諸毒

起死回生　若製寶丹（定價一角）

此丹扶正抑邪性和功峻內科外科俱治或搽或食隨宜有病則分症諸經無病則各呈其效馳名既久經驗良多誠濟世之慈航護身之至寶也

保孕要藥　安胎丸（定價八角）

此丸耑治胎前一切諸病如四肢疲倦精神不寧不思飲食腰瘠酸痛子宮出血嘔吐諸症常服此丸可保無胎漏小產之患誠保孕之要藥也

收製良藥　胃和丸（定價八角）

專治脾胃不和胸部脹痛吞酸吐涎不思飲食嘔吐反胃食物不化甚者心腹並痛四肢發冷及恣食生冷泄瀉不止等症立能見效

書日本和田啟十郎醫界之鉄錐後

張汝偉

已效之實。世所易見。可效之理。世所未明。歷舉天下之事。凡有迹可指者。倘不能得眞是非與眞善惡。況乎盲人瞎馬。背理違情。而欲求其速效。不亦難乎。譬之扣鍾不鳴。非實則破。彼不詧其實與破。亦不理其實與補其破。惟扣是圖。而欲求鍾鳴。則必不可得。乃反揚言曰。是鍾也。無可鳴之理。不亦爲識者所笑乎。今之西醫盛行於吾國也。爲世所易見者。而中醫固有可效之理法。特業之者衆。行之者不精。而其效亦晦。遂爲世人詬病。而尊西抑中者。於是益多。然則鍾固有可鳴之理。而中醫理法亦有必效之情。謂鍾不鳴。世笑其癡。謂中醫不可用。則一唱百和。風之所趨固如是耶。余讀日本和田啓十郎醫界之鐵錐一編。不禁感慨係之。而掩卷長歎也。夫和田日人也。日固有所謂醫者。曰大古。曰少彥。及新羅至日。始流入朝鮮醫法。至天皇十四年。始漸輸入中醫。而慶安元年。西醫亦行。和田際此西醫獨盛時代。而獨尊重次後輸入之神聖中醫◎作醫界鐵錐◎爲醉心西醫者當頭棒喝◎奈何吾中國之人◎反欲廢棄我數千年固有之學◎曾日人之不若也◎嗚呼痛哉◎今就和田之言◎擇其透闢痛快者◎書之於後◎爲世人之尊西抑中者鑒◎抑亦爲世之務中醫◎而不知深究其理法者戒也◎和田曰◎（西醫之治病實績◎在外科雖大顯效力◎在內科則全不然◎）蓋西醫以單味藥研究甚深◎而配劑法則未之明◎ 故西醫有特效藥之稱◎而中醫亦有經驗方之傳◎特效藥與經驗方之效果◎雖或有時而同◎然單味藥之效力薄◎運用且有遺害◎配劑方◎假相助相殺之性◎收相生相剋之用◎ 而治法昭彰◎故曰◎（仲景氏之方◎凜乎不可磨滅◎） 其尊重我中醫◎有如此者◎又曰◎（西洋醫學之物質的進步◎就物質的原因言之◎雖有長足之進步◎而就治療醫學言之◎實無許多之發達◎竊恐西洋有原因療法之實際者◎ 無數疾病中◎未識有一二否◎） 蓋西醫動言對症◎自負特效◎ 然祇能治定症◎不能治變症◎能治一症◎不能兼治數症◎若中醫之眞原因療法◎用方的當◎ 無論主症副

症併病合病。可一齊向愈。無芟蔓難圖之虞。較之西醫。其優劣果何如耶。其駁西醫之攝生法曰。（避固形食物。取流動性滋養物。安臥靜養。忌勞動身體。忌用下劑。恐傷胃腸。室當溫保若干度。不可觸冷氣。宜轉氣候溫和之地。是西醫之消極的懦弱的攝生法也。如西醫言。病者與健康者。皆宜遵守此道。則率天下之人。欲盡爲溫室中之花卉而已。若一旦出溫室。爲風雨所摧殘。有不枯死或萎縮者幾希。幸而免之。亦不得爲棟梁之材矣。是烏可爲天下之常法乎。）而下又曰。（可知衛生之要。在不失常。世之信西醫轉地療養鑛泉浴者。其注意之。）斯二節。眞合我中國聖人所謂天之降大任於斯人也。必先苦其心志。勞其筋骨。餓其體膚。空乏其身。而後可成其志。故曰。生於憂患。死於安樂也。西醫之攝生法。尙不足適用如此。其治療診斷之處。更有駭人聽聞者。如和田所列之治驗諸案。凡西醫之所謂不治者。而用中醫之法。則隨手取效。益可見西醫之機械雖精。與吾中醫之治療學上。實無絲毫之裨益。

爲中醫者。苟能研究吾中醫素有之法理。已用之不盡。活人無算。何必羨彼之切開縫合。爲時髦之舉耶。和田所謂中醫之理法。王道一統之大學。西醫之手術。專門一得之末技而已。何足取也。諤固非好爲辯論。亦體淺田粟園大聲疾呼。以救中醫滅亡之意。及和田十郎作醫界之鐵錐之苦心。書其後者。俾西醫見之。勿謂秦無人也。

重刊婦科秘方發明序

曹炳章

考婦科秘方一書。乃吾浙蕭山竹林寺僧專治女科之秘本也。據余所藏舊抄本。首頁題詞。云係宋朝小康時。邑宰許暘。原係丹徒人氏。世傳女科。貢舉出身。升大理寺少卿。因秦檜弄權。置　岳武穆王父子於大理寺。暘去職到寺。交厚情重。傳印此書。後去寺歸家。有詩爲證。許公詩云。十二世傳至寶。憶是先輩精神。幸遇多情契厚。相贈抵作千金云云。又據梅刻秘方序云。此即竹林寺秘本。余叩所自來。云自未仕在籍時。與僧交。竊究其技。據稱昔祖師入山。

遇異人授。不過試而行之。未嘗留心醫業也。嗣值僧醉。索錄一本。屢試輒驗。二說未知孰是。余細閱二書。詳載婦科各症。自調經以至胎前產後。按症立方。頗有條理。足爲產科之專書。余友南京包君蘅村。復將是書。訛者正之。闕者補之。內分調經胎前產後爲三門。列症一百十七條。逐條加以精確之發明。其論症立方。辨識詳明。可謂盡善盡美。誠調經種子之寶典。安胎保產之慈航。刊行於世。分贈遐邇。女界受惠非淺。惜其版片損闕。再印爲難。徐君友丞。憫其方善法美。若不即行重印。誠恐年久湮沒不彰。爲此商諸包君蘅村。原爲校刊再版。承荷　包君熱誠濟世。許可刋傳。以廣久遠。吾知今而後。不但吾江浙之就醫者得而治之。且使天下人。咸得而治之。可謂以美利利天下矣。豈不快哉。豈不快哉。校既竣。囑序於余。余不文。爰誌其重刊之緣起如此。是爲序。

中華民國六年四月　日四明曹炳章赤電氏序於古越之和濟藥局

箴時醫論

宣錶吾投稿

吾國自神農辨藥物之性。黃帝別臟腑之經。於是醫學張而文化揚。癘疾瘳而夭折免。仁術濟世。德行普徧。可謂首屈之善創也。相延迄今。已達四千餘年。承其術者。代不乏人。如扁鵲倉公仲景東垣等輩。多能闡發農黃。別出心裁。乃近世醫聲愈唱愈高。醫術更學更拙。揆厥其故。多由幾輩庸庸之徒。藉醫術爲利藪。僅學皮毛。輒施治療。罔諳十二經脈之何病。不明六淫七情之孰侵。每不計其病之癒否。惟論診資之厚薄。由是相習成風。彼效此尤。互相逐利。以致醫道之敗。不堪言狀。加之近日歐學東漸。風行當世。祖學受其影響。大遭挫折。取締之期。指日可待。際此千鈞一髮。尤不思挽救之策。獨利益是貪。誠不知利有攫盡之日。學無究極之期也。嗚呼。先賢所垂之醫業。甘忍放棄而不克保存。是豈吾人之天職歟。抑能偷安於前。而不計後患也耶。願有志農黃方術者。勉旃。

致本會何廉臣君書

徐相宸

廉臣道長先生著席滬江話別忽又經年勞人草草疏候爲歉頃荷　寄讀第七卷第一期醫報　願力宏深至爲欽佩選刋諸作不求多而求精不失專門雜誌聲價尤所癖嗜曾記總會草創時不佞即極端主張釐定科目編輯講義從根本入手無如同志寥寥跎蹉至今　貴社同志僻在一隅當仁不讓屢以編輯請於總會迄不得志無怪有改爲單獨進行之宣言愚以爲編輯即以學報爲徵集機關而入手仍不能離釐定科目以從事請自第二期起卽將內外科目附以說明登諸簡首徵求全國同志意見採用投票辦法(仿快活林徵文法)有所更易糾正者亦必加以具體式條件之說明以討論爲第一期表決爲第二期二限不宜過促俾得從容研究臻於完善俟科目既定即從已定之科分科編輯講義其編輯之法宜以徵集資料爲第一期發表草稿徵求駁正爲第二期表決爲第三期不佞所以主張講義反對教科者以學醫之子弟必有中學畢業之程度即已無事膚淺之教科爲且東西各

致本會何廉臣君書　一〇

國專門學校例須講義教授向無中學以上之教科書也愚見如此如荷　贊同則曩日與　執事等草擬之編輯章程尚可鈔呈以備參考此一事也　貴社主張用本國紙木板重刻古今希見之本尤不佞所極表同情者顧吾國醫籍完善者少舊法刻書未免漫無別擇不足以爲學子之指南愚意宜就各埠同志中遴選精博之士擔任評閱每刻一書將原書郵致此數人由甲而乙而丙而丁剋期評點竣事付刊之時即於每篇每段之後注明某句起至某句止某人圈點評語多寡有無可以不拘（仿諸家評點古文法）如是則不特希見之本刻之足以不朽即家絃戶誦之書亦覺氣象一新別有一天地矣古書之精華於以出後學之心思於以入幷可爲編輯講義充分之預備一舉而諸善悉備者也不佞生平宗旨在此茲再約其要而言之第一步釐定科目第二步分科專書先出者先評點後出者後評點第三步編輯各科講義評點所以宜分先後者恐閱看之時不從本源上起則或反將先者爲後後者爲先埋沒最初發明者之苦心長剿襲家之客氣也既評點矣資料宜有所

出矣而又必待徵求者學問乃公共之事恐少數人不足以代表全國古籍湮沒不少恐書有未曾經讀我也此三事者實昌明國學必由之路而亦吾道隆汚之最大關係餘如規定仿帖刪補丸散全集列代名醫傳中注重獨創之學說編輯中醫學說源流史皆犖犖大端諸待舉行不求欲速了事而以老者退少者繼爲持久之計以蘄於成庶吾輩生於此新舊競爭時代以進取爲保存不爲一人一邑計而爲天下萬世計幸而中國不亡必有成功之一日可以告無罪于後之來者此則不佞日夕不忘者也乃滬上行術之地眞同志竟杳不可得空拳赤手爲力幾何編輯章程印發至數年之久而未有應者近刊中國生理補正一書一人所見終難自愜亦姑吾盡吾心而已藏書不多參考又極費時生平對於醫學著作前途希望非常之大而揆諸事實則汲深綆短情見勢絀不免有望洋之歎知其不可爲而爲乃不意貴處尙有如許人才抱此熱心具此毅力編書刻書竟欲雙方並進猗歟盛哉雖欲不心折而不可得矣聯合進行實所深願舍末務本請從此始如不我遐棄尙希

致本會何廉臣君書

覆以大教幸甚甚匆匆不一敬頌 道祉 諸同志均此道意 徐尙志手啓

答總會徐相宸君書

何廉臣

相宸同社仁兄大鑑去年春滬江話別年又一週草草勞人久疏問候歉也何如頃荷 教言遠賁字字注重實際語語先得我心予雖衰朽餘生敢不竭盡綿力與諸同志討論學理商榷體例拚將老憊之精神犧牲於編輯講義之中惟學問乃公共之事恐少數人不足以代表全國誠如尊言是以單獨進行蹉跎復蹉跎直至今春始行發表者誠以中醫界處今學術競爭之時代受外界之打擊爲政府之鄙薄已達極點且屢以組立醫藥書編輯所請於總會諸公終不得採納履行僅僅以敝報爲徵集機關猶恐人微言輕學淺識薄不足以嚶求同志於實際尙屬有限 仁兄爲總會本埠評議員儘可邀集多數同人於常會時提議斯舉議決通過付執行部切實履行此尤弟所晨夕希望者也大著中國生理學補正 務請惠我一部以開茅塞編輯章程亦祈鈔下並希不吝金玉時錫讜言不勝盼禱之至 何臣廉啓

專件

和濟藥局時令要藥八種

巖製川貝

專治燥火頑老鬱結諸痰而成咳嗽哮喘癲狂痴厥等症并治中風痰迷及小兒急驚痰閉蝦蟆頓咳或喉中作水雞聲或咳嗆而聲不出者或乾咳見血者不拘日久年遠均效如神　每塊洋一角

巖製半夏

善治風寒濕水烟酒臭濁諸痰及痰飲痰喘痰痞痰涎並痰迷痴癲痰厥頭暈老人中風痰潮小兒驚風痰閉服無不效凡屬痰飲者服之痰從大便如魚鰾即愈　每塊洋一角

節齋化痰丸

大凡濕痰寒痰燥涎痰飲日久不治名曰老痰根深蒂固致肺胃二脉伏結名曰結痰膠黏堅固消吐不盡名曰頑痰隨火上升爲狂爲癲名曰火痰急服此丸以消之奏效甚捷　每兩洋一角二分

星香導痰丸

此丹溪先生秘方治無火寒濕痰嗽屢效凡寒痰濕痰頑痰宿痰糊痰水痰老痰濁痰及一切氣滯生痰痰壅喘息等症急用此丸三四錢開水送下屢試屢驗　每兩洋一角二分

小兒保赤丹

小兒急驚風十與熱二端居多尤以痰迷清竅爲最多此丹開竅降痰鎮驚熄風專治小兒痰熱積聚胸脇脹滿不思飲食甚則氣喘痰壅目瞪口噤並治大人痰迷中風等症歷試屢驗　每瓶洋四分

立止吐血膏

是膏平氣和胃止血去瘀專治鬱火傷肝口吐狂血或痰中帶血及咯血嘔血唾血大便閉結脘腸串痛等症每用五錢或一兩開水調下日服二次以血除便通而止　每兩洋九分

噙喉王霜梅　每枚洋二分

咽喉之症最爲危急其原皆由風火挾頑痰痺而爲災呼吸之氣因之阻塞甚則腫痛難忍或小舌下垂大舌浮腫痰涎壅塞此喉風喉痺喉痧白喉單雙蛾等必有之症也即噙含此梅能立去惡痰毒涎

喉症（保命）藥庫　每具洋一元正

本局精選古今名醫治喉痧白喉喉痺喉蛾等症自初起至收功特效葯八種一一用瓶貯藏納諸一箱巧小玲瓏易於居家常備旅行佩帶并附喉痧證治要略一册皆發明病狀及用法以便對書用之

（開設紹城縣西橋南首）

給予畢業證書

一學費　每年收學費洋二十元

一膳宿　全膳每月三元半膳每月一元五角寄宿每月一元雜費每年二元講義費另定

一經費　由藥業公司捐集

一校址　賃定杭城新宮橋河下葯業會館內

一附則　就本校附近設醫局以便學生實習

以上如有未盡事宜得隨時修改

新生報名應隨帶半身照片及保證金二元考取後即算入學費內否則給還惟已報名而臨考不到者不在此例考取揭示後立即邀同保證人到校塡寫志願書及保證書至錄取新生越三日不到者另傳備取生遞補

紹興縣警察所布告第十一號

爲布告事案查城鄉各廟寺觀每有私設藥籤藉爲斂錢之計而一般迷信神權之愚夫愚婦遇有疾病輙往祈求神藥其間往往方藥誤投重則關係生命輕則妨礙衞生貽害社會何可盡言曾經本所迭次查禁銷燬在案茲據紹興神州醫藥分會函稱近來各處庵廟神殿仍有設備藥籤視爲利藪人民迷信難除常往祈禱然病熱而藥以附桂病寒而籤施硝黃顚倒錯亂甚於煬毒敝會目擊心傷徒呼負負應請依據法律從嚴查禁如有抗違按章科罰庶幾寓勸於懲知所警惕等情據此除通令各分所一體認眞查禁外合行出示布告一般僧道人民知悉自此布告之後各該庵廟寺觀如故再有私設神藥籤方情事一經查出定即按章懲處至爾居民人等遇有疾病應即延醫調治方爲正辦乃何迷信神權罔求神籤一經方藥誤投豈非自戕生命後悔莫及仰各深思猛省勿再執迷不悟其各遵照切切特此布告

中華民國六年四月五日給　所長宋承家

限制輸入嗎啡高根章程

政府擬加科嗎啡鴉片重罪前經議決查杜絕嗎啡不外限制輸入暨檢查售賣二端前清時業經訂有輸入嗎啡高根等物章程照會各國公使承認民國五年一二月間外交部與稅務處往復咨商按照海

牙禁烟公約第十二條將原章酌加修正以期竭力限制當由外交部照會駐京各使查照允認旋准英和法美瑞典日斯巴尼亞與丹德墨巴西古巴各使先後照復除法國照允外其餘各國或稱請示本國政府或以未使單獨允認爲言嗣經外交部一再照催現尚未完全答覆政府以案經交涉在前自應再行照催無須另向各公使提議頃已擬定限制輸入嗎啡高根等物章程以備施行茲錄章程十條如下

自此章公布之日起所有嗎啡鴉高根或安洛因及刺施以上各物之藥針各等器具除領有執照之醫生及藥鋪准照以下所列之辦法准其運入外其餘華洋人等一概禁止運輸進口　一凡領有執照之醫生欲將嗎啡鴉高根或安洛因及刺施以上各等物之各等器具輸運進口其辦法如下（甲）外國籍人應在本國領事署具立切結聲明欲運若干價值若干從何處來用何法起運即如某輪船或鐵路或郵政運進並保此藥及器具專爲療病之用或該醫生自行施用或爲某醫院專用云云該領事即將此項切結送交海關接收由貨主照章完稅海關方給專單放行（乙）中國籍人應在稅務司署具立切結邀請殷實鋪東一人蓋戳簽名作保聲明欲運若干價值若干從何處來用何法起運即由某輪船或鐵路或郵政運進並保此藥及器具專爲療病之用或該醫生自行施用或爲某醫院專用云云稅務司即將切結收存隨令貨主照章完稅准其領單放行　二凡外國藥鋪領有憑證准其配藥者欲將嗎啡鴉高根或安洛因及刺施以上各等物之各等器具販運進口其辦法如下（甲）外國籍人營業者應在本國領事署具立切結聲明欲運若干價值若干從何處來用何法起運即如由某輪船或鐵路或郵政運進並保此藥及器具僅止配製藥品若非有領有執照之醫生藥單不行售賣即有藥單亦只以些須小數出售云云該領事即將此項切結送交海關接收由貨主照章完稅海關方給專單放行（乙）中國籍人營業者應在稅務司署具立切結邀請殷實鋪東一人簽名蓋戳作保聲明欲運若干價值若

于從何處來用何法起運即如由某輪船或鐵路或郵政運進並保此藥及器具僅止配製藥品若非有領有執照之醫生藥單不行售賣即有藥單亦只以些須小數出售云云稅務司即將切結收存隨令貨主照章完稅准其領單放行　三凡醫生及藥鋪將所有運入之嗎啡鴉高根或安洛因及刺施以上各等物之各等器具由海關放行運至營業住所之時應專立一項簿册查照後開各欵隨時詳細紀載簿册之內（子）某年月日收入某種嗎啡鴉高根或安洛因若干種某種刺施器具若干枚（丑）某年月日賣出某種嗎啡鴉高根或安洛因若干種或某種刺施器具若干枚憑領有執照之某醫生簽名藥單或介紹書賣出並將買受人之姓名年歲住所事業等類註明簿册內（寅）所有前項醫生簽名藥單及介紹書皆須編號記日簿册並將原單原書保存三年時期以備檢查至此項藥單及介紹書祇能適用一次倘欲再配原藥須另用新藥單或介紹書（卯）如係醫生為人治病用去者應由該醫生註明某年月日用去某種嗎啡鴉高根或安洛因若干種某種刺施器具若干枚為某人治病所治何病受治人之姓名年歲住所事業等類（辰）每月末日將一月內總舊存新入發出餘存之嗎啡鴉高根及安洛因及刺施以上各等物之各等器具數目分列四柱結於簿册內由貨主簽名候查又照四柱總結另紙抄出一分候交檢查員携回備查　四檢查時期每一月或兩月舉行一次每次以每月第一星期內行之如遇必要時無論何時皆得檢查　五每屆檢查時由海關監督派員如該埠未有監督者由總務司派員並函請領事派員會同前赴各醫生處及藥鋪將各該處所立登記嗎啡鴉高根各等物及刺施以上各等物之器具簿册查閱即將各數與所有存貨藥單等件檢查核對是否相符如查無可疑由檢查員簽名蓋章於簿內並將另抄之總結單一份由貨主簽名携回備查倘查有疑竇應由該員禀報委任之上官嚴究如查確有影射作弊等情以後永不准其再運倘案情較大者除不准再運外如係華人則由地方

官參照嗎啡治罪條例各欵辦理如係外人應請領事查照該國法律章程辦理　六凡有嗎啡鴉高根或安洛因或刺施以上各等物之藥針各等器具私藏船內或未領有海關准單擅行携帶起岸除由海關將各該物查拿充公外應將犯案之人如係華人則由地方參照嗎啡治罪條例各欵辦理如係外人應請領事查照該國法律章程辦理　七凡查有嗎啡鴉高根或安洛因或刺施以上各等物之各等器具藏匿船內該船船主應負責任由海關察看情形酌量議罰以警將來　八各省設立地方醫院及軍醫院軍醫並各項醫務學堂如爲療病或研究學問需用嗎啡鴉高根或安洛因或刺施以上各等物之各等器具須先由該管上司印文行知海關監督此項印文即代切結之用聲明欲用若干價値若干從何處來用何法起運並保此藥或器具專爲療病或研究學問之用由監督知照海關幷另由該管上司出具護照交輸運之人持向海關騐明相符照章完稅放行其餘悉照各條一律辦理　九所有嗎啡鴉高根安洛因及刺施以上各等物之各等器具照以上所列之條輸運進口者應照値百抽口徵稅　十各海關稅務司於照以上所列之條運入該口之嗎啡鴉高根安洛因或刺施以上各等物之各等器具放行時應將貨主之姓名住址招牌及貨物之重量件數開單移知本關監督備案檢查其有運往租界外或不在領事範圍之內者即由監督行文知照該處地方官備查

公函

紹興縣知事公署公函縣自治辦公處委員陳均湯建中張鍾沅許枚君文云巡啟者本年四月二十六日奉浙江會稽道尹公署第二二六號訓令內開照得鴉片之害盡人所知其毒一中臟腑則嗜癮日深精氣消磨終成痼疾昔人嘗以甘脆肥濃謂以腐腸之藥淫色靡曼謂之伐性之斧烟害方此更有甚焉現在禁賣禁種法令森嚴毒卉根株已待剗絕惟是人民吸食成癮者苟無良方勢難驟行戒斷迫於無計或致干冒刑章設法私買甚且以嗎啡代癮自戕

記事

一寒署

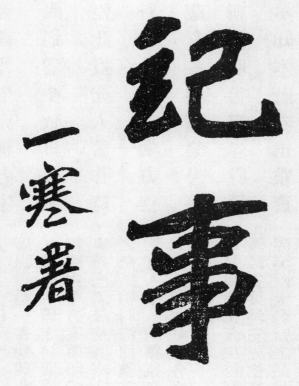

海內外藏書家鑒

中國醫書汗牛充棟各家藏刻流通者少致日久歸於湮沒此豈先人著作時所願料及也本社竭力搜求凡藏有各種醫藥書籍者務祈開明書目卷數價銀等示知本社當出重資相求并可代爲流傳發行

紹興醫藥學報社啓

△紹介名著一

廣溫熱論一書爲戴北山先生原著經陸九芝先生删定何廉臣先生重訂并附以經驗古今方案而印行者其辯伏氣溫熱與新感溫暑及傷寒之鑑別裨益於感證之診斷猶行海而執有羅盤也醫家病家均宜人手一編獲益良匪淺鮮每部六册大洋八角本社及各大書坊均有寄售

△紹介名著二

越醫何廉臣先生重訂印行之感證寶筏係歸安吳坤安先生之原著先生爲姑蘇薛葉兩大名醫之高足其學問經驗胥集於是著而辨傷寒與類傷寒如劃鴻溝而立疆界洵不愧爲感証之寶筏故出版後風行一時每部八册定價大洋一元二角本社及各大書坊均代發行

閏二月初一日評議會紀事

到會者胡瀛嶠君鈕養安君朱俊臣君何廉臣君曹炳章君孫康侯君史愼之君裘吉生君周越銘君葉堯臣君又徐仙槎君委任葉堯臣君代表陳心田君委任裘吉生君代表先由第三次新選評議員中公推評議長當選者何廉臣君遂即公議函請官廳禁止神籤事全體贊成當由文牘員繕函如下

逕啓者禁止神藥籤一案上年經官廳申令無如言者諄諄聽者藐藐一般愚夫愚婦從而迷信日不暇計各處庵廟神殿多備藥籤視爲利藪神在清虛豈能如禱於是病者熱而藥以桂附病者寒而籤施硝黃顚倒錯亂甚於鴆毒悠悠蒼天假手廟道寧殺無辜何其忍也故社會迷信法令所禁敝會目擊心傷徒呼負負因思貴所痌瘝在抱權有攸歸應請依據違禁法律規定罰則寓勸於懲重申禁令出示曉諭遍貼廟墻務使掌管廟道與求藥籤者知所警惕不敢違犯果荷迅速施行剷除迷信無妨衛生不僅敝會等同深感激已也

評議員包越湖君以年老步履維艱恐誤公事函請另選當以次多數朱俊臣君遞補之

三月初一日評議會紀事

到會者胡瀛嶠君裘吉生君朱俊臣君嚴紹岐君天寶堂馬汝燧君高德僧君史愼之君孫康侯君何廉臣君何幼廉君周越銘君陳越樵君高愼生君鈕養安君曹炳章君葉堯臣君提議事件爲附設衛生公會提議者陳越樵君裘吉生君（理由）吾紹人烟稠密警廳無衛生科對於衛生行政持放任主義一遇天時不正疫癘橫生未可遏止但能平日人人自加注意衛生庶幾不無小補惟衛生知識之灌輸端賴組合公團互相討論方得交換之益並有普及之望擬自醫會分子聯絡軍政紳學工商各界特組一團凡關於個人衛生公衆衛生諸事隨時演講暨發行衛生日刊以期鼓吹云多數可决公舉陳君越樵先擬草章

調査員宋爾康君以店務冗繁函請辭職

報價表

新報	全年	半年	一月	代派或一人獨定十份者八折五十份七折郵票抵洋九扣算空函恕復
冊數	十二冊	六冊	一冊	
定價	一元	五角半	一角	

舊報	一至十三期	十四至十七期	十八至四十四期	四十五至六十八期
定價	五角	三角	八角	二元

郵費	中國	日本台灣	南洋各埠
	加一成	加二成	加三成

廣告價表

等第	地位	一期	六期	十二期
特等	底面全頁	八元	四十四元	八十元
上等	社論前全頁	六元	三十三元	六十元
普通	各襯紙全頁	四元	二十二元	四十元

注意　所稱全頁即中國式之一單面外國式之一配奇如登半頁照表減半算

注意

各處如有函件寄交本社務祈書明紹城北海橋紹興醫藥學報社收倘寫個人姓字郵局投遞不轉本社而無論銀洋書籍出入交涉均與本社無涉特此布告

本社啓

外埠代派處

- 南洋〇新加坡 黃眉孫君
- 奉天〇開原縣 濟生藥房
- 江蘇〇常熟 張汝偉君
- 江西〇省中 神州分會
- 福建〇連江縣 林又愚君
- 江蘇〇松江 查貢甫君
- 浙江〇處州 何九齡君
- 安徽〇歙縣 劉天中君
- 江蘇〇因果巷 張叔鵬君
- 廣西〇桂林 黎肅軍君
- 北京〇城內 王文璞君
- 安徽〇蕪湖 穆春甫君
- 廣東〇廣寧 蔡星山君
- 江蘇〇無錫 周小農君
- 浙江〇台州 羅煒彤君
- 廣東〇潮州 曾師仲符
- 福建〇福州 陳秋孫君
- 湖南〇彰德 沅湘日報社
- 浙江〇寧波 徐友丞君
- 福建〇福州 黃良安君
- 浙江〇餘姚 壽明齋
- 江蘇〇上海 神州醫標總會
- 廣東〇廣州 余翰垣君
- 浙江〇嘉興 春和堂
- 江蘇〇松口 岳欲方君
- 浙江〇杭州 李雲年君
- 浙江〇百官 壽明齋
- 浙江〇杭州 大原施醫局
- 四川〇江津縣 李國珍君
- 河南〇前營門 閱報社
- 江蘇〇鎮江 袁桂笙君
- 吉林〇葉赫鎮 傅偉武君
- 黑龍江〇南城 閱報社
- 陝西〇西安 秦中公報社

本邑代派處

- 潤渚〇張若霞君
- 馬山〇高德僧君
- 安昌〇嚴繼春君
- 五市〇壽明東齋
- 昌安〇嚴紹岐君
- 城中〇和濟藥局
- 城中〇教育館
- 城中〇育新書局
- 城中〇螺潤堂
- 城中〇裘氏醫廬
- 平水〇施滙康君
- 陽嘉隆王彬之君

紹興醫藥學報

原七十二期丁巳四月出版

神州醫藥會紹興分會發行

第七卷第四號

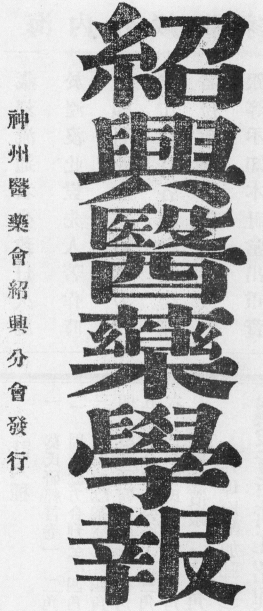

海內外藏書家鑒

中國醫書汗牛充棟各家藏刻流通者少致日久歸於湮沒此豈先人著作時所願料及也本社竭力搜求凡藏有各種醫藥書籍者務祈開明書目卷數價銀等示知本社當出重資相求幷可代爲流傳發行

紹興醫藥學報社啓

醫藥叢書第一集

計六種

一　莫氏研經言卷一　二角
二　周氏驗方合刋全　四角
三　羅氏治驗案卷上　四角
四　吳鞠通醫案卷一　四角
五　惜分陰軒醫案上　三角
六　重刻唐氏人參考　一角

全集定價銀一元六角

（外埠均酌加郵費）

總發行所浙江紹興

紹興醫藥學報

寄售處各省大書坊

紹興醫藥學報第七卷第四號目次

雜著

紀事

月課（四月份）

值課者　鎮江劉恒瑞

題目

中西剖解書脉考

中西剖解血室考

中西剖解三焦考

以新學發明舊學爲合格二藝爲完卷全作者尤爲歡迎當以拙畫爲贈第一二三皆中堂山水一軸以下各有一方册頁奉酬贈額以交卷多寡爲斷陰歷五月底截止卷由紹興醫報社取齊轉寄第六號醫報揭曉並擇尤刊登報端贈品亦寄報社待領

社告

頃奉鎮江劉丙生君來函發起月課按月舉行輪流命題自備贈品宣布報中本社以其有裨益於醫學深爲贊同除將劉君第一次值課先代廣告外凡海內外醫學家願值課者請書明值課人姓字地址題目贈品郵寄本社當接到該函之先後爲按月值課之次第發表報端惟贈品須預爲備具應俾限給領不致失信

本社白

誌謝

福建分會會長鄭肖巖先生精於醫學具活人術而抱濟世心者日前蒙惠贈增訂痘症慈航十部以近時各地痲痘盛行俾醫家於治療得有指南祗領之餘誌此鳴謝

本社出版新書

重訂囊秘喉書 全一册三角

原著者 楊龍九先生

編訂者 王士翹先生

增錄者 張汝偉先生

醫學妙諦附驗案 卷上一册三角

原著者 何書田先生

校增者 何廉臣先生

世界歷代名醫傳略 卷一至二全一册二角

虞山 許明齋先生 著

社友周小農君玉照

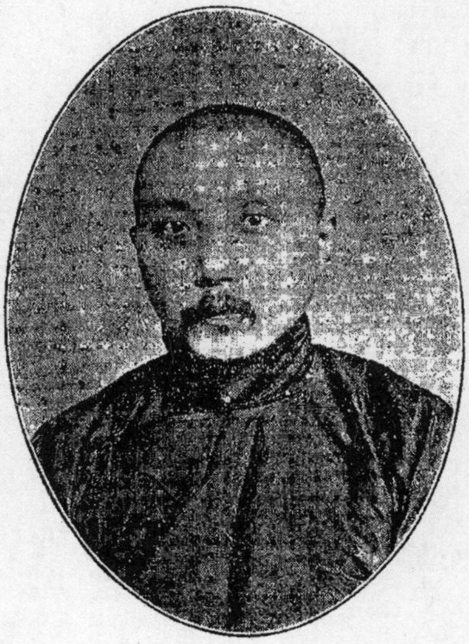

周君小農名鎮別署伯華年四十二歲江蘇常州無錫籍幼時家貧在塾僅七稔侍父居滬患喉繼以足疾年餘方愈時年十七王父及尊公均命學醫乃在家自課後從常州張聿青先生學精於內科溫病及調理雜症女科等畢業後歷就滬上諸善會贈診廣益主任浙甯周禹庭請任君依德丁君甘任費君訪壺等彙評方稿置最前初善院贈藥以手酌量不用權量君諷位中主任陳席珍乘間進言整頓之乙巳李平書君設贈診所於小花園醫學會請余君伯陶廖君吉人等爲慈善事君亦與診席其秋日俄戰罷東三省疫癘盛行沈仲禮觀察創設紅十字會於彼處徵醫會中醫之敢往者李君使倪銘三君來徵君同意謂子同學郁聞堯君已諾偕往最妙君以嚴慈未許未便遠遊辭之後招胡君瑞芬往宣統己酉上海警署聘任醫治三年於受事之初釐定治例陳上依行辛亥夏伍廷芳博士設勸戒紙烟會於觀渡廬舉君爲勸導兼調查員君起身布衣素不嗜煙酒以是言入人無扞格光復後所知任汝典爲總務科長頗見留君婉言辭職回里贈診贈藥如中江（其法人人可昉戚友潤筆送藥舖代收給與收單移助極貧贈藥省口腹之糜費化私惠爲公益）先是尊嚴莘農錄存效方命君參訂甲辰庚戌丁巳三次選刋君又錄日記之謄稿爲惜分陰軒醫案即今紹興醫藥學報社裘吉生君所刋行者君前有投稿熱心於治術率直之言慈善之衷當爲海內君子同諒焉丁巳春月

本社謹識

社論

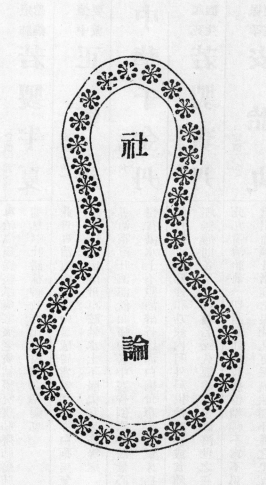

若霞氏監製發行

養血調經 月信丸（定價八角）

專治婦女血液虛弱經水不調行經腹痛經逆經衰子宮虛冷久不受孕顏色蒼白癥瘕血塊下腹疼痛心思鬱結胃不消化產後餘血作痛諸症

療肺聖藥 若製半夏（定價一元）

專治濕痰燥痰風痰寒痰老痰結痰臭痰肺癆肺瘍肺癰肺腫肺水咳嗽喘息嘔吐諸症神效無比誠療肺之聖藥也

懷中要藥 正氣丹（定價一角）

此丹專治瘟疫瘴癘中暑感冒霍亂諸痧赤白痢疾氣臌呃逆卒倒心胃諸痛結氣宿醉舟車眩暈水土不服傷食牙痛等症

中華千金丹（定價一角）

專治霍亂吐瀉溜飲頭痛中暑中寒昏倒惡心眩暈心胃痛不思飲食氣鬱食傷水土不服酒醉昏迷赤白痢舟車害癩氣牙痛癰腫諸毒

起死回生 若製寶丹（定價一角）

此丹扶正抑邪性和功峻內科外科俱治或搽或食隨宜有病則分益諸經無病則各呈其效馳名旣久經驗良多誠濟世之慈航護身之至寶也

保孕要藥 安胎丸（定價八角）

此丸耑治胎前一切諸病如四肢疲倦精神不寧不思飲食腰瘠酸痛子宮出血嘔吐諸症常服此丸可保無胎漏小產之患誠保孕之要藥也

收製良藥 胃和丸（定價八角）

專治脾胃不和胸部脹痛呑酸吐涎不思飲食嘔吐反胃食物不化甚者心腹並痛四肢發冷及恣食生冷泄瀉不止等症立能見效

余之編輯醫藥教科書觀

張汝偉

科舉廢而學堂興。士者之出身。不在於青衿棘圍之中。而出於高大學校之內。是固風之所趨。而人才以之俱變。近十來年。商有校。工有校。農有校。實業有校。法律有校。如林立。如棊布。所在皆是。惟是醫學。僅僅見一二注重西法之函授校。未能擴充。未能普及。未能造乎盡善者。誠以醫學煩雜。醫理淵深。醫書有汗牛充棟之譽。攻補溫涼之不同。醫者又各承師授。漫無定章。非數頁講義。能盡其詳。必臨症讀書。互相觀摩。方爲有益。此醫藥學校之所以難授。而教科書之編輯。斯爲難之尤難也。然若不編教科。而欲觀學校之成績。是固無其事。但將古書東移西補。抄其首尾。而謂已盡編書之能事。則尤不可。必須有經驗之學。閱歷之功。兼以畜道德能文章者。鉤元提要。無語焉不詳之憾。無複雜眩目之誚。合古今聖賢名人佳什。攻補寒涼之異。汗吐下和之殊。鎔化一爐。應有盡有。方爲完善。而又須附設醫院。使學生輪流臨證。以堅其目光。增其智識。至於生理一科。分門別類。何君廉臣八章四十節。甚妙。但吾國醫者雖多。大約可分三派。曰時醫。曰名醫。曰庸醫。時醫者。負盛名。心敏手熟。閱歷最多。日夜奔走於病家之門。又何暇乎著書編輯。名醫者。營業淸寥。日事吟哦。學問之見理雖精。未免有刻意求深因噎廢食之弊。庸醫者。人云亦云。無所短長。著書編輯。固不可任於斯輩。余讀徐先生相宸與何君之書。曰徵求全國同志意見。仿快活林徵文法。洵爲要議。不過茲事體大。無獎勵誘掖於前。往往不肯耗其腦力。以盡公益。向使敎科編輯。果屬完善。直可風行全國。利及萬世。以余目光觀之。將來後輩行醫。必須從學校畢業。無各承師授。意見歧出之弊。合大公普濟之心。而編輯敎科之着手辦法。一面從徐君之說。徵集全國意見。一面先設編輯總事務所。聘各地同志願任編輯者。厚其俸金。每科請二人校正。二人謄寫。取其速力進行。以達目的。不然坐視因循。徒蹈空言。無裨實事。豈不爲外人齒冷耶。至於經濟問題。能從內部稟准。每縣酌撥公費若干。最妙。其次或由內部指令各縣。調查中醫人數表。每名酌繳懸牌稅若干。亦可從事。此當以醫會名義。繕稟上呈。批准即可施行。不然者。深恐徒負徐何諸君之志。而編輯教科書。終難冀於成立而收實效也。凡吾同志。諒不河漢余言。

醫戰

古黟王壽芝

赫胥黎氏曰。優勝劣敗。天演公理。歐州之戰雲未罷。而亞美之爭耗又來。無他。盖亦各爲立世界而競存也。吾人爲黃帝子孫。岐伯的傳。積數千年之研究。絞億兆人之腦汁。藉藥石針砭。與病魔决勝負於臟腑肌骨之間。往往有效有不效。而綺歲之人被病魔疾捲而去者。不知夭札幾何人。自海禁大開。西醫東漸。不僅有商戰學戰。而默觀大勢。醫戰之時局亦甚迫矣。不幸人民疾患。呻吟床蓐。爲醫者挾不痛不癢之學術智力。與病魔戰。病本虛也。而漫以爲實。病本併也。而僅治其獨。選湯頭之歌訣。爲應敵之良方。勝則君之幸也。不勝則諉之天命氣數。此等社會劣醫。其遭失敗也必矣。其上焉者。熟讀內經。精究藥方。臨床診斷。徒憑三指。藥品任購藥鋪。良窳不分。看護委之庸夫。病變莫覺。僕舊歲有至戚。年四十餘歲。患一氣逆食減症。在滬上纏延五閱月。經中醫八九人。如滬上醫學會某某員。爲醫學會中翹楚。僕隨戚至診室。

醫戰

私心竊喜。必有一番精密診斷。乃亦三指一搭。舌苔一望。聊聊生剋數語。便伸紙開方。繼而他醫他診。亦復如是。惟曹滄洲之子。診斷爲胃病症。方亦無效。病卒不起。其餘非風邪未清。則痰飲作祟。肝氣橫逆。噫。試入滬上各醫生之室。案上不過殘書數卷。脈枕一個。禿筆數枝。此等腐敗情形。以寶貴之生命託之。是由緣木求魚。以病試藥。倘有急性傳染疾患。不及開方量水者。亦三指望舌、開方匆匆則畢乃事而去。無異敵氣盛强。壓臨城下。而吾猶從容畫策。欲病人之生也得乎。一入西醫醫院。其器械之精良。藥品之潔凈。藥診一手。以應病家之求。少空虛之道言。多診察之技術。致使社會中下之人。以其和平易親也。藥品便利也。棄中而就西。而中醫僅恃舊法診斷之形式。以與一班信舊者親近。範圍日縮日小。眞有昔也日闢國百里。今也日蹙國百里之嘆。爲中醫者。臨病診察。宜參古法今法。手術之不及。助以西人之器械靈效之藥水。救急之靈丹。選擇儲存。隨診攜帶。有備無患。凡六淫之病。魔自不能逞淫威於當前。如兵家戰爭。選求精捷利器。以制敵國死命。明其地理。探其敵情。不戰則已戰則無不克也。中醫誠能如此。不僅戰勝病魔。而西醫亦不敢挾藝而侵入內地。政府亦不致唾棄空疏。社會一般崇拜彼族之流。必漸移心理。以信從同胞。倘以爲我用我法。一紙空文可抵十萬勁卒。存一方如應病。無不效如桴鼓之見。振我精神。保我國粹。毋庸改良形式。恐彼此交綏爭能。永無奏凱之日矣。

與病家爭論寒熱虛實說

黃眉孫

東南之地。溫熱病較多。外感之來。凡發熱頭痛。胸滿燥渴等症。服清涼發散藥劑。已成習慣。其有久病纏綿。過服涼劑、宜用溫補者。病家必惶惑不定。吾人診病遇此。當將其理由。詳細解釋。使病家心悅誠服。然後敢放胆服食。又或眞寒假熱之症。如發熱頭汗。胸膈悶痛。心中焦燥。喉乾口渴諸症發現。則大多數之心理。皆以爲眞熱。宜用涼藥。遇有見識之先生。獨用熱藥。與大多數之心理。互相反對。多有疑懼而不敢服食。以致坐視其死者。此非將道理解曉明白。令彼深信不疑。鮮不敗乃公事矣。今試譬之於驚風一症。小兒初起發熱。手足搐搦。或兼咳嗽。或兼吐瀉。用祛風清熱除痰方劑。醫治痊愈者。實居多數。此爲醫界所公認者也。乃或得病日久。服涼劑過度。由驚風轉成脾風。氣息奄奄。發熱昏憫。沉睡不醒。瀉泄無度。則宜急用溫補方有救藥。此一定不移之理也。乃觀近時醫生。毫無見識。不明寒化熱化理由。一誤再誤。比比皆然。又或自己不明。深恐前用寒劑。後用熱劑。遭人議論。雖明知寒症。亦坐視其死而不救。又或寒熱不能鑑別。心中無主。猜疑各半。不敢反對前醫方案。依樣葫蘆。以避怨謗。仍舊用淸熱除痰之劑。是速之死也。嗚呼冤哉。此不獨脾風一症爲然。凡百病之由熱轉寒。由寒轉熱者。亦無不皆然也。至若眞熱假寒之症。外現寒象。內蘊熱毒。衆口一辭。謂宜溫補。爲醫生者。若不能鑑別。人云亦云。依阿從事。覘主家意旨。以爲趨向者。固無論矣。其有明眼醫生。洞燭其寒熱之眞象。而衆口嘵嘵。爲之阻礙。主家半信半疑。莫衷一是。使非有懸河之口。粲花之舌。令彼深信不疑。鮮有能徑行己意者。豈不大可惜耶。夫明明陽厥也。表面視之。居然陰症矣。明明陰厥也。表面視之。居然陽症矣。最可惡者。旁人無識。知其外象。不知其內容。而又强作聰明。不自知其昏昧。强辭奪理。以擧醫生之肘。主家信之。禍不旋踵。即有金丹靈藥。不入口。不下咽。又何能起死回生耶。甚或減輕分兩。加減藥品。服食湯劑。又未及半。恐盧扁復生。亦將退處於無權矣。豈醫生之咎乎哉。至於虛實之間。最宜斟酌。經曰。毋實實。毋虛虛。損不足。益有餘。古聖先賢。諄諄致意。關繫豈淺鮮哉。故有實中虛。有虛中實。有內實而外虛。有內虛而外實。有先虛而後實。有先實而後虛。辨晰分明。用藥確當。醫之良者。其在斯乎。無如晚近生人。體質日弱。外强中乾者。十居八九。其眞實强壯者。十無一二焉。予診病多年。頗悉病家情僞。凡溫補淸補養陰壯火諸品。類多爲病家所歡迎。而貴重値錢藥餌。尤爲富家所樂購。而普通社會之心理。則以藥品平和。方敢放胆服食。方中間用有一二峻烈藥品。必疑懼而不敢服食。無怪夫今世醫生。以滋補藥誤人者。居其半。以平淡藥誤人者。居其半也。問居四診之一。若以體質强弱。問病家。無不答稱爲體質素虛者。設徒聽信其言。不察脈症。實症作虛症調。醫誤矣。如果爲實症。或汗或吐或下。藥貴中病。用之得宜。雖峻烈之品。無傷也。至若病勢稍有

與病家爭論寒熱虛實說 三二

轉機。急求養補。病家意旨。大抵如斯。醫者順從其意。以致病症反覆。更加危險者。數見不鮮。不知病有危急。今實症方急。而慮其虛。安得不誤。蓋人當以無病之時。講求養補。若病勢未除。急急養補。豈非大謬。爲醫生者。當審其爲虛爲實。或補或攻。有定見有定識。方得收藥到病除之效。若徒問病家。病家意見多偏向滋補。苟迎合意旨。以處方藥。其不致輕者重。而重者危者。幾希矣。至於虛症誤爲實症。其害亦相等。蓋凡病久不虛者。因於時期也。老弱虛損者。因於體質也。何者爲陽虛。何者爲陰虛。何者宜補氣。何者宜補血。設診斷不明。魯莽從事。又從而攻之伐之。豈不速之死哉。吾蜚懸壺問世。當求無愧於予心。追憶二十年以來。時遇病家以爲熱者。余以爲寒。病家以爲寒者。余以爲熱。病家以爲虛者。余以爲實。病家以爲實者。余以爲虛。與之反覆辨論。以實吾言。有膠執已見。終不以吾言爲是者。有信吾言。服吾藥。成效大著者。此在臨症多用藥。確胸有成見。方不爲浮言所動耳。審是以觀。爲醫者。可不愼之又愼耶。

學說

中西會通醫學初集

葯草與毒草

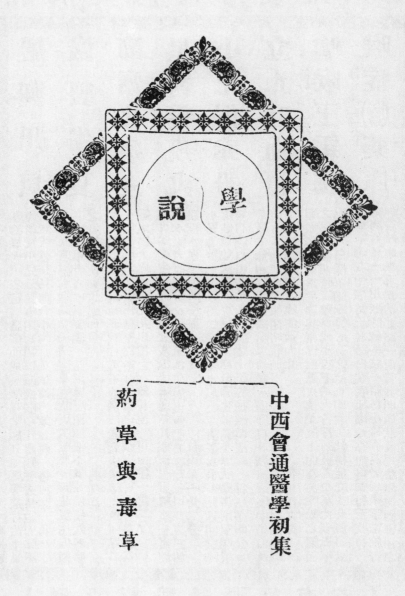

水底脫傾瀉無餘矣。今傷在上中二焦。根本未動。尚可爲也。服藥後。腹加大痛。知藥力已至。改用人參蘆、防風蘆、升麻、桔梗各三錢。煎服少頃。用鵝翎探之。涌出前藥約十餘盌。孫謂酉時大便必行。宜備人參數斤以待。至午刻進至寶丹一帖。以溫中氣。未申間。腹中濁氣下注。覺少寬。至晚大便行一次。小水略通。即用參朮各五錢。炮薑三錢。茯苓二錢。木香甘草各五分。陳皮一錢。煎服。四鼓又行一次。小水亦行。次日連瀉廿餘次。以理中爲丸。與煎劑兼服。脹全消。食漸進。凡瀉七十二日。服參二斤餘。乃愈。

丹溪曰。明知身受寒氣。口吃寒物。初得之宜溫散溫利。稍久則成鬱。鬱久則成熱。熱久則生火。若仍用溫藥。甯不助火添病乎。宜用辛涼以發表。苦寒以泄中。邪易出而病易退也。至東垣則有輕則損其穀。重則逐其滯之論。蓋少壯新病。宜推逐急去爲美。如老人久病。又宜導化漸去爲佳也。二公之旨。眞消導法中口訣。故特拈出。

徐靈胎治一人。年七十四。外感停食。醫者以年高素封。非補不納。遂致聞飯氣則嘔。

見人飲食。輒叱曰。此等臭物。虧汝等如何吃下。不食不寢者匝月。惟以參湯續命而已。徐診之曰。此病可治。但我所立方必不服。羣問當用何藥。曰非生大黃不可。止服其半。是夜即氣平得寢。並不瀉。明日全服一劑。下宿垢少許。身益和。因曰。傷食惡食。人所共知。去宿食則食自進。老少同法。

神經系統疾病

中風

原因　以腦動脈之粟粒動脈瘤爲最多。或由黴毒性血管內膜炎。遺傳。憤怒。努責。暴飲暴食。身體劇動。腎臟炎。動脈硬大。動脈閉鎖不全之左心室肥大而來。多發於四十歲以上之男子。

診候　猝然(或以頭痛眩暈爲前驅)昏倒。人事不省。脈搏遲而充硬。鼾聲呼吸緩慢。顏面歪斜。開口流涎。半身運動知覺痲痺。昏睡而死。覺醒者亦有之。但遺留局部症狀。與出血之部位有關係。

紹興醫藥學報　第七卷第四號

經過　經過不良則呼吸不正。脈搏增加。發熱昏睡。經過若良。則在二十四時間內醒覺。

豫後　昏睡至一日之久。及發作之初。體溫下降。其後上昇者。必不良。

療法　解衣帶。曝露於新鮮空氣內。高其頭部。貼冰囊。若强壯多血。脈搏佳良。顏色靑藍。則行瀉血法。倘顏面蒼白。有衰弱之容貌。脈小而弱。此法不可行。之年老及心臟血管有病者亦然。貼芥子泥（腓腸部胸部）服峻下劑。行灌腸法。或用通尿管排出尿液。或摩擦皮膚。病室宜暗。此外行對症的療法。

羅謙甫曰。眞定府臨濟寺趙僧判。患中風。半身不遂。精神昏憒。面紅頰赤。耳聾鼻塞。語言不出。六脈弦數。潔古云。中臟者多滯九竅。中腑者多著四肢。今語言不出。耳聾鼻塞。精神昏瞶。是中臟也。半身不遂。是中腑也。此臟腑俱受病邪。先以三化湯一兩。內疎三兩行。散其壅滯。次日至寶丹加龍骨南星。安心定志養神治之。五日。聲音出。言語稍利。後隨四時脈證加減。用藥不旬。即稍能行步。

徐靈胎治一人。向言手足麻木而痰多。本豐腴。又善飲啖。一日忽昏厥。遺尿。口噤手拳。痰聲如鋸。皆屬危證。醫進參附熟地藥。煎成未服。診其脈洪大有力。面赤氣粗。乃痰火充實。諸竅皆閉。服參附宜斃矣。以小續命湯去桂附。加生軍一錢爲末。三劑而有聲。五劑而能言。然後以消痰養血之藥。服之一月。後步履如初。

徐靈胎治一人。新正出門。遇友於途。一揖而仆。口噤目閉。四肢癱瘓。不省人事。醫亦用人參熟地等藥。其母前年曾抱危疾。爲治之愈。故信求救。以小續命湯加減。醫者駭謂壯年得此。必大虛之證。豈可用猛劑。其母排衆議而服之。隔日再往。兩足踏地。欲叩頭作垂涕感思之狀。慰之。且謂其母曰。舌本堅硬。病雖愈。言語不能驟出。毋驚恐而誤投溫補也。果月餘而後能言。百日乃痊。

脊髓炎

原因　力役過度。熱身睡眠冷地。中毒。經閉。外傷出血。脊髓膜等比鄰炎症之波及。房事過度。精神劇動。黴毒。結核。急性傳染病。惡液質。貧血性疾患。

紹興醫藥學報　第七卷第四號

診候　急性症。則腰痛劇甚。背筋强直。發熱。下肢癱瘓。慢性症。則腰痛。軀圍嵌頓之感覺。體端蟻行之感覺。次起下肢癱瘓。膀胱直腸痲痺。膝蓋腱反射。腰髓下部之炎症多缺如。皮膚易害其營養。

豫後。　黴毒性之外。大抵不良。但有經過二十年以上者。

療法　在黴毒鉛中毒等。則行原因療法。此外施電氣療法。安臥於適當之位置。脊柱貼冰囊。劇痛則貼芥子泥。注意褥瘡。營養當使之善良。

李東垣治一人。年三十餘。病脚膝痿弱。臍下尻臀皆冷。陰汗臊臭。精滑不固。脈之沉數有力。以滋腎丸黃柏知母（酒洗焙）各一兩肉桂五分。爲丸。梧桐子大。湯下百丸。再服而愈。

脚氣

原因　未詳。

診候　因症候之不同。分乾性脚氣。濕性脚氣。急性脚氣。三種。乾性者。初發之際。足及下腿之知覺異常。其次於上腿下腹口唇等知覺亦漸失其常度。腓腸部緊張壓痛。膝蓋腱反射消失。步行困難。心悸亢進。脈搏頻數。濕性者。除乾性症之各症外。兼發浮腫。初起於足背下腿之前面。漸及全身。急性者。心悸亢進等之諸症。驟然增劇。脈搏頻數。皮膚呈蒼白色。呼吸困難。苦悶而惡心嘔吐。終至死亡。

豫後　衝心者不良。

療法　當遷居於高燥之地。便秘則投下劑。心悸亢進則服樟腦硝酸。斯篤里幾尼湼斯篤洛仿司丁。浮腫則服利尿劑。吐嘔則用冰塊。古加乙湼等。急性重症須行瀉血法。皮膚蒼白。脈搏頻數。宜服樟腦赤葡萄酒。麻痺宜電氣療法。或消酸斯篤里幾尼湼之皮下注射。達於恢復期後。用强壯劑。

唐柳柳州纂救三死方。元和仲春。得乾脚氣。夜半痞絕。左脇有塊。大如石。且死。因大寒不知人三日。家人號哭。滎陽鄭洵美傳杉木湯。服半食頃。大下三次。氣通塊散。用杉木節一大升。橘葉一升。無葉以皮代。大腹檳榔七個。合而碎之。童便三大升。共煎一升半分二服。若一服得快利。停後服。

某年三十歲。南海人。一月以來見兩足微腫。軟痺不便於行。面色黑暗。胸膈滿悶。氣壅於上。如棍頂心。少腹腫實。飽食便劇。大便秘結。指頭麻木。六脈浮緊大實。余診畢斷曰。此脚氣衝胸之漸也。擬吳茱萸木瓜檳榔陳皮桔梗蘇葉生薑桂枝郁李仁秦艽二丑火麻仁川朴枳實等藥。大劑與服。自午至酉。始瀉得惡水一大盆。胸覺爲舒。氣亦稍下。是晚照方再服。復瀉如前。翌早來診。脈略靜。精神略爽。將前方略爲加減。而痊。

又一人形氣壯實。而色晦暗。胸膈滿悶。肚腹脹實。飽食尤甚。氣上逆。兩手指痺。大便秘結。小便短澀。舌尖赤。唇略紅。兩足微腫。腨痛麻痺。酸軟無力。不能行立。六脈浮緊實大。惟不渴。飲食如常。醫以爲腎虛痿症。用虎潛丸數服。病益進。又以爲癱瘓不治。又以爲熱。服羚羊角桑枝。病更劇。轉診於余。余曰。此乃寒濕壅滯。脚氣衝胸症也。若不早爲之所。恐滋蔓難圖。擬雞鳴散加郁李仁西秦艽川樸枳實二丑元明粉羌活獨活赤芍桃仁等藥。九劑俱瀉。病減一半。腫消筋舒。胸亦不滿。可行數步。脈略靜。瘧時。尚有微氣衝胸。轉用蘇子降氣湯四劑。即下。遂借用換骨丹。連進十劑。即告收成功矣。

一人肄業讀書。甚少走動。偶患兩足筋牽。腫痛痲痺無力。右甚於左。兼見胸滿腹脹。兩手指痺。大便艱難。面色黑暗。連日來診。脈見浮緊實大有力。余曰。脚氣深重。將有衝胸之勢。當急服鷄鳴散。重加瀉藥。數服俱瀉。病已減半。伊父不達。疑過瀉傷體。攜返羊城。暫換水土。以冀全功。其戚囑食禾蟲。每日必瀉。月餘瘥。

一人年二十三歲。客越南。染瘴毒。患頭痛。日晡寒熱往來。面浮黃。胸滿腹脹。指痺。足腫軟痺。膝膕脛俱無力。難行。右甚於左。初作瘧治。服藥不應。親友勸其反粵。至中途而病減半。到港延診。六脈仍浮緊有力。因知脚氣未消。擬服鷄鳴散。加減五劑。病大退。翌日歸里。愈後來謝。據云不藥而瘥。此轉水土之明驗也。故錄之。

（以上四則皆脚氣芻言）

小金山房叢書

藥草與毒草

張拯滋若霞譯述
日本篠田平三郎原著

前編　藥草類

一　藍　蓼科

第一圖　藍

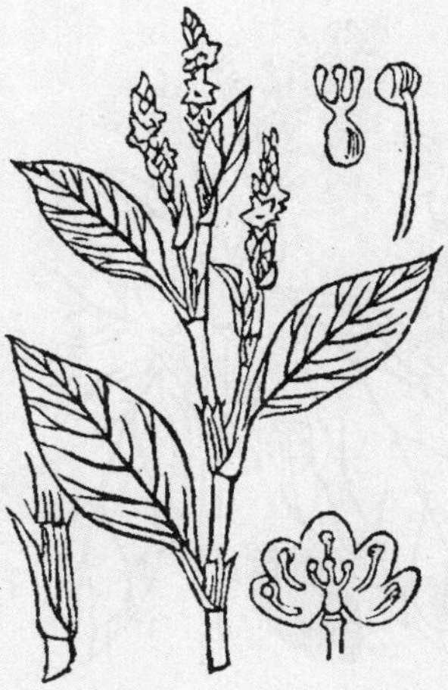

學名 Polygonum tinctoium

一年生草、原產於中國、形狀似蓼、爲染料植物、栽培甚廣、莖高二三尺、葉卵圓形、互生、開紅色有蕚之小花、

用藥榨汁、治蜂、蟻、蜘蛛、諸毒、其實、爲解毒劑、

藥草與毒草 二

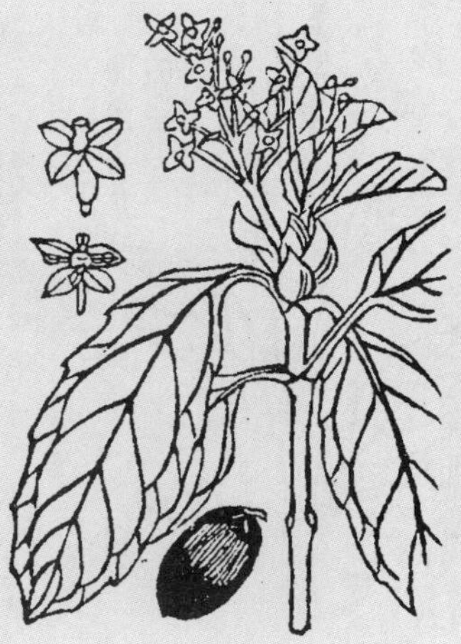

第二圖 桃葉珊瑚

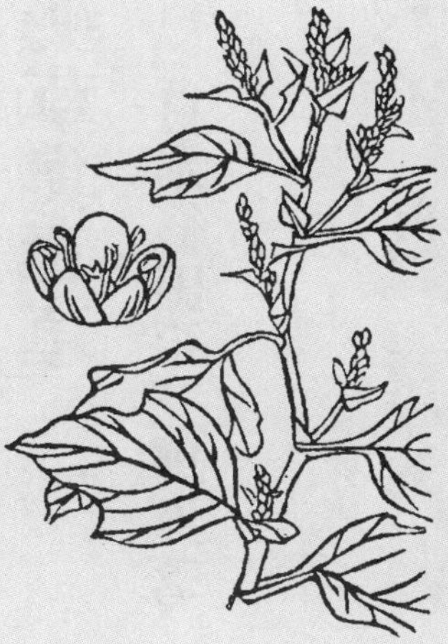

第三圖 藜

二 桃葉珊瑚 山茱萸科

學名 Aucnba japonica

常綠灌木自生於山野間、高達五六尺、葉長橢圓形長凡五六寸、邊緣有鋸齒、其花雌雄異株、治湯火傷用葉研末和油塗布、

三 藜 藜科

學名 Chenopcdium album

一年生草、自生於原野、莖長一丈四五尺、葉卵形互生、周邊有缺刻、嫩時帶紅色、後變綠色、秋季開穗狀小形黃綠色之花、煎葉含口中治齒痛、生葉榨汁、除癜風、效、

第四圖 茜草科

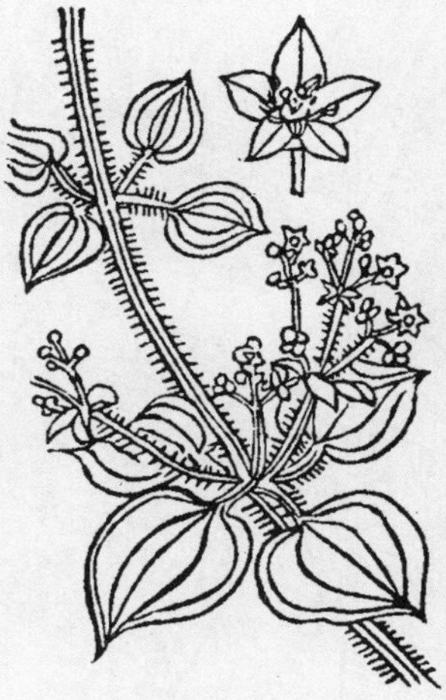

第五圖 阿魏

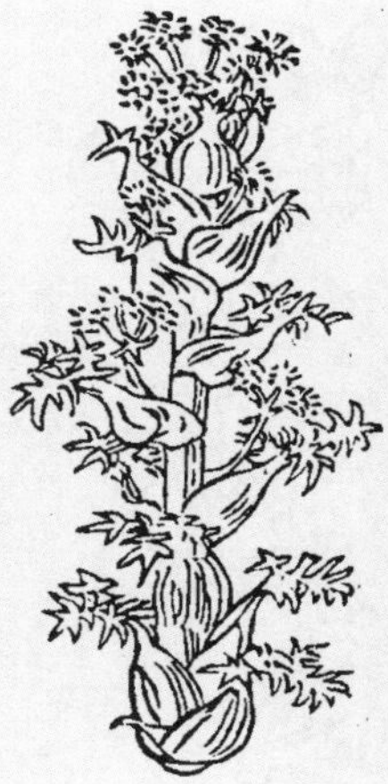

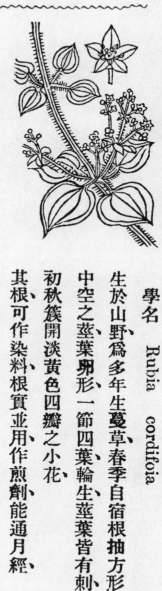

四 茜草 茜草科

學名 Rubia cordifoia

生於山野、爲多年生蔓草、春季自宿根抽方形中空之莖、葉卵形、一節四葉輪生、莖葉皆有刺、初秋簇開淡黃色四瓣之小花、其根可作染料、根實並用作煎劑、能通月經、

五 阿魏 繖形科

學名 Ferula asa foetida

草原產於波斯、及阿富汗、爲多年生、莖高三尺許、葉類胡蘿蔔、花小而黃、聚如繖形、截其根流白汁如乳、乾燥成塊、臭頗烈、作驅風、祛痰、通經之劑、

藥草與毒草 四

第六圖 通草

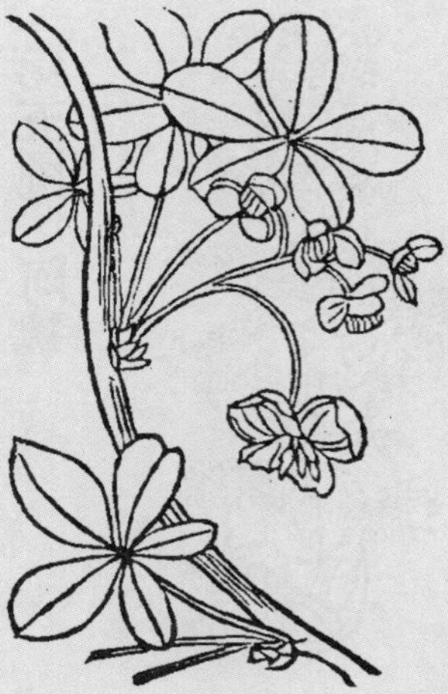

第七圖 大痲

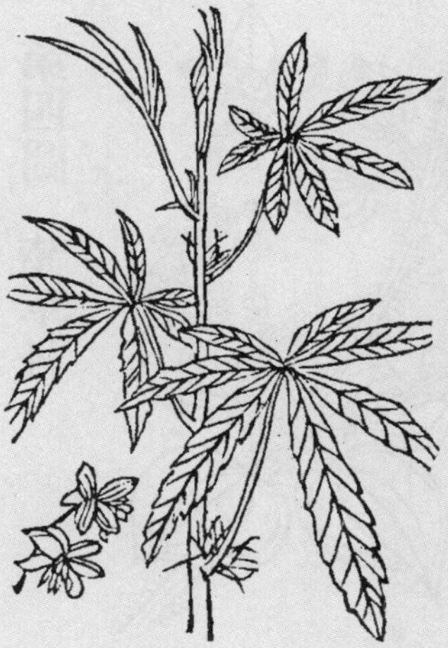

六 通草 木通科

學名 Akebia quinata

蔓性灌木、自生於山野間、葉由五個楕形之小葉組成、初夏開淡紫花、實長三四寸、有白瓤、味頗甘美、枝可入藥、煎用能治頭痛、通二便、有效、

七 大痲 桑科

學名 Gannabis Sativa

纖維植物、栽培甚廣、一年草、莖高八九尺、葉由五個至七個之掌狀複葉組成、其花雌雄異株。作痲醉、及鎭痙劑、

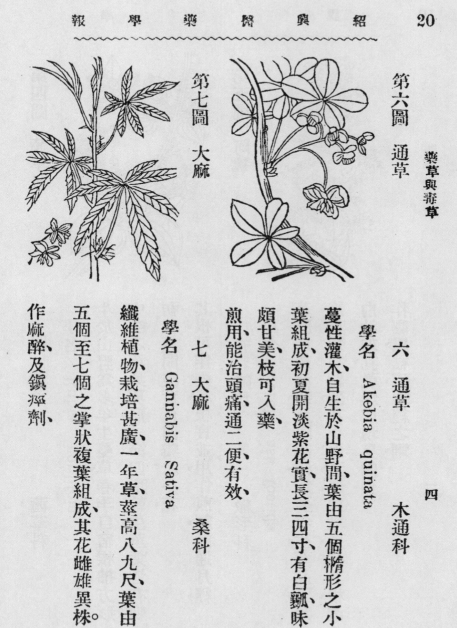

問會

袁吾題

問答

問五十八　吳肅

敬陳者。竊以家慈今年六十有七。患神經病。已越四年矣。緣向日身體虛羸。因井臼操勞。足不出戶庭一步。復以家道中落。居恒鬱鬱。終日不作一語。致成肝胃氣痛之疾。時發時止。既而家事日見緊劇。至丁未春間。忽患失紅之症。每嘔吐一次。即用脚盆盛之。輒爲之滿。比以倉促之間。未敢亂投藥餌。嘗購雅梨四十斤。熬膏服之。未及一月。漸次就痊。旋又購梨六十斤。加以西洋參合熬成膏。服完即愈。接服吉林人參斤餘。自後即不復發矣。然肝胃氣痛之疾。動輒復發。發時飲食不能少進。非數日不能復元。蓋平時除兩餐米飯外。其他無論美餚嘉饌。概不沾唇。飲食亦不多。茹葷腥極有節度。所服之藥。無非理氣導痰之劑。不能稍見功效。猶此肝火愈旺。益見頹唐。迨至辛亥秋。武昌起義。竟成鶴唳風聲。斯時也。家慈難安寢食。無以自容。詎料烽火之中。而先嚴忽於是年十月見背。則家慈於恐怖中。而兼傷感。於是精神頓減。更形惝恍迷離。其氣血虧耗。亦已達極點。竟至小解自遺。不能收攝。當延名醫診斷。均以滋陰固氣爲不二法門。（當歸白芍熟地黨參牡蠣覆盆菟絲山藥陳皮黃耆白朮茯苓甘草等味）竟獲全愈。甲寅五月。不幸家兒夭殤。則家慈失其最愛之長孫。而病勢益見增劇。終日譫語。似醉若癡。時而高聲。時而絮語。由是飲食無節。喜怒弗常。近四年來。時以雙手頻解鈕扣。迄無間斷。惟耳甚聰。飲食亦較前甚健。祇是漫無節度。不擇甜鹹。均能可口。現因齒落。但不能食硬物。其行動非人牽扶。即寸步難移。至若大小便。均與尋常無異。舌苔則變化不時。惟嘴唇常帶紅色。却從來無咳痰之患。及涎沫吐出者。現在肝胃氣痛之疾。際此亦不復發。稍一清白。即覺心脘痛楚。偶談往事。於三四十年前經過之情況。尚能記憶靡遺。以較近而論。又覺稍遜於前。後服癡癲藥水。（西藥）不甚見效。繼以京半夏戈半夏等。及化橘紅合冰糖蒸服。仍然無效力。此僅就病變。及服藥各緣由之大概情形也。肅按此等症候。爲神經病已無疑異。近因單方毫無功效。藥餌亦暫爲中輟。睹此暮景。不獲以娛天年。爲此將詳細病狀具陳。以便轉乞　大醫家明以教之。並望賜以良方。俾家慈早起沉痾。則感荷　高誼。實無涯涘（下略）

答五十八　　曹炳章

據述　令堂之恙。先因過勞成肝胃病。繼則吐血盈盆。後復因恐怖。而精神恍惚迷離。小便自遺。再則終日譫語。似醉若癡。時而高聲。時而絮語。由是飲食無節。喜怒弗常。近四年來。時以兩手頻解鈕扣。迄無間斷。惟耳甚聰。飲食甚健。漫無節度。不擇甜鹹。均能可口。起居則寸步難移。惟大小便如常。舌苔變化不時。獨口唇常帶紅色。且從無咳痰及涎沫吐出者。偶談往事。於三四十年前經過之情況。尚能記憶靡遺。服西藥房癡癲藥水。及京半夏戈半夏化橘紅合冰糖等藥。然皆無效力。綜觀經過前因。由肝病而遺溺。由遺溺而神呆。顯係心神太虛。腦府不足。係高年風痱厥中之兆。蓋神以心爲宅。以囟爲門。

故心爲藏神之臟◎凡人之神氣◎皆心所應含藏者也◎而腦亦爲元神之府◎神明出焉◎靈機發焉◎浮山道人云◎人之智愚◎係腦之清濁判之◎內經云◎腎生髓◎又云◎諸髓皆屬於腦◎又云◎腎出伎巧◎西醫亦云◎人之才智◎均出於腦髓◎髓者腎精所生◎精足則髓足◎髓足則上實於腦◎九墟道人云◎腦爲髓之海◎太陽經入絡於腦◎故五穀之精津和合而爲膏◎內滲入於骨孔◎補益於腦髓◎凡人脊骨中之髓◎上至於腦◎下至於尾閭◎故人之而有知覺者◎雖曰神主之也◎而能記憶不忘者◎實則皆腦所使也◎蓋神之初生於腎中之精氣◎而後上歸於心◎合爲離卦◎中仍含坎水之象◎以陰精內含◎陽精外護◎心臟所以光明朗潤◎而能燭照萬物◎攝影於腦府者也◎故心神旺◎腦府足◎則作事靈敏◎善記不忘◎心腦虛衰◎則靈機頓失◎遇事遲鈍◎經過即忘◎若心神散越◎腦髓乾涸◎則神呆似癡◎錯言妄語◎或獨語如見鬼狀◎如上所述之象見矣◎究其病機◎皆由積勞思慮所傷◎以致心腎兩虛◎養生要言云◎多思則神散◎多念則神勞◎徹賸八編

問

云。神貴藏。若眞臟過虛。則其神反外露也。能談經過往事者。其即平時所感受之事。記憶於腦府。虛則元神外露。記印之事。亦隨之而散越也。其飲食仍健者。係腎精不足。肝風內動。胆火亦激而上炎。散入胃府。反能食善消。不辨五味者。其胃神經亦變痲痺也。口唇常紅者。亦屬下焦浮游之火上升也。大小便如常者。大小腸膀胱無熱也。步履難移者。緣下焦腎命之元氣。升勝上焦而作祟。以致下虛上實。兩足反成痿軟。步履艱難矣。服癡癲藥水。及半夏等化痰藥無效者。因是症非痰火所蒸。痰瘀所迷之癲狂癡痫者可比。乃陽不交於陰。屬下虛不納之病。議以育陰潛陽治下。鎮心甯神治上。俾龍火潛藏。元氣歸宅。諸症漸平。必須僻除物念。或可頤養暮年。擬方於後。並乞指正。

答

(治下)育陰潛陽法　宜用丸方　照服數料

炒熟地　四兩　白歸身　三兩　巴戟肉　三兩　炙虎骨　二兩

懷牛膝　三兩　枸杞子　二兩　淡蓯蓉　三兩　浙茯神　三兩
懷山藥　三兩　沙苑子　三兩　菟絲餅　三兩　明天麻　兩五錢
靈磁石　三兩研細　破天冬　二兩　鱉甲膠　三兩另化　生川柏　一兩
龜版膠　二兩另化　驢皮膠　三兩另化

右藥上十五味。研細末。用黃魚鰾膠（二兩）燉烊。併將鱉、龜、驢、三膠烊化。加煉蜜搗前藥爲丸。如桐子大。每服三錢。每日早晚空心淡鹽湯送下。

（治上）鎭心甯神法　宜用湯劑　照服十廿劑

青龍齒　四錢　辰砂拌茯神二錢　炒棗仁　三錢　製遠志　一錢
炒白芍　二錢　炒黃菊　二錢　太子參　一錢　炙甘草　一錢
明天麻　二錢　黃草石斛　三錢　西琥珀末五分沖入　炒生地　四錢
金箔鎭心丹　四粒另嚼碎呑服

用陰陽水（河井各半）三盌。煎取一小盌。二煎以水二盌。煎取大半盌。半飽

時熱服◎

附金箔鎭心丹方　紹興和濟藥局製就有購每丸洋三分

九製胆星　一錢　硃砂　三錢　西琥珀　三錢　天竹黃　三錢

西牛黃　五分　麝香　一分　小川連　一錢

右爲末◎煉蜜爲丸◎每丸如芡實大◎金箔爲衣◎

問五十九　方曉恬

素因先天不足◎後又因乳食不充◎以致體質消瘦◎精神短小◎面白◎飲食少思◎每餐飯不過一碗半之譜◎偶遇合口之餚◎亦可多食半碗◎於是腰部逐漸發痛◎且每腰痛◎遂牽動肝氣◎橫於肚臍之上◎胸部之下◎然大便一日一次◎適遇腰痛之時◎糞即黑色◎小便有時亦帶微黃◎且疼痛時◎即不能坐◎而大解亦不能多時◎否則立起◎眼即昏黑◎不能自主◎須靠壁數分鐘◎方可開步◎晚間睡時◎有時甚好◎有時醒一二次◎每晚上牀◎須一句多鐘始能睡著◎初服湯藥多劑◎

均係溫補肝腎之品。（如熟地黄肉杞子杜仲遠志金鈴子益智仁白朮白芍香附木香陳皮甘草首烏茯苓五味子厚樸當歸等味）服之不過暫解一時之危。總難就痊。現在覓得丸藥一方。曾經服過數料。略見功效。比較從前。病勢稍爲減輕。難以復原。心甚不安。丸方（如熟地懷山藥炒白芍炒於朮浙茯苓全當歸炒杜仲破故脂核桃仁等）錄呈。敬請　大醫家。明以教之。此症究應何法治之。能使功效神速。

答五十九　曹炳章

據述各狀。顯係胃陰衰微。肝血腎液皆虧。水不涵木。以致肝陽衝橫於臍腹之上。腰部綿綿作痛。便日一次。若遇腰疼之後。糞即黑色。解後即發頭暈。眼亦昏黑。不能自主。須靠壁數分鐘。始有知覺。此由營陰不足。血舍空虛。稍過勞。則肝陽挾內風上冒。乘於頭目則昏暈。傍竄腰腹則疼痛。治宜滋陰熄風。以溫柔藥塡補下焦肝腎爲常服之品。服食物。宜陳腿。淡菜。螟蛸。白鯗。刺參。鮑魚等。
炒生地 四錢　枸杞子 二錢　鹽水炒黃菊 三錢　白歸身 二錢
黑芝麻 三錢　淡蓯蓉 二錢　煅磁石 三錢　炒萸肉 錢半
製首烏 三錢　懷牛膝 三錢　炒白芍 三錢　清炙耆 錢半
石菖蒲 一錢
服念帖。以後可將此方十帖。研末合丸。每日服二次。每次服三錢。早晚服之。

問

問六十　楊嘉祿

（上略）伊年三四歲時。口齒說話甚清爽。迨大病後。不知服錯何藥。現今六七歲。仍不能說話。似啞非啞。似聾非聾。其中究係何故。敬乞大醫家。賜以治療良法。

答

答六十　曹炳章

據述令姪三四歲時。口齒說話甚淸爽。迨小孩大病之後。至今六七歲不能說話。似啞非啞。似聾非聾。是否前病時。藥誤所致。抑有別故。請賜良方云云。

按此症其前病或因痰熱之症。必有頑痰毒涎。凝結於會厭軟骨。及通聲門喉頭之路。則聲帶弛張。不能呈發聲之作用。故現似啞似聾之狀。若以湯劑丹丸治之。下咽即入胃腸。而於喉頭會厭之病所。必然毫無效果。余意當用噙含緩嚥之藥。俾藥汁常留病所。以冀引吐其頑痰毒涎。或由上從口吐出。或由下從便排泄。更爲穩妥。擬方如左。敬陳　答政。

初治丸方

飛月石　二錢　元明粉　六分　杜製胆星六分　訶肉子　六分

五棓子　六分炒焦　細牙皂　五分去弦　上梅冰　一分

右藥共硏極細末。用烏梅肉二錢。煑爛搗如泥。加煉蜜同前藥搗煉爲丸。如桂圓核大。每用一丸。噙含口內。緩緩嚥下。俟丸化盡。間服膏方。每日午早晚飯後。用開水調服各一次。服數日後。或有痰涎及瘀血吐下更妙。

附服膏方

人乳　白蜜　梨汁　香椿嫩芽汁　各四兩

共入銅鍋內。用文火略燉成膏。照前法調服之。每次服四錢。

問

問六十一　吳榮

（上略）小兒方週歲時。忽患聤耳之疾。膿血時常流露。每以棉花拭乾。蘸茶露洗滌後。即搽以紅棉散。紅靈丹。月白珍珠散等藥。旋瘥旋發。總不能除根。後送至醫院。經西醫用藥水洗滌。（如硼酸水）用橡皮汽管射洗數次。於是得痊一月之久。詎過八九月。因發時眼。淚流於耳內。仍然復發。仍用前項搽藥。迄今有半年之久。尚未痊愈。特此函懇　惠以良方。俾早日除根無任感禱之至。

答

答六十一　曹炳章

據述　令郎聤耳流膿。旋愈旋發。不能除根。蓋腎開竅於耳。胆絡脈亦附於耳。故本虛失聰。治在於腎。邪干竅閉。聤耳流膿。治在於胆。此定例也。大抵尊恙但治耳膿。不清胆熱。以致纏綿不已。今擬治本之法如左。吹搽之法於後。

全青蒿　一錢　夏枯草　三錢　薄荷腦　錢半　苦丁茶　錢半

羚羊角　八分　連翹克　二錢　焦梔皮　錢半　鮮菖蒲　六分

粉丹皮　錢半　淡竹葉　錢半　鮮菊葉　十片　清煎服。

外治吹藥法　先用淡硼酸水。(或飛月石泡水亦可)以新軟棉花。醮水洗淨膿水拭乾。再用新棉蘸藥粉塞耳中。每日早午晚各換一次。數日即痊。

臙脂粉　一錢　枯礬　一錢　化龍骨　一錢　海螵粉　錢半

蛇脫　六分　滴乳香　一錢去油　明沒藥　一錢去油　上腰黃　七分

梅冰片　分半　麝香　五釐

共研極細末。磁瓶收貯聽用。

答四十三　　施惠康

閱問答欄內。知宣君令弟。自幼曾患嗆咳。延至年壯。未見愈期。推原度理。始因風寒外襲。繼因誤投藥餌。如地骨皮桑皮之苦瀉。沙參門冬之甘潤。是以寒中太陰。氣分受傷。兼之素不忌口。多食肥甘。遷延日久。纏綿不休。操勞招涼。伏邪觸動。土不生金。津液化痰。且脾虛不能制水。腎虛不能化精。致清陽日衰。形容枯瘦。而寤寐不安。飲食漸減。此痰飲也。飲雖分五。總由氣血兩虧。脾腎薄弱。水穀之精微蘊積。而爲痰。是爲虛寒痰飲。每遇勤勞之際。偶感時邪之候。則停蓄夙飲。陡然驟發。發時惡寒。氣急喘息擡肩。痰之標本。嗽之根荄。其類不一。宣君之所問。不揣鄙陋。容敢草率奉達。愚意忖度。症屬脾腎虛寒。方用苓桂朮甘加味法。川桂枝錢半。補骨脂三錢。淡附片錢半。端乾薑三片(去皮)。浙茯苓三錢。蘇子霜三錢。鹿角霜三錢。胡桃三枚。焦於朮三錢。清炙甘八分。製半夏四錢。訶子皮錢半。此方連進二三十劑。雖不痊可。飲邪必然緩發。但得奏效。繼投溫補五十劑。前方加米炒西潞黨三錢。西狂歸身三錢。甜杏仁三錢。飴糖八錢（冲）。清炙綿耆錢半。炒焦白芍三錢。淮牛膝三錢。去蘇子桂枝。減附片七分。薑半夏一錢。

答四十四　施惠康

竹君貴相知沈友。年經四旬。素屬舌光紅潤。曾服滋陰藥得效。一有間斷。則舌色轉絳。舊秋又增胃氣腰痛。嘔吐清水。背抽便溏等因。歸咎於滋陰藥。故而後不敢法治。愚意症屬肝腎兩虧。先天禀賦不足。腰乃腎之府。舌乃心之苗。舌光紅潤。津液被耗。是以心腎不交。水不濟火。木横尅土。水不涵木。土虛則便溏。嘔吐清水。木强則背抽腰疼胃痛。斯時定方。務宜慎重。必須培土不傷陰。填陰不礙脾。理宜乙癸同治。取子母相生。生生不已法。初方用絹包旋覆花三錢。沒藥錢半。製半夏三錢。金鈴子三錢。雞穀袋一枚。猩絳錢半。炙乳香錢半。川連五分（金汁炒）。綠萼梅錢半。荔枝核七枚。生白芍錢半。浙苓三錢◎製香附二錢◎石决明三錢◎引用帶心蓮子十四粒◎後用正方調補◎微炒芡實八錢◎辰茯神三錢◎雞血籐三錢◎鼈血柴胡錢半◎淮山藥三錢◎遠志肉錢半◎醋炒東芍三錢◎西狂歸身二錢◎微炒江西朮錢半◎酸棗仁三錢（生炒各半）◎萸肉炭三錢◎左牡蠣八錢◎陳黑驢皮膠三錢（另化冲入）◎漂淡墨魚骨三錢◎引用鮑魚汁◎右方然否◎還請竹君裁政◎承試服者◎須連進數十劑◎方有效驗◎惟損益增減◎權在治法變通◎試服之下◎是歟便乞指批◎以釋盼切◎

問五十八　張汝偉

近日小兒有寒熱二三日◎頭面周身◎即發現似痲而大◎似痘而密之一種溫毒◎每不及清疎解毒◎而即內陷◎其症每塊中有小孔◎皆出血水◎其色紫殷◎眼合而清◎鼻塞見血◎少腹偏右如瓠◎硬痛異常◎且亦見紫塊◎自破◎出血即死◎此症多見於未種牛痘之小兒◎豈天化之毒耶◎抑另有別名耶◎自始至死◎不過七日◎何其速耶◎究竟此症何屬◎何藥可治◎何法可預防◎望海內外大方家◎明以

教我。俾得普救嬰兒。亦一大慈善之事也。

問五十九　施惠康

平水山僻。有李君者。年逾不惑。弱冠以來。素患虛寒喘咳。每遇暴寒之際。時邪外束。夙飲內發。發時惡寒汗泄。喘息多痰。治宜理中二陳。連投數劑。飲邪逐漸而退。迄至三旬以外。痰飲終不斷根。更增五更泄瀉。日傾五六次。每次必先腹痛腸鳴。心悗欲嘔。痛一陣。洩一屁。直待連痛七八陣。連洩七八屁。隨瀉痰糞各注。如遇喘咳發時。則泄瀉較瘥。訪醫數更。概用補中益氣五苓二陳等湯。殊無效果。復信余診。按其脈微弱無神。視其苔光滑如粉。愚意治當以火補土。君以薑附。臣以苓桂。佐以朮甘。使以夏陳。胡桃破故紙。濟生四神丸。仲景四逆湯。局方六君子。仲景半夏茯苓湯。以及理中建中等法。疊服數十劑。而痰咳日漸奏效。而痛瀉殊無影響。輾轉思維。無術妙治。惟我醫界同人。中外必有經歷　高士。幸祈指教迷津。則感激非獨人受者已也。

雜著

（只一種）

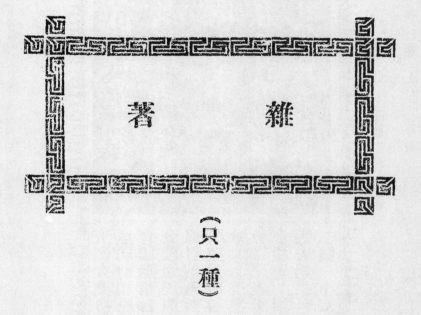

江甯縣署第二科
謝殿聲君證明
人造自來血
確有胃納暢旺
神智清爽之效果

五洲大藥房主人偉鑒鄙人體質虛弱前在原籍學校曾向紹興教育館購服自來血頗著功效今來金陵道經滬上復購半打逐日照服胃納漸漸暢旺神智清爽足徵
貴藥房所製藥品確有良好之實效鄙人受惠在身愧無以報特泐數言藉表證明並誌謝悃即頌
台綏　謝廷輔殿聲氏自江甯縣署第二科啓民國四年四月廿二號　上海五洲大藥房錄登

醫者能治小病必能治大病說

張汝偉

余讀周光遠編王氏醫案曰。天下之病。無論輕重。總貴初治得法。何致輕者重而重者危耶。奈世俗之情。必使輕者重而後轉安。始知醫藥之功。殊可歎也數語。乃知醫者能治小病。必能治大病也。何以言之。蓋病非有大小也。積之淺者。症輕而愈速。積之深者。症重而愈遲。是以君子養生。愼於飲食衽席之間。一宗內經不治已病之旨。周君之言。又從不治已病而進言之。誠知人旣不能無病。則當治其輕者。勿使之重。治其淺者。勿使之深。譬如一傷寒也。其在太陽。則用痲桂。其在陽明。則用梔豉。其在少陽。則用柴胡。見症立方。隨機應變。太陽症。苟用痲桂。必不至復傳陽明。陽明症。苟用梔豉。必不至更傳少陽。少陽症。苟用柴胡。必不至深入太陰。此大病化小。深病引淺之法。若見太陽症。而即曰恐傳陽明。不用痲桂。隔一日竟傳陽明矣。見陽明症。又曰恐傳少陽。不用梔豉。隔一日竟傳少陽矣。見少陽症。又曰恐傳太陰。不用柴胡。隔

醫者能治小病必能治大病說

一日竟傳太陰矣。見三陽症如此言。見三陰症仍如此言。傷寒如此言。溫病雜症亦如此言。狐疑不決。模棱兩可。表面上精細。用藥內含糊。而此等醫生。頗負時望。病家反尊謂能治大病者。誠以偶有體實氣壯。六經傳盡而自愈。即輒邀己功。病家於是益信服其言之驗。而方之靈也。　殊不知苟初治得法。一劑即瘳。何致纏綿牀第。數月之久。而愈後猶精神疲憊者耶。　蓋大病轉安。正氣必餒。有如用兵之後。不免凶年饑饉耳。然此猶非皆醫生之咎也。不如是。不足以堅病家之信仰。不如是。　不足以顯功而揚名。不如是。　不足以斂錢而致富。然一遇險重之症。即互相咋舌。諉謂不治。何嘗能治大病之有。　即遇極小之症。亦必躭延時日。轉危爲安。方稱妙手。豈不可歎。隨園詩話云。堂深人不知何病。身貴醫爭試一方。何其言之痛切也。吾願病家。勿沾沾以較論病之大小。惟求其一效而已。吾願醫家。勿斷斷以防其病之深入。　惟求其一當而已。勿以貧富異其治。勿以大小阻於心。如斯以研醫道。其庶幾乎。

秋燥論

張汝偉

燥者乾也。凡物乾之太甚。即謂之燥。肺謂庚金。肺不肅而爲咽喉乾燥。其燥之原因曰痰。（痰濕爲火煆煉。團結不化。乃爲燥。）然痰者濕也。故秋燥之有用溫開。即此意。大腸謂辛金。胃火過旺。腸液灼爍。而爲大便閉結。其燥之原因曰火。（火消爍津液。皮膚皺裂。亦爲燥。）故秋燥之有用涼潤。即此意。東垣清燥湯。宣泄肺氣。溫化痰濕。是治秋分以前之濕燥。蓋金承土後。尚有餘濕也。嘉言清燥救肺湯。清潤滋液。以肅肺胃。治秋分以後之火燥。蓋火能尅金。必用滋潤也。內經六氣篇中。獨遺燥字。非遺也。誠以致燥之因甚多。若以秋傷於燥一句該之。惑人滋甚。蓋能明五氣者。 豈悟不出一燥字。不觀夫鹽魚乎。經日哂而爆裂矣。夫鹽爲水質。得日光之氣而燥。是謂燥火。冬日嚴寒。大雪之後。繼於大風。亦水凍地裂。即寒燥之意也。亦即風燥之意也。 諺謂風寒暑濕火過甚。皆能致燥。治燥者。當審其何因。詳其治法。泛然施治。未有不僨事者也。因作秋燥論。

問金匱論病不分六經但分部位是何用意

李春霖

後漢張仲景著金匱傷寒論兩書。一論雜病。一論傷寒也。夫傷寒論分六經治病者。蓋示後人知邪在某經。而用某藥。不得混治也。若邪在太陽。即現頭痛項强惡寒惡風等證。主以痲黄桂枝等湯。邪入陽明。則現惡熱目赤。口渴引飲等證。主以白虎承氣等湯。邪入少陽。則現脇痛耳聾。寒熱如瘧狀。主以小柴胡湯。邪入三陰。則主以三陰之方。隨經施治不得相混也。金匱要略治病。分部位而不分六經者。蓋論雜病也。其種類弍十有奇。若中風奔豚。寒疝消渴。心痛水氣病。黄疸吐衄下血。腸癰。下痢。百合病。血痺。肺痿肺癰。欬嗽等證。非若傷寒論專論傷寒而分六經也。故金匱治雜病但分部位。隨證用藥。而不分六經也。經曰其高者因而越之。其下者引而竭之。中滿者寫之于內。其在皮膚者。汗而發之。即此義也。

新製藥目仿單序

張汝偉

今日者。一炫耀浮夸之世也。昂昂然西裝而禮帽。洋房而包車者。甚言愛國心切。提倡實業。著書立說。廣發傳單。長篇短册。日出不窮。究其實。則皆金玉其外。敗絮其中。欺人之語。利己之法而已。上下如出一轍。而以醫藥業爲尤甚焉。吾國自醫藥分途。醫者知性不識藥。製焙炙炒之古法。視爲難途。棄而不講。彼藥肆中。亦襲一二相沿陳法。不之深求。遂失古方效用。而日趨於腐敗。此西醫西藥之得以乘隙而入。奪吾利權。制吾生命。由是政府取締。國人訕笑。而吾醫藥界猶夢夢也。不知自省。不知改良。袖手旁觀。相視秦越。豈不可嘆哉。吳會孝廉張叔鵬先生。儒而明醫者也。有鑒於吾醫藥業之岌岌其危。不惜重資。創設製藥所於蘇申。將各種丸散膏丹藥水露酒。提取精華。一遵古法。裝璜之美。勝於西藥。窮鄉僻壤。備之可免延醫不及之憾。舟車行旅。携之可省煎劑周折之煩。而病之起於急者。及藥之宜於久服者。用之尤爲便利也。夫先生以數十年之經營之閱歷。始成數十百種歷驗不爽之良藥。其用心濟世胞與爲懷良可欽佩近又以藥目彷單刊爲專書。俾人檢方治病。無是非混淆。有實驗可徵。與炫耀浮夸之金外而絮中者相去奚止霄壤良醫之功及身而止良藥之功垂千萬世先生之書可以當之千金外臺理則深矣粗者不能盡用驗方類案方則多矣檢書仍嫌複雜斯書也。有一方有一彷單。即可以購服。即可以治驗。直接利人。功非淺鮮。非若他書之必醫者間接效用也。謌年幼寡學。厠身醫林。自問無經驗之學。蒙先生不棄。忘年訂交。且以藥目示余。囑余爲序。因不揣謭陋。誌先生之功。而書其端云。時在

民國六年丁巳初夏常熟世晚汝偉張謌拜序

論黃癉

李春霖

黃癉者。濕熱蘊伏脾胃爲病也。夫脾胃爲倉廩之官。司化水穀。行津液者也。若濕熱內蘊。則升降失司。胆汁溢入血液。周行血脈。皮膚變黃。其證身熱口渴。小便短赤。舌苔黃。主以茵陳五苓散。蓋取其滲濕。利小便。健脾胃也。若其舌苔黃燥。腹滿痛。脈沉

有力。主以茵陳蒿湯。蓋取大黃攻下行滯。茵陳降濕熱。山梔清熱。熱清滯行濕熱降。自愈矣。有因寒濕傷脾。不能運化水穀。致胆汁溢泛。行於血脈。變爲黃癉者。其狀身冷手足冷。口不渴。小便清。舌苔白膩。時出冷汗。宜附子理中湯。眞武湯。附子湯之類。蓋取其溫中散寒。利水燥濕也。若夫因傷於酒而爲酒癉。則心中懊憹而熱。不能食。時欲嘔。張仲景曰。酒癉心中懊憹或熱痛。梔子大黃主之。有因房勞太過。受濕熱鬱而爲黃者。古謂之曰女勞癉。其狀額上黑。微汗出。手足中熱。薄暮卽發。膀胱急。小便不利。仲景主以硝石礬石散。以清其熱也。由此觀之。黃癉之根原。雖發於脾胃失司。而有虛實寒熱之別。豈可一概施治哉。

問溫疫初起其症狀與傷寒略同如何分別

李春霖

傷寒者。感六氣中之寒邪也。溫疫者。感六氣中之濕熱。而兼有穢濁也。夫溫疫者。邪由口鼻吸入。伏於募原。半表半裡之間。初起則惡寒壯熱。頭疼身痛。口渴欲飲。脈洪

問溫疫初起其症狀與傷寒略同　一〇六

數。舌苔白厚如積粉。盖因濕濁穢氣。蘊伏募原也。惡寒者。陰氣爲熱邪遏伏而戰爭也。頭疼身痛者。邪越太陽經也。身熱口渴脈數者。乃熱邪之明證也。吳又可立達原散治之。盖取其方中之厚樸草果化濕入募原。檳榔破疫穢。黃芩知母等以清熱也。服後邪潰離募原。入表則從三班四汗而解。入裡則協熱下利。譫語胸悶。大便燥結等症。須從下而愈也。此溫疫之症狀。及治法之大略也。傷寒則不然。傷寒者。寒邪客於腠理爲病也。其初起之狀。與溫疫大異。其症發熱惡寒。頭痛項强。脈浮緊。無汗。無汗者。腠理爲寒邪閉塞也。發熱者。陽氣爲寒邪遏伏而戰爭。不若溫疫之壯熱也。惡寒脈緊者。乃陰邪之明證也。張仲景立麻黃湯治之。盖取麻黃發表以散寒邪。桂枝辛溫散寒和營衛也。此傷寒初起證狀。及治法之大略。據此論之。一則邪由口鼻吸入。一則邪由腠理而入。一則壯熱口渴脈數而微惡寒。一則無汗脈緊惡寒而微發熱。一則邪在募原。一則邪在皮膚。一則係感受濕熱濁穢爲病。一則係感寒邪爲患。烏可同日而語也。

記事

一寒署

中國最有聲望者

述及如何能得身體康壯延年益壽

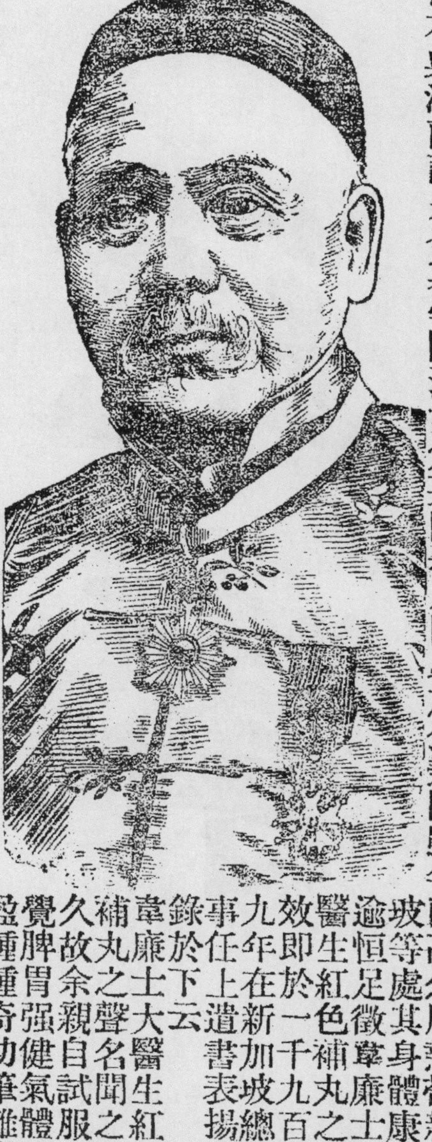

今日中國人之中欲得如左公秉隆之顯赫者數不多覯也其外交熟練現下告退隱居於香港九龍彌敦道九十二號門牌左公於一千八百七十八年爲英國倫敦中國欽差衙門繙譯員歸國後服官垂三十年均係重要位置即如總辦廣東洋務局繼任駐英欽差衙門頭等參贊後爲前清欽命駐劄新加坡總領事官各國均有頭等寶星相贈即如日本與法蘭西是也其學問淵博爲英國舉人出身左公秉隆雖年已高久居熱帶新加坡等處其身體康壯逾恒足徵韋廉士大醫生紅色補丸之功效即於一千九百另九年在新加坡總領事任上遺書表揚恭錄於下云

韋廉士大醫生紅色補丸之聲名聞之已久故余親自試服果覺脾胃强健氣體充盈種種奇功筆難盡述因思此丸創製多年衛生家莫不奉爲至寶早已風行海內凡我內地諸省倘知寶貴廣爲銷售俾我四萬萬同胞共登壽域豈不猗歟爰爲之書以證實驗且在左公秉隆服用是丸得獲强健迄今八載有餘及至今日仍稱道勿置并云如若應需補藥之際仍需補用

奉送小書

如若貴體違和或稍有不適請爲來示索取衛生小書一本即須投一明信片至上海四川路九十六號韋廉士醫生藥局原班郵奉

四月初一日評議會紀事

到會者胡瀛嶠君裘吉生君何廉臣君高德僧君鈕養安君王行恕君何幼廉君曹炳章君朱俊臣君陳心田君張若霞君周越銘君史愼之君葉堯臣君徐仙槎君出席者何廉臣君陳心田君高德僧君鈕養安君張若霞君曹炳章君朱俊臣君何幼廉君周越銘君史愼之君徐仙槎君提議事件(一)裘吉生君報告自本分會函請警察所禁止神籤後各廟宇依舊不除常見病家受害日前有縣東門宓姓者患溫熱證經包月湖何廉臣兩先生及鄙人先後用辛涼清解療治得瘥忽聽旁人慫恿至就近火神廟求得藥籤三紙內係山慈姑三錢莪朮三錢羌活二錢獨活二錢牛膝二分米仁二分服後即神昏奄奄一息矣又有一鄉人吳姓在凈瓶庵朱天君廟求得神籤三紙首見一味即蘇葉一兩幸藥肆不將原分兩配付現在宓姓一事雖已由吉生咨會警所飭查禁止然等於此二事之危險日不知凡幾應如何再行設法衆議再請官廳秉公實行(二)有王姓投函本分會將徐仙槎君藥方抄錄五紙

請求公同評議當由徐君說明治療理由經衆以該函本不待復決定暫置不理

新會員題名

鍾子英君　年四十一歲　諸暨縣人　通訊處　諸暨城中泰山堂

陳愼齋君　年一十九歲　紹興縣人　通訊處　紹興城中裘氏醫寓

處州何九齡君介紹會員來函

（上略）有孟君人選者素藥業（曾購閱貴報）意欲加入　貴會托弟介紹又向弟索閱　貴會章程不知　貴會諸先生肯允其入會否倘祈錫我金玉無任榮幸（下略）

調查員陳歷耕君來函

本會正副會長及諸執事鈞鑒敬啓者現當科學發明力求進化我醫業爲人道所係不得不急爲振作鄙人忝任調查愧無圖報今歲懸壺姚西馬渚每月分診六日該鎭人烟稠密爲甬紹交通之巨鎭醫業之腐敗不堪言狀懸壺者皆一知半解非

特不能回生適以致死惟楊君廉夫醫理中正深明病理致問道者日衆而忌者反多每當秋季醫忙時有無賴地痞受人之唆使與楊某纏繞不休意欲去楊而罔市利夫醫以濟世非求利也以地廣人稠之渚鎭使無救濟之良醫如社會何鄙人不忍目睹欲圖補救曾囑楊君函懇　貴會提出議案可否咨文餘姚行政長官給示保護伏乞　全體會員諸君俯賜　察核迅予贊成不勝盼禱此布即請

公安　本會調查陳歷耕啓

楊廉夫君來函

神州醫藥會紹興分會正副會長及諸會員鈞鑒謹稟者廉夫向在虞城時閱　貴報見組織章程之完善藉知　諸公濟世救人之苦心欽佩無已嗣後徙居姚西馬渚鎭懸壺謀食三年於茲才陋學孤應世自慚無術所幸　貴社諸公編註書籍開通民智廉得私淑之資如飲上池之水謂從此澤身利物重拜　仁人之賜矣詎馬渚五方雜處良莠不齊去縣既遠途遙駐鎭又無警局本地紳董出外者多因之地

痞日繁藉端滋事鄙人客居少援每受侵欺查　貴會簡章載有地方官長行警保護之明文廉忝入　貴會諒蒙　惠顧敢請移咨餘姚縣署預行立案一面仍由廉具稟　知事長請示保護以儆刁風而安將來未識能否施行仰祈正副會長及同社諸君提議議决應行事宜伏候　示復不勝感激待　命之至肅此字叅敬請公安

愚弟楊廉夫敬啓

警告醫界同業

近日城中有一王姓(姑隱其名)冒稱某報訪員到處訛詐且異想天開以醫生進欵最多意欲擇肥而食竟敢聲言某某每年可有若干元某某每月可有若干元常借茶舘飯舘電話相恫嚇强令出欵附股否則當在報上揭載爾等庸醫殺人之罪名云查王某本亦身家淸白人(乃祖乃父皆錢業出身)不知何故遽爾出此且報舘有指導社會之責職豈無所聞而任其肆無忌憚作此大盜不操戈矛之舉噫言論界之品類不齊可想見矣本報亦據有聞必錄之例告我同業毋被其欺

報價表

新報	全年	半年	一月	
册數	十二册	六册	一册	
定價	一元	五角半	一角	
	代派或一人獨定十份者八折五十份七折郵票抵洋九扣算空函恕復			
舊報	一至十三期	十四至十七期	十八至四十四期	四十五至六十八期
定價	五角	三角	八角	二元
郵費	中國	日本台灣	南洋各埠	
	加一成	加二成	加三成	

廣告價表

等第	地位	一期	六期	十二期
特等	底面全頁	八元	四十四元	八十元
上等	社論前全頁	六元	三十三元	六十元
普通	各襯紙全頁	四元	二十二元	四十元
注意	所稱全頁即中國式之一單面外國式之一配奇如登半頁照表減半算			

注意

各處如有函件寄交本社務祈書明「紹城北海橋紹興醫藥學報社收」倘寫個人姓字郵局投遞不轉本社而無論銀洋書籍出入交涉均與本社無涉特此布告

本社啓

外埠代派處

南洋○新加坡　黃眉孫君
奉天○開原縣　濟生藥房
江蘇○常熟　張汝偉君
江西○省中　神州分會
福建○連江縣　林又愚君
江蘇○松江　查貢甫君
浙江○處州　何九齡君
安徽○歙縣　胡天中君
江蘇○因果巷　張叔鵬君
廣西○桂林　黎甫軍君
北京○城內　王文璞君
安徽○蕪湖　穆春甫君
廣東○廣寧　蔡星山君
江蘇○無錫　周小農君
浙江○台州　羅燮彤君
廣東○潮州　曾沛仲君
福建○福州　陳秋孫君

湖南○彰德　沅湘日報社
浙江○甯波　徐友丞君
福建○福州　黃良安君
浙江○餘姚　壽明齋
江蘇○上海　神州醫藥總會
廣東○廣州　余翰垣君
浙江○嘉興　春和堂
江蘇○松口　聶欲方君
浙江○杭州　李雲年君
浙江○百官　壽明齋
浙江○杭州　大原施醫局
四川○江津縣　李國珍君
河南○前營門　閱報社
江蘇○鎮江　袁桂笙君
吉林○葉赫鎮　傅偉武君
黑龍江○南城　閱報社
陝西○西安　秦中公報社

本邑代派處

澗滘○張若霞君
馬山○高德僧君
安昌○嚴繼春君
五市○謝明東齋
昌安○嚴紹岐君
城中○和濟藥局
城中○教育館
城中○育新書局
城中○懋潤堂
城中○裘氏醫廬
平水○施灝康君
陽嘉隆王彬之君

原七十四期丁巳五月出版

紹興醫藥學報

神州醫藥會紹興分會發行

第七卷第五號

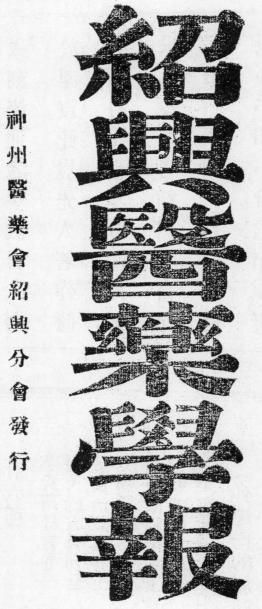

流通醫藥書籍有限公司進行事畧（九）

（公司章程及第一至第八次佈告事略均載各期報首）

前朞葉子雨先生精醫學著有沙疹輯要批注溫熱經緯傷寒論正義難經正義脈說批注溫病條辨增訂傷暑全書除沙疹輯要批注溫熱經緯已刊行外而餘書遺稿荷哲嗣仲經先生許以寄刊前日已收到脈說與傷暑全書兩頭本〇何廉臣君已交到顧松園醫鏡再續名醫類案兩書頭二各兩本〇上海張洛君寄到抄本幼科折衷疹症折衷各一本付刊〇各埠來函均催刊顧氏醫鏡現因木刻手工極少趕雕不及擬將醫藥叢書第四集起改作排印第二三兩集中仍將未刊竣之各種如數以木刻完工俾成一式第四集或提前出版以副各處閱者之命　（未完）

月課（五月份）

値課者　潘陽彭壽萱

題目

改訂部定醫學科目私議

中西骨骼考

中華藥學改良說

卷式以三十二字二十四行爲一頁二藝爲完卷全作尤爲歡迎陰歷六月底截止寄交紹興醫學報社取齊轉達第七號醫報揭曉並擇刊報端贈品以第一名醫社出版書籍五元第二三兩名各三元第四至第十名各贈醫藥叢書一函以下亦各贈大增刊一册均由報社轉給

誌謝

福建分會鄭肖巖君又惠疹症寶筏十册祇領之下不勝感謝并佩鄭君之慈懷保赤特誌此以揚盛德

本社編輯部敬啓

醫士道出版

世道衰微而關於司命之醫士亦不自知其責任之重大同趨於無道以致草菅人命裘君吉生有慨乎此手輯古今中外先賢各彥之言足爲醫士之針砭者百餘則刊爲初集定價一角由本社發行凡吾醫士咸宜備此以作座右之銘

本社發行部啓

紹興醫藥學報第七卷第五號目次

社友蔡星山君玉照

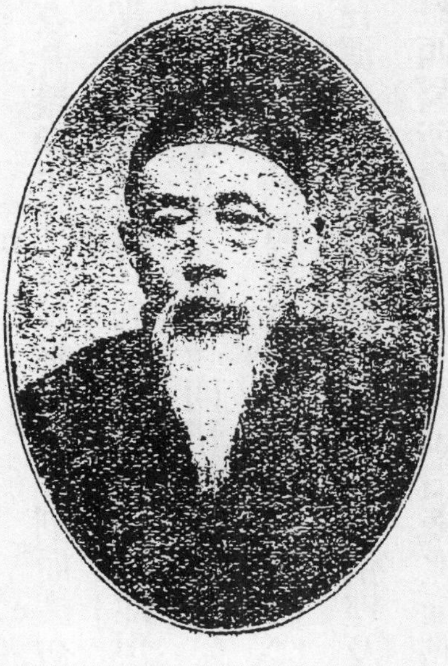

年六十有九江西新建縣前清附貢生山西檢赴縣知縣名光岳一字星山別號上池飲仙作文不合時九試秋闈未售歷代知醫隨父任廣西太平思順道庭訓令習醫書以紹先業喜讀靈素博覽家藏周秦漢唐等集兼購國朝諸名家注著綫饋其中四五十年間或診親友凡衆醫束手疑難症往往一劑而瘥初檢經方試病繼則因病擇方久乃不拘前聖成方專師其法每以平常藥愈危症但醫貧苦病多富貴病少因彼能延名醫不欲攙同道營業改革後同籍設立義務醫院專醫貧人之病適滬上諸公創神州醫藥總會挽岐黃將墜道統遂邀同志組織本省分會成立後投入總會充會員客歲在滬研究中西醫學欲溝通彼此治理及藥物功用以實地發明中醫古法互相考察西醫所長以補中醫所短積極進行俾中西醫藥不相反而相得益彰冀中醫學昌明於五大洲而有特色旋爲粵西故人陸公招致南甯仍設義務醫院以醫貧民閱神州醫藥總會報載紹興分會有流通醫藥書籍公司即荷贊成因寄銀入股以襄盛舉

民國六年丁巳本社謹識

社論

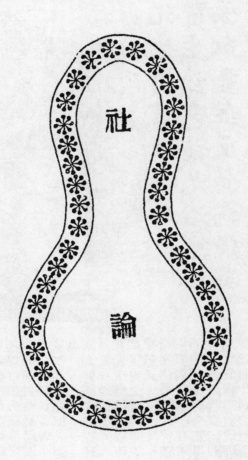

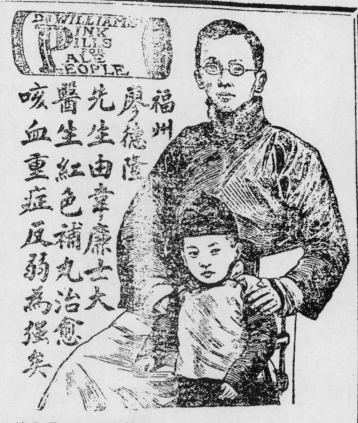

福州
廖德隆
先生由韋廉士大
醫生紅色補丸治愈
咳血重症反弱為強矣

如何得免癆症

韋廉士大醫生紅色補丸並非保治瘵症之藥也然而患者及時服用往往藉以救治蓋曾經由是丸而治愈瀕危之際將成瘵症者已不知凡幾矣如果悶下[illegible]咳甚久體量減輕胃口頓失面黃肌瘦目[illegible]低陷夜間盜汗慾而而紅時感傷風咳瘵氣血虧症竊成日久成瘵所肯貴者亟須調補之若以韋廉士大醫生紅色補丸調補其身可發以上諸著也幸勿遲誤遷延時日韋廉士大醫生紅色補丸業經救治千萬人矣所最要者切勿失時醫治太晚請觀福州地方審判廳書記官廖德隆君之證佐閱下述即仿傚之[illegible]要廖君來示云

余文恪公第六曾孫也幼隨父遊官直隸弱多病甲午中日不睦余亦因是南歸就醫丙午父棄養余新得咯血疾時愈時作辛亥入學法政腦衰體弱甲寅卒業十月就地方聽書記官時值清理積案庭務浩繁絡繹勞瘁無片刻暇體益羸弱友人劉油卿告余日韋廉士大醫生紅色補丸足以治子之病曷不一試余亦以中藥罔效特購五瓶試服藥未盡即見脾胃運轉手足強壯精神大復矣

韋廉士大醫生紅色補丸係天下馳名補血健腦之聖藥專治一切由血虧所起薄若如水而致腦疲神之所致介症即如血薄氣衰諸虛百損少年所傷瘋溼骨痛腦筋刺痛皮膚各症山嵐瘴[illegible]開氣浮腫等症以及婦科疑難雜症尤著神效凡經售西藥者均有出售或直向上海四川路九十六號韋廉士醫生藥局函購每一瓶英洋一元五角每六瓶英洋八元郵力在內

奉送小書　茲有精美有益之書名曰血之疾病如欲索取即須寄一明信片至以上地址可也原班郵奉

廢止五行論

東天民

五行之說至今日始言廢止爲時已晚今日而猶不廢止則中醫有亡而已矣奈之何提倡者寥寥反對者累累也不佞讀書少未能展廣長舌爲申公之說法願述所聞與諸君子一研究也

(一)內經言五行之原因　內經爲漢初人所述前人已有確論考讖諱之學起於戰國至秦漢而風靡全國(故其時各種學說莫不雜以五行陰陽)故醫家以五行陰陽之說竄入內經此固先賢保存古學之苦心而非岐軒之本旨也猶之西漢尚災異則說經者多言災異東漢信讖語則說經者多言讖諱與世推移以取人之崇信而非仲尼之本旨也學惟求是即古聖之說今果確知其謬猶當棄之況非其本旨乎

(二)五行爲古聖之代名詞　內經作於漢初其時今文之學盛行故其以五臟配五行亦本之今文家言如心火肝木脾土肺金腎水皆今文尚書說也而古尚書

說則以脾爲木。肺爲火。心爲土。肝爲金。惟腎水與今文說同。可見漢人雖有五臟配五行之說。然祇視爲代名詞。猶之代數中之符號。ＡＢＣＤ可以代甲。亦可以代乙。原無一定。（古今尙書說均見五經異義）不成學理也。

（三）人身不應五行。　古人喜言五數。蓋以五爲成數也。造字亦至五而止。自六以下。皆轉展假借成之。如易爻辭之爻字。即十字義。而古人不作十字。僅從二乂（一乂古五字）了之。漢學家考訂至確。無俟贅言。莊子齊物論曰。百骸九竅六臟。賅而存焉。莊子爲古博物君子。其言六臟。當必有據。今西醫於五臟外。別稱脾之甜肉爲脺臟。與新陳代謝極有關係。正與莊子合。然則臟不至五。其言五者。舉其巨。遺其細。且以成數故也。此固非五行所足配矣。吾爲此論。未免駭人聞聽。退一步言。使人身而果應五行矣。則腑曷爲有六。竅曷爲有九。肢曷爲爲四哉。

（四）五行之說於今無據。　方今物質大明。化學家羅列天地間萬有物品。一一化分之。得七十餘原質。分金屬非金屬（氣體）二類。即以氣體（非金屬）屬於水類。

則天地間物品亦只有金水二類五行之說實爲無根

有上四端則五行之廢止宜矣雖然五行之於病理亦有合者其故何哉蓋五行之說範圍至廣巧歷者不能算也悉心附會何所不可即五行之說有窮不難轉展支離以求符合自整而至錘自偶而至籌何憚不合哉故持五行之說者不難以一貫萬職是故也非特五行之說爲然也即印度古代地水風火四元素之說曷嘗不能一以貫萬哉非特印度四元素之說爲然也即西洋古代液體固體靈魂諸病理說又曷嘗不能一以貫萬哉以其能支離附會一以貫萬也即以其說爲不可移易則四元諸說皆不可移易也泥古不化之徒有迷其心呼告徒勞實行盲步彼不自悲吾爲吾醫學前途悲矣

論傷寒函授學校

嵊人　蔡星山

閱總會組織傷寒函授學校不可謂不美善醫界諸名家均當贊成雖然欲求此事之效果恐未易言也何則蓋凡事耳聞不如目親口說不如身親方爲經驗欲謀日

親身親之經驗。終不如設醫院實地研究。開醫校實地傳授之爲得也。普通科如是。傷寒專科。尤不能不如是。更宜由近屆遠。從淺入深。自卑登高。去腐改良。庶可普及中國。流傳外洋。得泯中外之畛域。潛化診斷之懸殊。俾五大洲醫學溝通。始能謂提倡國學之大端。吾願總會之創辦傷寒函授學校者。不棄芻言。舉中外診斷。詳細剖別。將其神妙不可言傳。祇可意會者。設立醫院醫校。一一使人以目親身親之。使中國前聖後賢之理論。息息相通。心心相印。不必崇西毀中。亦不必揚中抑西。妄逞口舌。徒尙舌爭。諸君乎。滬上人才薈萃。果能對於設醫校辦醫院。同心合力而實行。豐於財者輸財。富於學者出力。或充教員。或編講義。或擔診務。各盡天職。互發良心。招已行醫及初學者。補習之。循循善誘。如有名家心得。咸集研究。即將其新有發明。立登報章。以餉諸醫士。又於校中優級者。分期到醫院診病處實習。能見切實辦理。兼研究藥品。改良泡製。俾藥與醫相得益彰。不待十年。醫學必日新月盛。漸入盡善盡美之境。豈不快哉。

學說

藥物學

診斷學

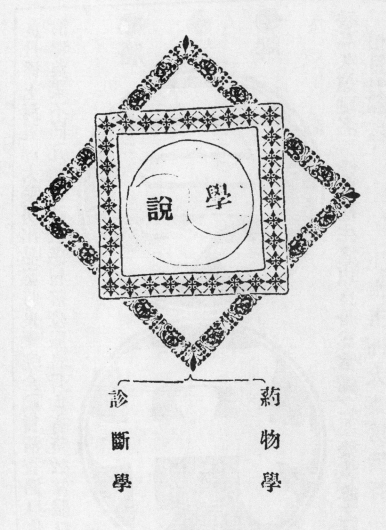

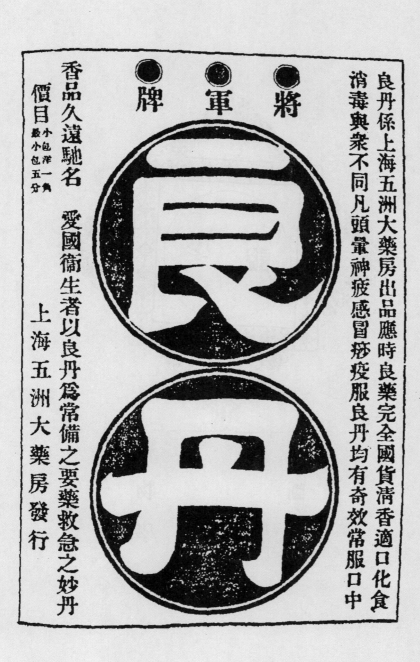

第八圖　八仙花

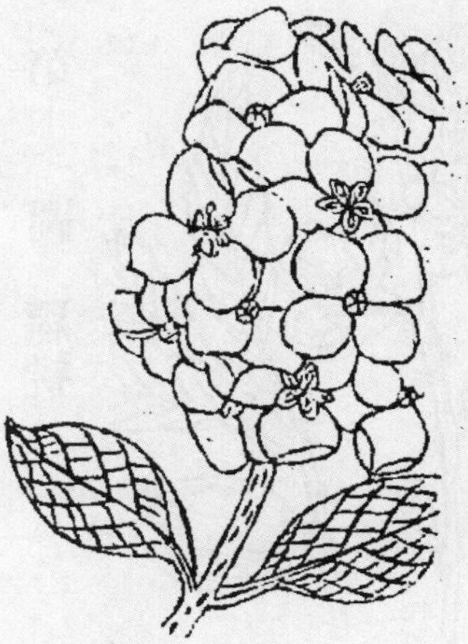

第九圖　亞麻

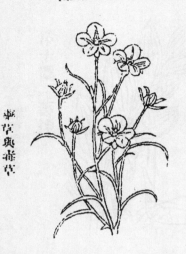

八　八仙花（紫陽花）　虎耳草科

學名　Hydragea Dorensia Var Azisai

落葉灌木、宜栽培於園地、高四五尺、葉橢圓形、對生、七八月間開淡紫碧色大形之美花、列爲圓錐花序、

乾花煎用、解熱有特效、

九　亞麻　亞麻科

學名　Linum usitissium

一年生草、原產於東印度地方、莖高三四尺、葉如柳、呈披針形、繞莖互生、七月頃開青色五瓣之花、其子可榨油、取子煎服、能治淋病、

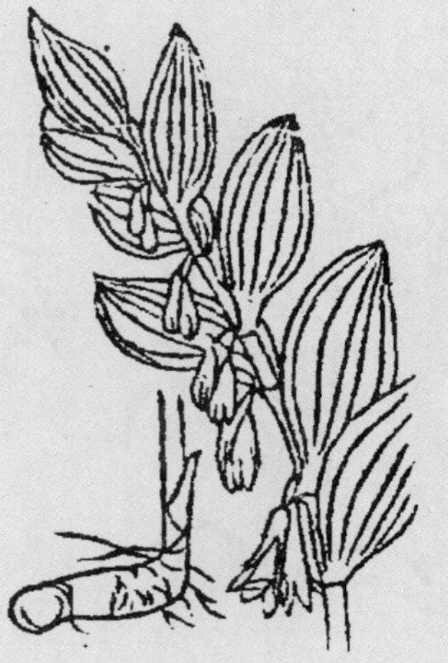

第十圖 萎蕤 藥物與藥草

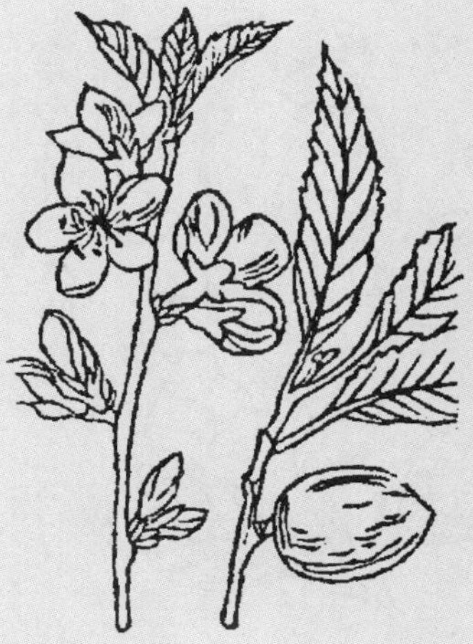

第十一圖 扁桃

一〇 萎蕤 六 百合科

學名 Polygonatum officinale

自生於山林中莖高一二尺、葉爲長卵圓形、有平行脈、夏初自葉腋抽出花梗、開筒狀呈綠白之花、

根莖作强壯劑、可製澱粉、外用治打撲傷、

一一 扁桃(巴旦杏) 薔薇科

學名 Prunus amygdalus

爲落葉樹、原產於中央亞細亞、高約一丈五尺、葉如桃、其花每有二個集生、實有甜苦兩種、甜者供食、苦者入藥、並製油及苦扁桃水以治病、作鎮痙及祛痰劑、

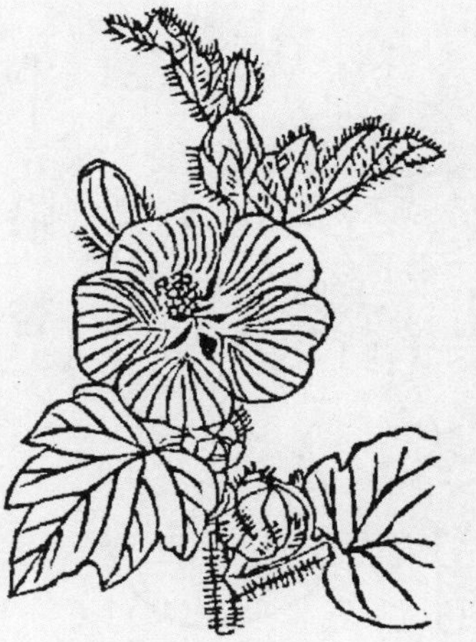

第十二圖　アルテア

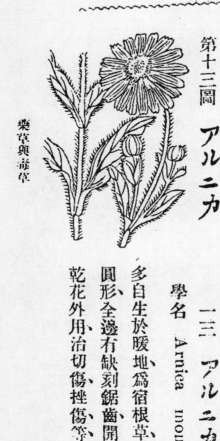

第十三圖　アルニカ

一二　アルテア　錦葵科

學名　Altbaea officinalis

自生於稍寒北地、爲多年草、莖葉共被粗毛、葉爲卵形、有三裂、開大形淡紅色之花、數個集生於葉腋、

其根作煎劑、爲鎭咳藥、

一三　アルニカ　菊科

學名　Arnica montana

多自生於暖地、爲宿根草、高達一尺、葉爲長橢圓形、全邊有缺刻鋸齒、開花、列爲頭狀花序、

乾花外用、治切傷、挫傷等、

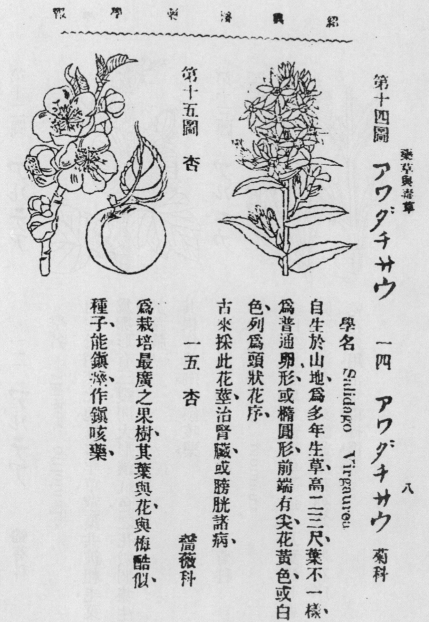

第十四圖　アワダチサウ

第十五圖　杏

一四　アワダチサウ　菊科

學名　Solidago Virgaurea

自生於山地、爲多年生草、高一二三尺、葉不一樣、爲普通卵形、或橢圓形、前端有尖、花黃色或白色、列爲頭狀花序、

古來採此花莖、治腎臟、或膀胱諸病、

一五　杏　薔薇科

爲栽培最廣之果樹、其葉與花、與梅酷似、種子、能鎮痙、作鎮咳藥、

察舌辨症新法序

脈學診斷之書以李瀕湖朱丹溪二家最爲細膩凡相似相異之處皆能分別清楚用筆描摹比擬形狀俾後學無誤認之處可謂大有功於斯世惜察舌一法二公未有專書世所傳者惟傷寒舌鑒溫疫舌鑒而已欲求其如脈學之詳細者未之見也瑞因用心三十餘年將診斷試驗醫治得效歷歷不爽者筆記於册以授徒輩未敢自以是也庚戌鎮郡同志袁君桂生等創辦醫學扶輪報以昌明醫學瑞以有志於此者十年獨力未能舉行一旦有袁君登高一呼同志響應成斯盛舉瑞不覺鼓舞附驥分任印費報料之責至庚戌歲冬諸君有退志者甚多印費報料因而缺乏將成中止之局瑞與楊君燧熙袁君桂生葉君子質竭力勉爲之因來稿不多遂將瑞所授徒之察舌新法濫竽充數刻印未終至辛亥八月而瑞等之扶輪報亦與清鼎同時革命矣今紹興醫會上海醫會閱報諸君時有來函向袁楊二君索閱全稿者此皆閱扶輪報之舊友不以芻菲見棄殆以管見之比擬描摹尚有可採處爰從二

君之議抄錄全稿加序送紹興醫學報社遵周君小農流通書籍辦法版權歸於貴社印成賜瑞若干份以就正親友同志於願足矣不揣固陋非敢勇於公益亦拋磚引玉之苦心耳是爲序伏乞

諸大名家誨政以匡不逮是幸

歲次柔兆執徐春分後三日劉恒瑞自序於京江之有豫齋停雲傳舍

學說

察舌辨症新法

目錄

舌苔原理

舌為胃之外候。以輸送食物入食管胃脘之用。其舌體之組織。係由第五對腦筋達舌。其功用全賴此筋運動。舌下紫青筋二條。乃少陰腎脈上達。名曰金津、玉液二穴。所以生津液以濡潤舌質。拌化食物者也。中醫以舌苔辨症者。以其苔堆於表面。易於辨認。而未知苔因何而生。此理未明。其辨症之識。必有毫釐千里之誤。此原理之不可不講也。夫舌之表面。乃多數極小乳頭鋪合而成。此乳頭極小微點。其不易見時。非顯微鏡不能窺見。易見時。形如芒刺。摸之棘手。或隱或見。或大或小。或平滑。或高起。隨時隨症變易不定。苔即胃中食物腐化之濁氣。堆於乳頭之上。此舌苔所由生也。常人一日三餐。故苔亦日有三變。謂之活苔。無病之象也。其所以有能變者。因飲食入胃時。將腐濁之氣遏鬱下降。故苔色一退。至飲食腐化。濁氣上蒸。苔色又生。胃中無腐濁則苔薄而少。有腐濁則苔多而厚。此其常理也。至論其色。則以黃色為正。白為肺色。胃中陽氣被飲食抑遏。胃中正色不能直達而上。故有暫白之時。青為絕色。青綠之色。見於舌上。其人命必危。其外尚有似黃非黃。似白非白。各類間色。皆條分於後。以備後學。細心參考。

看舌八法

一看苔色。（詳後）二看舌質。（質亦有色。又有大小。濕熱之症。舌質脹大。滿口邊。有齒印。血熱之症。質色紫。）三看舌尖。（白苔滿舌。尖有紅刺。勿用溫燥之藥。）四看舌心。（四邊有苔。中無。或中有直裂。或有直槽。或橫裂。）五看燥潤。（以手摸之。或滑潤。或燥刺棘手。有看似潤而摸之燥者。有看似燥而摸之滑者。）六看舌邊。（苔色與邊齊否。）七看舌根。（根後有無苔色接續。有無大肉瘤。）八看變換。（觀其變與不變也。）

黃苔類總論

黃色有深淺老嫩之殊。其形似亦有燥潤滑濇之異。有正黃色者、有老黃色者。有黃如炒枳殼色者。有黃黑相間如鍋焦黃色者。有嫩黃色者。有牙黃色者。有如祓心紙兼灰青色者。有黃如粟米染着者。有黃如虎斑紋者。有黃如黃臘敷舌上者。有水黃苔如鷄子黃白相兼染成者。有黃腐苔如豆渣炒黃堆舌者。此皆黃色之類而症候之殊詳後。

白苔類總論

白苔有厚薄密疏之殊。其形似亦有深淺間雜之異。有薄白如米飲敷舌者。有白如豆漿敷舌者。有白而厚如豆腐腦鋪舌者。有白而疏如米粉鋪紅者。有白如粟米成顆粒者。有白如銀色者。有白如旱烟灰色者。有白如銀錠底者。有白如豆腐渣堆舌者。有白如豆腐筋堆舌者。有白如糙石糙手者。有似白非白色如瓷工以脂調粉。此色有二。一淡如雪青湖縐色者。一深如雪青杭綢色者。古皆以絳色名之。更有舌質深紅如紅蘿蔔乾有鹽霜者。此皆白苔之類而寒熱之症各殊。亦細詳於後。

舌質無苔類總論

舌質無苔亦有分別。有質紫無苔者。有質紅無苔者。有舌上無苔質光如鏡者。有質乾如刺無苔者。有中凹如駁去者。有中有直溝如刀背印成者。有舌質橫裂者。有舌生裂後如冰片紋者。有前半光滑如鏡、後根上有肉瘤二粒色如舌肉色者。有表面無苔、而皮內隱一塊如錢大或黃或白者。有苔上見圓暈分二三色者。有苔見靑綠二色者。此皆表面無苔而所主之症。各不同也。亦詳於後。

黃苔類分別診斷法

正黃色、爲胃土正色。爲溫病始傳之候。其爲（濕溫、溫熱、）當以脈之滑濇有力無力。分別用藥。

老黃色、爲胃中陽氣旺盛之候。若厚腐堆起。此胃中飲食消化腐濁之氣上達之候。爲濕溫化熱之始。爲溫熱傳入中焦陽明之候。

黃如炒枳殼色、爲胃陽盛極、陽亢陰虛之候。胃氣欲傷。胃汁乾槁。故苔黃色如枳殼炒過狀。以其乾枯不潤澤也。

黃黑相間如鍋焦黃色、摸之棘手。看之不澤。爲胃中津液焦灼。口燥舌乾之候。然亦

學說

有陽氣爲陰邪所阻。不能上蒸而化爲津液者。當以脈診分別斷之。脈濇有力鼓指者。火灼津也。脈滑無力鼓指。只有往來而無起伏者。痰飲瘀血阻抑陽氣。不能化生津液也。

嫩黃色、由白而變爲黃。爲嫩黃色。此爲用藥當胃陽初醒之候。吉兆也。爲飲食消化腐濁初升也。

牙黃色、胃中腐濁之氣始升也。牙黃無孔。謂之膩苔。中焦有痰也。

裱心紙兼灰青色、苔雖黃而兼灰青。此傷風初候。或陽氣抑鬱。黃苔無正色。當舒氣化鬱。

黃如粟米染着、顆粒分明。此爲胃陽太旺。胃熱之候。

黃如虎斑紋、氣血兩燔之候。

黃如臘敷舌上、濕溫痰滯之候。故苔無孔而膩。

水黃苔如鷄子黃白相間染成、此黃而潤滑之苔。爲痰飲停積。是濕溫正候。或爲濕熱症而有水飲者。或熱入胃陰。誤服燥藥。變生此苔式者。宜以脈診分別斷之。

黃腐苔如豆渣炒黃堆舌、下症也。如中有直裂。氣虛也。不可下。當補氣。以氣不足以運化也。

白苔類分別診斷法

薄白如米飲敷舌、此傷寒中寒、之初候也。無表症狀見者。飲食停膈上也。

白如豆漿敷舌、此白而滑潤。傷寒、中寒、濕邪、痰飲、等病也。以脈診分別斷之。但薄白不潤澤。舌質不甚紅者。傷燥表症也。

白而厚如豆腐腦鋪舌、痰熱症也。

白而疏如米粉鋪紅、傷熱、傷暑、初傳之候也。

白如粟米成顆粒、此乃熱邪在氣分也。

白如銀色、謂光亮如銀。此熱症誤補之變苔也。

白如旱煙灰色、不問潤燥。皆熱症誤燥之變苔也。

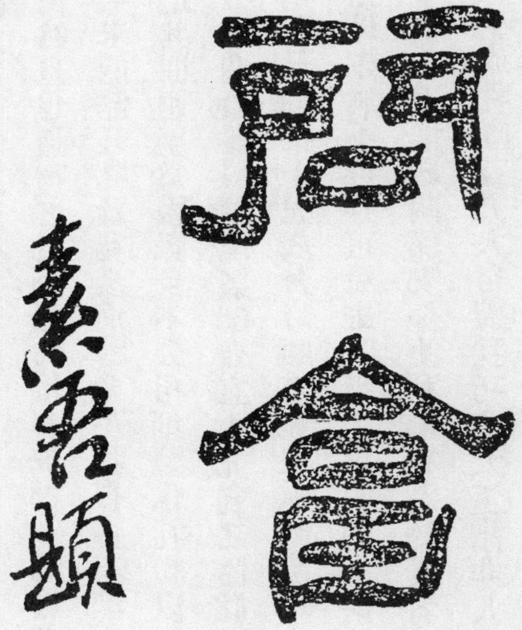
問會

天工人代

小兒飲食以人乳爲天此乃自然之理自生民以來未有能出此範圍實造物之使然也但造物之於小兒尙留有缺憾在焉譬若人乳有時缺乏或乳母體氣未能健旺乳汁稀淡而尋常牛乳復多不潔小兒遭此時際欲求萬全之道其問題至爲困難自本公司創製代乳粉以來已逾二百載風行環球無不歡迎蓋質料純潔製配合宜小兒食之體壯身安確能代替人乳且編配一二三號按小兒歲月以哺之雖使呱呱墮地永不需及乳母亦無不可幷可免去乳母之羸弱關係情慾關係一切吸入不潔之關係安全便利無有過於斯者夫造物生人生成乳哺茲乃人自製乳巧奪天工謂非人定勝天乎哉

上海廣東路四十號　**愛蘭漢百利有限公司啟**

贈書券

育兒寶鑑及各種良藥書將此券裁下並附郵票一分及姓名地址一併寄下當即郵寄空函無效

答五十八　常熟張汝偉

按吳君是問。已以鄙人直接通訊者數次。今將前後三次答復。及第一二三次之原函。一併錄下。登諸報端。以供研求。（第一次原問見曹先生炳章所答之上從略）

婦人之病。鬱症十居七八。令堂徒以家道中落。致成肝胃痛。是經所謂失榮之人也。木鬱必橫。肝乃尅土。胃之瘀熱。不勝木尅。而遂侮其所生之金。失紅之症所由來也。然成盆盈器而來。不即是陽脫陰離之危候者。以所出之血。乃是胃中之瘀血。胃爲多氣多血之腑耳。用梨百斤。始獲全效。按梨者利也。昔賢以之治消渴。女子二陽之病發心脾。其傳爲風消息賁者。死不治。令堂之鬱症。亦二陽之病。幸而不爲風消。而見失紅。將瘀熱一壅而出。即得梨之淸潤通利。太陰之氣。得以肅斂。又用人參以扶肺胃之氣。宜其見效之速。　肝胃痛雖不時舉發。要亦無妨事耳。乃平地風波。始則以鎗彈之驚。繼則以喪夫之痛。

鬱而復鬱。恐而復恐。心腎以之不交。氣化以之不攝。滋陰固氣之方良是。使循此以往。啖蔗及根。處境怡樂。自可保養百年。相安無事。忽又哭孫心痛。擾其元神。君火不明。相火不位。乘及陽明則高聲。侮及太陰則絮語。心主不安其位。常在懸旌之中。所以頻解鈕扣者。必有一種極可怖極可恐之疑團。鬱結於心中。每思撥開而豁達之。不可得所。以如此。夫蛇影之疑。不知杯弓之假。尚成不治之症。而況眞有鬱結者乎。然鬼神之設。借土偶以成形。宗祠之立。建木主以表敬。萬物必有所憑藉而後作。故恐怖憂鬱之結果。亦必藉痰涎爲依據。而胃爲生痰之源。脾爲停痰之所。脾胃有痰爲護符。不受木尅。是以其痛反止。稍一淸白而即痛楚者。可見肝木仍旺。目前不過以痰濕爲護符。將來痰濕愈積愈多。則變幻殊非可料。治之之法。當分標本兩途。化痰安神。是爲標治。解鬱釋疑。是爲本圖。治標易而治本難。然不解其鬱。痰化又生。不釋其疑。過時又鬱。終非良圖。釋疑之法。必須用近世之所謂催眠術家。大偵探家。

問

俾得盡知所懷之意。果由何事之恐之疑而得。即將設法以解之。使其坦然於懷。無所疑慮。悟萬事之多幻。視死生爲一夢。心氣一舒。則君明相位。氣順鬱開。則痰自下行。藥用逍遙散。合眞珠母丸法。間入溫膽之屬。眞不必刻意求深。要須撥動其機耳。是否有當。尚希主裁。

細柴胡五分　全當歸錢半　陳胆星一錢　石决明八錢　羚羊角一錢
賴園紅一錢　小川芎錢半　東白芍三錢　生枳實三錢　生龍齒五錢（鹽水煅先煎）　姜半夏二錢　雲茯苓三錢　括蔞仁三錢（姜炒）　姜竹茹錢半
爲劑雪羹湯代水煎藥另吞　白金丸三錢

三月十九來函。附下

答

裘吉翁曹炳翁二治療法。併須折衷答復。俾有遵循云云。於是有下篇之答。
七情之傷。驚屬於胆。胆最清淨。附液於肝。肝木上逆。而見善怒。驚則氣結於中。怒則血菀於上。氣血失諧。痰涎不化。將軍暴橫。君主無權。古先聖賢。所立驚悸怔忡神志不寐癲癇諸名目。治肝治心治腎之法。亦井井有條。而未言及於腦。腦爲元神之府。王淸任腦髓說。始透其機。喻西昌言胆之穴。皆絡於腦。鬱怒之火。上攻於腦。爲厥巔疾。是太夫人之症。裘先生曹先生根据腦治。非有經驗。富學問者。不能道隻字。而裘先生之精神療法。用近世催眠術。尤爲先得吾心之所同然。而所用之方。兩先生如出一轍。誠有鑒於眞陰不攝。營血已耗。非大劑補陰回陽。據其窟宅而招之。不足以收浪子之心。誠爲善治。不過陽浮於上。有如鳶飛魚躍。痰結於中。何異關門閉塞。若不射之於巔。肝陽終難下降。果然疑釋於心。中正自能決斷。然歌也有思。哭也有懷。前之所答從本治者。在是。而用藥一層。愚見總以疏木泄肝。化痰安神爲先。非不欲培水臟以涵木。固眞陰以攝陽。奈痰濕不化。肝陽不平。恐愈濟其水。而火則愈浮於上。尊所述稍一清醒。仍然肝胃痛。其明證也。矧前所擬方。血藥之中。已有歸芎。正不必地之滋矣。謹再擬前方中。加水安息香二枝。生鐵落一兩。

問

金鐶藤鐲一具。同煎服。藤取其平木熄風。金取其安神鎮攝。必得寐安神清。喜怒如常。方可再進陰陽平補之法。若以行步維艱。為下焦之虛寒。則金匱腎著湯。仲景眞武湯可也。愚意不如上法之穩。聾瞶妄言。所述如是。未知尊意以為然乎否。

答

第三問原函錄下

汝偉先生惠鑒。前郵使送到大札。時適肅正在假期之中。昨午至廠。始獲奉閱。多蒙教誨諄諄。銘感曷已。然宏識卓論。頗為詳盡。足見先生具良相之功能。懷婆心以濟世。輓近醫林。洵屬不可多得。至為欽佩。按家慈之疾。前裘先生曾述以催眠術治療法。並荷先生贊許。自是妥善勿疑。無如鄂中能施行此術者。竟乏其人。業懇裘先生教以斯術之施治法。迄未奉復（原函中有實施經驗獲效而言等云）頃往詢由日本歸來之友人。譚及是術。彼國醫士以之治百病。係以凝神定性為主。嘗有催不過去者。亦間有催眠過去。而不能醒者。由此觀之。頗涉危險。但敝友不過留學日本。見聞及之。並非實際上經驗而言。竊以家慈年及古稀。精血衰枯。是術能否施用。恐屬疑問。尚望葑非不棄。明以教之。(下略)

還冀敬悉。閣下疑催眠術爲危途。不敢輕試。且無施術者云。僕於催眠術。亦未加研究。曾略視其書。大約與吾國之煉氣相同。吾國煉氣之法。亦有善有不善。有利有弊。然劉潛詩云。但聞方士騰空去。不見童男入海回。無藥能令炎帝在。有人曾笑老聃來。可見却病延年。舍修行無他妙法。特是吾國修行者。皆愚夫愚婦。不識竅要。妄思昇天。間有明理者。匿處深山。不肯出而救世。麤俗俚語。充塞市肆。於是闢者益多。而大道益晦。殊不知近世催眠術。實即是法而研求之推廣之。以著其實驗者也。心經不云乎。色即是空。空即是色。色者。天下之形形色色也。萬色皆空者。言其歸宿處。其紅黃藍綠黑。終歸於本色也。西學博士曾以紅黃藍綠黑諸色。配合成球形。貫以軸。轉之速。人目光不見紅黃藍綠黑。而惟見白也。又以五色配合。置於水中。搗融之。其水亦復返爲白也。此可見天下之形形色色。盡屬於空。而空空中復寓於無數之形形色色也。孫眞人攝生咏云。安神宜悅樂。惜氣保和純。壽夭休言命。修行本在人。時時遵此理。平地可朝眞。緣是言之。令堂雖年近古稀。苟能如法運氣。未始不可返常度而還故我也。然煉氣之法。亦在調其喜怒。使黃婆姹女。得能交黏。提精於腦海。納氣於丹田。鳴雷鼓而漱玉津。按少腹而運八卦。世與我而相遺。我本是世外之人。死即生之所歸。生亦死餘之日。蝸牛角上。蝴蝶夢中。慧眼看人。可發大噱。閣下以純孝爲心。秉其至誠。苟能體此意而暢明之。日與高年作長夜之談。爲尋歡之計。或亦有所見效也。而僕前兩次所擬方。不妨少試。苟能見效萬一。儘可常服。請勿疑慮爲幸。聾瞽妄談。尙希教正爲荷。

常熟張汝偉

第五十九

方君原問。由甯波徐友丞先生寄來。原答稿已直接寄去。嗣接徐友丞先生來函。方君服藥。已見大效。今再刊登貴報。供諸碩學研究。

今夫痛則不通。通則不痛。前賢言之詳矣。尊躬禀賦清癯。脾衰土敗。不惟先天不足。後天亦未見充。水不生木而肝旺。木即賊土而脾敗。相亢相害。接踵而來。腰部之痛。所由致也。治以溫補肝腎。暫解一時之危。終無除根之法者。未明通則不痛之理法故也。蓋每遇腰痛。糞即黑色。且大解不多。此與內經熱氣留於小腸。腸中痛。癉熱焦渴。則堅乾不得出。痛而閉不通矣一條。適相符合。統觀痛論一十二條。屬熱者祇此一條。餘皆屬寒。而治痛者。每以溫通爲事。不知其屬於熱也。蓋尊躬先天既弱。腎水必虧。水虧火旺。理所必然。相火既旺。木火因之亦旺。而又操勞過度。鬱積於中。肝腎之瘀熱。因之日積於腰部。而又膏粱厚味。挾瘀血以爲恃。致成癥塊之形。所以眼時昏黑者。氣爲血阻。機關有時而停。鄙意先去其瘀。復入扶養氣血之品。爲治。用桃仁承氣。合巽功法。亦即王清任通府逐瘀之遺意耳。

問

錦紋軍三錢（酒炒）　原紅花一錢（酒炒）　杭白芍三錢　西洋參一錢　雲茯苓三錢　川楝子錢半（打）　生桃仁三錢（去尖皮打）　全當歸三錢（酒炒）　姜山梔三錢　野冬朮一錢　湖丹皮三錢　炙乳沒各錢半（去油）生枳殼（元明粉同打各錢半）　大連翹三錢　絲瓜絡錢半（鹽水炒）

右方服五六劑。如得大便暢下。元氣困憊。用六味地黃丸。合十全大補丸。相和服。每日約三錢許。

答六十一　常熟張汝偉

答

聤耳一症。肺腎之濕熱。竄於耳膜之故。謹擬外治方一。

黃魚枕骨（煅灰研細）　金絲荷葉（焙研）　絲綿灰　胭脂粉　細兒茶（研細）　上冰片五分　餘均一錢相和吹之　（按此方徐君來信。云已效。）

答五十八　裘吉生

吳君之母。完全之神經病也。七情傷感。草木無靈。還當舒其心志。免其憂思。

或補萬一。近世催眠術療法。即吾國古時之精神療法。最能奏效。元非虛慕新奇。敢述此法。尚有效者。曾經與二三門人。研究是術。施行得驗而言也。否則用六味湯加鹿角膠以補腦。

答五十八　紹興陳心田

吳君肅。母患神經病。越四載。不獲愈。詳叙病狀。轉乞治療。細繹遠因。乃操勞抑鬱而成肝胃之疾。近因。乃怵惕思慮而傷存變之神。其經過嘔血遺溺一屏。竟獲痊愈。姑置不論。惟今飲食倍增。漫無節度。且不擇甘鹹。手頻頻解紐。足寸步難移。竊謂此症雖屬神經爲患。其機樞之紐決在脾藏。何則。胃大小腸三焦膀胱諸府。俱謂倉廩之本。榮之居也。大凡飲食入胃。其所以輸轉運化之功。必藉至陰之類。通於土氣之脾藏耳。故脾開竅於口。藏精於脾。病在舌本。五味不出。今甘鹹不擇。其辛酸苦辣。又可知。唇常帶紅。脾華現也。食過尋常。脾果變也。從前由肝侮胃。病尚在府。故可藥治。迨至憂愁恐怖。終日不

問

言。得毋悗悶鬱陶。竟傷其脾。脾固存意。一變而爲高聲絮語。志意不和。當然確定。現在肝胃之痛已蠲。心脘之痛繼起。然痛必在清白之時。非心痛也。是脾痛也。若果心痛。瞀悶昏亂。尙且不遑。抑何暇必顯淸白之際也。且脾主四支。經謂肢脛者。人之管以趨翔也。穀入氣滿。淖澤於肢脛。能趨步。能翼翔。今翔者數數。而趨者滯滯。苟非脾藏一紐。官箴失職。無諫議之權。鮮智周之術。何有如是顚倒乎。或曰脾旣病矣。奚不腹滿。不嗌乾。不下利。反而水穀能消。不知熱傷太陰經之標。而有咽乾。寒傷太陰經之本。而有下利。是變之常也。此太陰脾藏受病。是變之變也。故吾於審而又審。鄭重而言脾病。非不曰腦經全無關係。盖不如是辯別。終恐不得其病所。即如思想萬全。藥用周到。

答

亦不克勝任矣。病所旣定。應從根本治療。藥以霞天膏一味。緩緩頻服。足消沈疴。而或者又以爲霞天膏。乃去除陳垢積滯之藥。該婦年近古稀。平素飲食又節。且無形質依附。何所據而用焉。曰病已積久。草木無情。銖兩丸散。奚竅藩籬。此病所感。無非七情。其留者愁思鬱結。本屬無形。取霞天膏備補爲瀉。病因專。藥亦須專。一洗其所思所結。澤枯潤槁。補虛益損。舍此無當。或又謂該婦之患。上實下虛。脫服霞天膏後。開腸洞泄。烏乎可。豈知醫病之道。必求其所傷何邪。而先去其病。病去則虛者亦生。病留則實者亦死。今病者。如醉如癡。食能過量。唇紅手習。痛在心脘。其目的正在此。決不能見足之一痿。而避重就輕之治。况吾人所賴以生。端在穀氣。今病者多受穀氣。而病猶纏綿。而獨能受草木之滋。而病可脫體乎。即使補養而後。足固能步。亦恐補者自補。癡者仍癡。病終不去也。余曩年治一勞姓患神經錯亂。不避親疎。口中喃喃。食須斗計。予以大瀉而愈。又治一陸姓患癲。用珠黃定癡丸。雖大劑凉血藥而愈。要皆求其所傷而去病也。爰書顛末。以答吳子。吳子採納與否。吾嘗盡心焉耳矣。

答六十一　裘吉生

問

此症吾國定名爲聤耳◎近時新學名◎謂之中耳炎◎因解剖上◎分外耳中耳內耳三部分也◎病屬局部◎治療莫善於硼酸水◎頻頻洗滌◎惟泡藥之水◎務要濾淨◎且須以廿沸之上◎方可免毒◎洗用之棉◎亦須藥棉◎施洗者之手甲◎尤須潔淨◎前在醫院◎洗滌有效◎近則自洗失效◎大抵在淸潔與否◎頗有關係◎因旣患炎症◎凡空氣中之腐敗菌◎均得隨時乘隙浸襲之◎故患者住在之場所◎着用之衣被◎且皆有關也◎

按病者◎已依照前法洗滌◎但洗滌後◎另用次沒石蒼鉛粉◎（外國藥名）吹之◎不過兩星期◎已完全告愈矣◎　（問者附此鳴謝）

答

答六十　裘吉生

凡患啞症者非口病也◎實耳聾爲之原因◎因人在初生時之發聲◎本祇「挨……」字天籟各國各地皆同◎自習聞而後成語調◎別方音◎然啞者仍能發其固有之天籟「挨……」獨不能成與人通情之語調耳◎此其故因耳無所聞◎則口無所

習也。今病者。雖因誤藥致啞。必耳聾在先。爲啞之病原。至三四歲。已能成語。與出胎耳聾不聞語調者。雖有別。然孩子腦力尙薄。自易忘記。吾人日日溫習無間。尙不能追記三四歲時之事之語也。今病者六七歲。學語不過一二年。猶三四歲時初讀書者。至六七歲即廢書不讀。且茫不聞他人之讀書。其能將初讀之書句不忘得乎。病理如是。治療之法。當求耳聾現症如何。或屬於實。或屬於虛。庶處方配藥。斯有效矣。懸揣此症。總屬於虛。異功散。或四君子加菖蒲主之。

答六十　張汝偉

楊嘉祿之姪。口不能言。乃餘熱留戀經絡中。未能透出。肺之開閉不利。擬用曹仁伯瘀熱湯原方治之。

旋覆花錢半　葱管三寸　枇杷葉（去毛）二片　桑白皮錢半　川貝母三錢

淡天冬錢半　新降七分　蘆根一錢　忍冬藤三錢　大杏仁（去皮尖打）三

錢　廣鬱金錢半　靑竹茹錢半　　右方服至能言爲度

答五十八　　包蘅村

自丁未至丁巳。首尾十一年矣。丁未歲得成盌盈盆之吐血症。足陽明之熱盛可知。服梨誠是也。惜乎熬膏。西洋參亦甚對病也。惜乎熬膏。吐血之病雖愈。而肺胃留其餘熱矣。厥後肝胃氣痛。病情一變。而肝乃藏血之藏。仍不離乎血分病。頻年境遇不佳。觸目驚心。皆是傷肝之事。歲愈久則氣血愈衰。而肝邪用事。若癡若醉。經所謂獨語如見鬼狀是也。太夫人年紀雖高。而熱入血室則一也。血室者。太衝也。不問男女皆有之。毋以年高而畏進藥也。惟路遠未經臨證。色脈二字。均未得參觀。仍望諸有道細爲權衡。而平治之。

西洋參二錢　桃仁一錢　生石膏八錢　三味濃煎

水磨錦紋大黄六分　藥冲服

分兩請臨時斟酌。此不過略具模範而已。惟大黄不得過六分。必須用（冷滾水一水磨。不是研末。

問六十四　施惠康

平水附近。有葉某者。年屆四旬。其妻在紹城兵隊傭工。葉某獨居抱恨。於閏月初九日服毒。遍身發戰。至次日天明。牙齦自落。人皆見之。無不駭異。鄰人通告妻知。次日其妻果回。詰詢服毒情由。已經一息奄奄。氣阻咽喉。目瞪口呆。欲言不語。祇有手仿一圈。其大如錢。令人猜疑不確。無法挽效。有的說火酒送檳榔。有的說火酒送木鼈。謠謠不一。似難名狀。至十一日。晚。嗚呼哀哉。一命身亡。豈杜死城中幾多一類寃鬼耶。覩此臨死慘情。鄙見以川烏草烏信石水銀三仙丹等毒品。能否達到目的。惠學識淺陋。究不知何物。能落齒斃命。凡我醫界同志。居心仁慈。理當設法研究。破此疑案。雖既死不能復生。憶將來之防患。但求解救有法。挽回有方。不致屈害民命。伏望海內外博學淵士。諸乞考察底蘊。賜示教我。以開茅塞。幸甚盼甚。

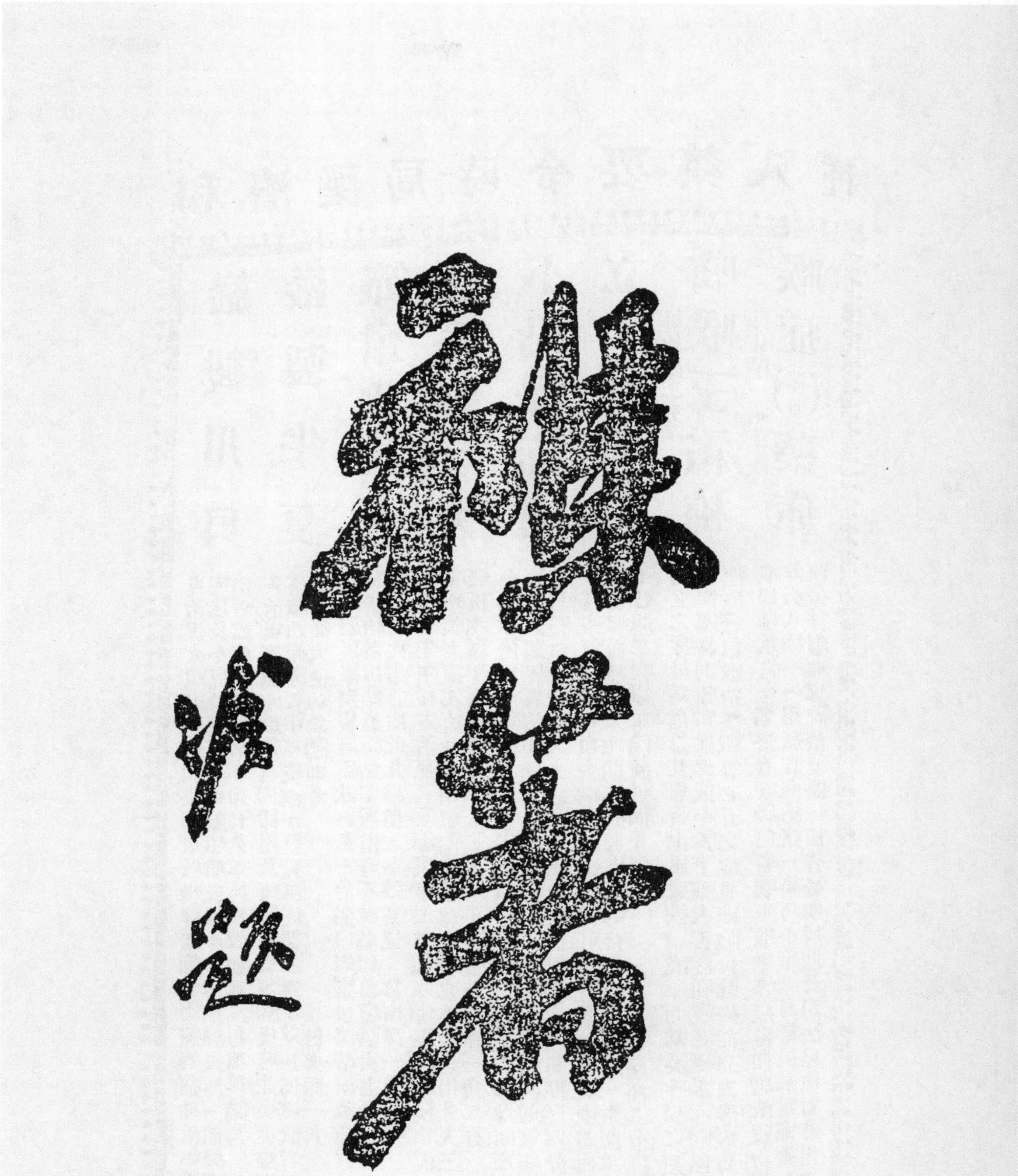

雜著

與鎮江張壽芝君書

嵊縣竹芷熙

壽芝先生有道大鑒　敝友沈某舌光無苔尖紅而潤屢服滋陰藥則增胃氣痛嘔清水腰疼背抽溏便等症熙私擬之此必滋陰過甚脾土困憊濕聚生痰或者有之勸服黃耆建中湯加茯苓半夏服四五劑無甚進退驗其舌色桂枝究不敢過用是以別無良法及讀足下答語以舌紅爲正色潤即無病滋陰太過有膩胃滯脾漬濕生痰之嫌肝失條達木來尅土氣併於中則胃痛犯於上則嘔水腰爲腎府腎爲胃關腎氣不足則腰痛胃氣不足則背抽中氣不足則溲便爲變等教言又示戊己丸之法遂以川連炒吳萸酒炒白芍製香附炒烏藥瓦楞子木蝴蝶廣鬱金秫米金橘藥等味服五劑嘔水已除胃痛亦減繼服南沙參茯苓野於朮淮藥雞內金鬱金製香附木蝴蝶秫米薑夏炙草佛手片至今二月餘胃大開諸恙若失舌亦非前此之色矣沈某欣然對熙曰章君之賜我良多予當深銘肺腑不敢忘且託熙代達功效載諸報端固敢呈寸緘以誌感謝也惜乎山川阻隔不能覿而賜教倘得後會有期

不亦人生之大快事哉肅此佈達即請

道安

與社友裘吉生君書

束天民

吉生先生鑒披閱大報仰見議論風發思想精微轍爲傾倒當此新潮劇烈之秋執事獨竭力鼓吹古學力任其難熱心毅力至爲欽佩頃閱六十四期貴報載廢止五行正確解決反對者今竟居多數習俗移人改良不易爲之浩嘆前清末葉鑑於世界潮流始有停科舉興學堂之議當日頭腦冬烘者羣起反對今之反對廢止五行者何以異此不佞本門外漢歎世之迷而不知其歸也於是有廢止五行論之作所以自惟亦不過吹劍之一吷而已可否發表於醫報與諸君子作一商確尙希裁酌苟以爲可教而辱教之則幸甚矣聞執事將古今醫學分類編輯此書何日出版以嘉惠醫林引領望之臨風想慕書不盡言此請

著安

與社友何廉臣君書

袁桂生

廉臣前輩先生撰席昨奉　手書猥以拙著醫學芻言囑登貴報敢不遵命惟此稿多從前舊作早經神州報揭載者今不過擇尤刪潤以存爪印而已寄登貴報萬不適用貴報今年改良辦法已讀兩期無任欽佩前讀

前輩醫學分科之論詳徵博引洵屬當今急務而又屬望同志從長討論盛德謙光尤所欽佩焯之愚意以爲大淸會典之十一科似嫌其略而部頒學科又直抄外國舊例於中醫專門學校之教法似又嫌其太繁竊以爲此事須就我國國情斟酌變通定一適當之制大淸會典之十一科如大方脈科小方脈科婦人科瘡瘍科針灸科眼科口齒科咽喉科正骨科皆不可少者此外如傷寒一科可併入大方脈中痘疹一科可附入小方脈中又如部定解剖學組織學生理學醫化學胎生學局部解剖學藥物學病理學診斷學內科學外科學眼科學婦科學產科學衛生學皮膚病學花柳病學耳鼻咽喉科學兒科學精神病學裁判醫學無機藥化學有機藥化學

向社友何廉臣君言

藥用植物學細菌學等皆不可少者餘如製藥化學德語等均有不切實用之感雖此種專門學術吾國人士亦必須學習而新藥亦必須製造然以湊入中醫校中一時究難運用誠以古人用藥之法暨吾國藥品之種種作用決非西醫之化學所能了解試就普通藥物言之麻黃半夏二物今之日本醫書均謂其一含某種之鹽類基一含澱粉使鹽類基與澱粉而能治病則米麥黃豆山藥山芋均可以代半夏之用矣何也米麥黃豆山藥山芋所含之澱粉極多而按之實際乃有大謬不然者由是言之執化學以論吾國藥品之特性鮮有不成枘鑿者且西藥取給於金石品者爲多故化驗尙多可據中藥取給於植物者爲多故根升稍降汗吐下和諸說實爲歷刼不磨之絕學若徒恃化學化驗竊恐難得其要領故焯平日獨居深念研究吾國醫藥仍當遵古人之成法始易得其神髓若化學之書不過僅可供參考之用斷不可恃以爲標準也不特此也西醫之學術爲吾國今日所急需者乃爲剖割縫傷之外科手術耳其他病理治療藥劑等所需者不過十中之一二而已誠以吾國固

有之病理治療方藥有勝西醫萬萬者苟能切實講求將有不可勝用者矣惟其然也吾國醫藥教育一面宜師西醫縫傷剖割之術一面仍宜遵守古人之定法竊謂吾國醫藥之教育方針不能少越乎此

前輩爲東南名宿對於此事當早有成竹在胸尚何待後生曉舌因讀大作聊獻芻蕘尚望有以教之耑肅奉覆敬頌　道祺

吉生先生暨諸君子均此致意

蔡星山君致本會書

蔡星山

逕啓者閱神州醫藥學報載浙省長呂公呈教育部杭省私立中醫學校課程科學條例未經該部批准立案查去冬神州醫藥總會代表呈請願書並章程批存部核辦此孫總長尚有愛國保種思想今總長不知愛國保種爲何物一心崇拜西洋原不足怪況設中醫學校乃中國醫界大職醫士乃國民一份子以醫士設學研究醫理保衛國民生命取締撥充改良藥產維持天産財源醫藥兩界同志有自由權積

蔡某止信致本會書

極進行原無請公僕之必要第託空言不克實行自棄國民主權即如神州總會宗旨以保存國粹天產實業爲第一主義計成立已閱五載醫學醫院無一人提倡建設建造醫學醫院地前年已有某君捐助二十畝並未聞有籌欵之議前年大會蒙在滬爲江西分會代表曾上籌欵建造學院擬集腋成裘辦法當開大會日未提議延至今日僅組織一函授學校敷衍表面合五族不能建造上海醫學醫院屋宇貽遺笑外人者小而中醫藥學理不能昌明者大百工居肆以成其事上海爲中外扼要區必有中醫學校醫院方可集中國通達中醫理藥性巨子多數互相討論溝通中西交換智識豈中國乏明新理者博通古法者切實改良不徒以浮言辯駁必實地施診取西醫之長以補我短闡發中醫精妙以維道墜若長此口論終無心得千慮一得冒昧獻議請登

報章盼同胞中愛國保種者衆擎易舉或樂捐或勸募同力合作庶計日達涓涓成海俾學校醫院可以觀厥成爲此請　公安

紀事

一寒署

紹興醫藥學報社代售及印行書目

退廬醫案	一冊	一角
傷科捷徑	一冊	一角
胡氏應驗良方	一冊	一角
通俗傷寒論	二冊	八角
疫症集說	四冊	八角
鼠疫抉微	一冊	四角
傷寒表圖序附	一冊	四角
傷寒論章節	一冊	四角
傷寒方歌	一冊	四角
叢桂草堂醫草	二冊	三角
喉痧症治要略	一冊	五分
雅片煙戒除法	二冊	三角
痰症膏丸說明書	一冊	一角
醫學會會員課藝	二冊	四角
看護學問答初集	一冊	一角
吳鞠通醫醫病書	一冊	二角
通俗婦科學	一冊	二角

醫藥叢書第一集	六冊	一元六角
溫熱論箋正	一冊	三角
通俗喉科學	一冊	一角
通俗內科學	一冊	一角
重訂醫醫病書	二冊	五角
濕溫時疫治療法	一冊	二角
存存齋醫話稿初二集	二冊	三角
傷寒第一書	六冊	六角
醫方簡義	四冊	三角
王孟英四科簡效方	四冊	八角
潛齋第一種	二冊	二角
重訂廣溫熱論	六冊	八角
感証寶筏	八冊	一元二角
馬培之醫論	一冊	二角
一至四十四期醫藥學報		一元六角
四十五至六十八期醫報		二元
大增刊一至三冊		三元

本分會臨時會紀事

六月十三日本分會爲王禹枚一再函請評議伊子是否爲徐仙槎醫生方藥所誤一節茲錄評議情形如下

何廉臣動議檢閱徐君方藥清熱化痰涼血解毒本屬正當治法愚見對於徐方可再加大劑涼血解毒如犀角金汁等藥重用鮮地庶幾血毒得以清解牙疳不致發現若均爲用涼藥太過不能透發云云實屬不識證候之空談

陳心田動議王孩瘄後熱毒既灼清熱解毒甚爲正當惟徐之初方少用血藥似若缺點至於用涼不透恐係臆斷且方內俱用桑皮殊屬費解云

裘吉生代表顧紹岐動議今年瘄毒凡發點不透轉成牙疳者甚多但能於三五日前重用清解血毒法無不奏效此鄙人於嬰堂小兒來診日十餘人中見此證而治驗者可證非空言也惟王君之小兒除徐君方藥嫌輕外有無他誤不易探查致未使於死後以下評議

吳麗生動議閱徐君方藥用涼一層並無差誤王君來信謂諸人評論均謂用涼太早究竟何人鑑定具何醫理請詳細說明

周越銘謂此病因瘄後患牙疳而死其爲熱毒蘊結無疑淸熱解毒化痰本屬正當治法徐君之方似屬對症何致愈治愈重所疑者自閏二月二十八日起有一方三月初四以後一方隔至二天何以病勢愈重至診期反寬或另有他醫診視反對徐方亦未可知

鈕養安贊成何君廉臣之說

何幼廉動議贊同何廉臣吳麗生二說

孫康侯動議閱徐君方案謂齒落目盲已成牙疳死症當時即有犀角地黃湯亦屬正當非用涼藥之誤也

葉堯臣代表史愼之贊成何廉臣君之說

高德僧動議謂徐君診此病時尙屬謹愼故初案中即有症甚危篤云云惜乎方中

雜有燥品似與案中津涸之說自相矛盾耳

朱俊臣贊成裘君吉生之說

東關部佐清君來函

啓者茲有敝處景福銀樓夥友因病就診同業俞葆卿君列方方內開有百藥煎一味其藥係春元堂所撮緣病家仔細不過見百藥煎一藥與前吃過不同驟起疑懼因而走至各藥舖各購一塊細對惟春元堂式樣不同餘均相埒於是病家走至春元堂與之理論而春元堂答說此貨係屬來頭並非自合旋據病家多說他家亦來頭何以與寶號貨色不同若非是假而何春元堂即答以是眞是假自有公論可評各藥店一詢便知乃病家隨口誤答謂係此貨是假係泰山堂所說春元堂因此有礙名譽遂與病家一同赴泰山堂對質殊泰山堂並無是說但說不識得三字於是病家遂說同行不識得僞藥於是遂起衝突嗣春元堂不能較辨邀開商會商會因係外行眞假卒莫能辨茲弟以此事有礙醫藥前途用將春元堂與泰山堂等家兩

種百藥煎寄上請爲研究應用何種爲是務望明示以釋同行及買主之疑嫌是荷速賜回音爲感專此謹請　醫藥會會長鑒

本分會答邵君函

諸會友均鑒　名正肅

前奉來函並百藥煎兩種囑爲研究屬是本會當於初一日常會時公同證明又向各藥鋪比較詎此藥春元係蘇省來頭原貨泰山係本地杜製按百藥煎之原理造成仿古法製以五倍子細芽茶共研細末加酵糟打和合成一法無酵糟加酒釉紅麴一法無芽茶加甘草吉更蓋五倍子一經釀造必致輕虛浮收故醫家每用於肺虛挾熱並無感邪之候乃藥家不察無論其來頭若何性味形質但使誤來誤去不負責成此吾紹鄉村藥肆之通病也即此百藥煎而論究不知來頭係何物釀成吾儕亦未能深悉藥爲利病之器各藥鋪理當深究法製自存天良以來頭諸藥爲不確莫如按方杜製爲得當也手此匆復即請　夏安

醫藥界近聞

本社發行大增刊目錄

第一

第二

第三

時疫盛行可奈何（均錄越鐸日報）

本年入夏以來時疫流行因而斃命者不勝枚舉茲聞城區保佑橋一帶近忽發現一種時疫初起時即頭暈目眩耳聾體軟不省人事更加極易傳染異常危險如該處開設萬福來小茶店之施長生夫婦二人均已先後因此斃命疊誌本報而其隣近之邵忠祥暨吳齊嫣二人亦染此種疫痢已於日昨午後相繼死亡並聞小保佑橋兩岸居民亦有類似此種病症呻吟牀蓐一息奄奄存亡莫保致親戚探望亦多裹足不前實屬一時浩刧願醫學家注意及之

紹屬昌安街花子弄內地隘人稀比屋而居僅十餘家近因時疫互相傳染本月杪先後死亡者男女計十七八名之譜其間以孤苦無依者爲最多數甚或曝骨數晝乏資收殮悲慘之狀不忍卒覩天災歟抑人禍歟望高明醫家有以研究之

庸醫殺人之可恨

紹屬道墟鄉市上銀飾鋪主章阿六之子阿炎日前因患傷寒初邀就地醫生診治

無甚輕重旋因該屬欲求速愈特行買棹截赴樊江轉請大名鼎鼎之庸醫吳詠堂診治詎該庸醫吳某高抬身價老氣橫秋於望聞問切種種要訣漠不關心匆匆一診草草一方敷衍了事該家屬奉爲續命靈丹即於歸家後如法泡製不料一劑甫下該病人即口不能言而容改色該家屬見此情形始知誤投藥料大起恐慌迅速另邀某醫至家復診業經無可挽回告辭而去該病人延至前日（十四號）下午果然一命嗚呼（聞該家僅此一子業已娶有媳婦）拋下年老父母青春妻室溘然長逝斷絕宗祧全家眷屬搶地呼天萬分悲悼大有痛不欲生之慨並聞該鄉某農夫亦因是症誤服該庸醫方藥（傷寒尙輕時聞所開之藥方內往往先有石菖蒲數錢）以致奄奄一息命在旦夕云嗚呼該庸醫全無道德鹵莽滅裂草菅人命一至於斯殊堪痛恨且探悉該庸醫對於傷寒一症素無經驗兼之開方另有一人病人往診彼即一手按脈信口囑令他人開方因之藥不對症誤服斃命者實繁有徒或有詰其手纔搭上病症尙未說明如何即速開方莫非來人病症衞已預先知道等

語該庸醫立即老羞成怒惡聲相向以故被其害者莫不加以活閻羅之雅號此等醫界蟊賊究未知城區醫藥會亦有所聞否何竟任其長此殺人無已也耶

胡醫生傲氣淩人

感鳳鄉菖蒲漊庸醫胡寶書者素以嫖賭吃著爲事讀得幾何湯頭歌訣居然懸壺售醫受其診治而斃命者豈止恒河沙數且素有煙霞癖日前正在吞雲吐霧之際忽被無賴多人探悉遂破扉入室幷聲言擬去警所告發寶書大駭乃酬該無賴等以小洋三百角了事昨日又有病者黃某偶問寶書謂我病可能好否寶書不特不以實言告且怒斥曰汝病能否痊愈權在閻王我豈知之黃某强與之辯寶書反厲聲曰誰叫你來我處求醫我非活神仙豈能知汝之病者黃某只得忍氣而去噫以一不學無術之醫生而大言若是無怪其怨鬼日多也

產科研究所之籌設

此次警務會以衛生爲警察範圍內最應注意事項吾國產育一要項素未研究遇

有婦生產則委諸無知產婆之爲操縱以致危險迭出於生命前途大有關係當經數多議決由各省警務處籌設產科研究所招收女學生授以專門學術俟其畢業後分發各縣服務又現在各警廳檢驗官娼往往用男醫生殊非所宜茲既設產科研究所嗣後檢驗官娼應一律用女醫生藉端風化云

賊禿捉將官裏去

各處廟宇寺觀仙方神藥曾經光復後褚前民政長禁止在案乃日久玩生死灰復燃現聞有本城縣東門廿七太娘水果攤內寄住之旅客李某日前因患熱症經醫士裘吉生醫治數次業已奏效詎李某不知何故聽信老嫗之言向附近火神廟內大將軍菩薩處更求神方道服下後病勢驟增又向裘醫處診治業已病體垂危勢將不治該醫裘某遂深嫉仙方之害人當即電告第二派出所章警佐處立飭巡長金壽鵬於昨日將該廟住持僧小圓即和尚阿鑊捉入所中拘辦旋經挽人保釋罰洋四元釋放並當面出結嗣後神籤藥方概行撤消以符公令而重民命云

報價表

新報	全年	半年	一月	
冊數	十二冊	六冊	一冊	
定價	一元	五角半	一角	
代派或一人獨定十份者八折五十份七折郵票抵洋九扣寄空函恕復				
舊報	一至十三期	十四至十七期	十八至四十四期	四十五至六十八期
定價	五角	三角	八角	二元
郵費	中國	日本台灣	南洋各埠	
	加一成	加二成	加三成	

廣告價表

等第	地位	一期	六期	十二期
特等	底面全頁	八元	四十四元	八十元
上等	社論前全頁	六元	三十三元	六十元
普通	各欄紙全頁	四元	二十二元	四十元
注意	所稱全頁即中國式之一頁而外國式之一配奇如登半頁照表減半算			

注意

各處如有函件寄交本社務祈書明

一紹城北海橋紹興醫藥學報社收

一倘寫個人姓字郵局投遞不轉本社而無論銀洋書籍出入交涉均與本社無涉特此布告

本社啓

外埠代派處

南洋○新加坡　潘眉孫君
奉天○開原縣　濟生藥房
江蘇○常熟　張汝傑君
江西○省中　神州分會
福建○連江縣　林文愚君
江蘇○松江　查貢甫君
浙江○處州　何九齡君
安徽○歙縣　胡天中君
江蘇○因果巷　張叔鵬君
廣西○桂林　黎肅軍君
北京○城內　王文璞君
安徽○蕪湖　穆春甫君
廣東○廣寧　蔡星山君
江蘇○無錫　周小農君
浙江○台州　羅燎彤君
廣東○潮州　曾師仲君
福建○福州　陳秋孫君

湖南○彰德　沅湘日報社
浙江○甯波　徐友丞君
福建○福州　黃良安君
浙江○餘姚　濟明齋
江蘇○上海　神州醫藥總會
廣東○廣州　余翰垣君
浙江○嘉興　春和堂
江蘇○松口　聶欽方君
浙江○杭州　李雲年君
浙江○百官　蔣明齋
浙江○杭州　大原施醫局
四川○江津縣　李國珍君
河南○前營門　閱報社
江蘇○鎮江　袁桂笙君
吉林○葉赫鎮　傅偉武君
黑龍江○南城　閱報社
陝西○西安　秦中公報社

本邑代派處

漓渚○張若霞君
馬山○高德銘君
安昌○嚴濬泉君
五市○蔡明吉齋
昌安○嚴紹岐君
城中○和濟藥局
城中○教育館
城中○育新書局
城中○墨潤堂
城中○裘氏醫廬
平水○施瀞康君
陽嘉隆王彬之君

原七十四期丁巳六月出版

紹興醫藥學報

神州醫藥會紹興分會發行

第七卷第六號

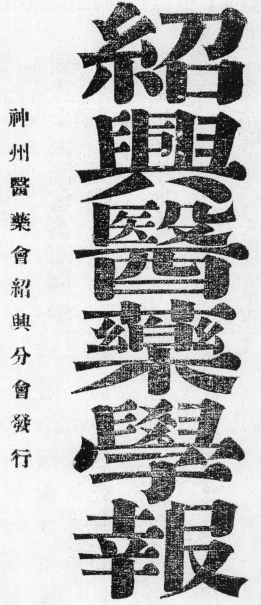

月課（六月份）

值課者 瀋陽彭壽萱

題目

對於上海醫會審定醫學名詞意見書

傷寒名解

醫無中西名別論

卷式以三十二字二十四行爲一頁二藝爲完卷全作尤爲歡迎陰歷七月底截止寄交紹興醫學報社取齊轉達第八號醫藥學報揭曉並擇刊報端贈品以第一名醫社出版書籍五元第二三兩名各三元第四至第十名各贈醫藥叢書一函以下亦各贈大增刊一册均由報社轉給

四月份值課者劉恒瑞君來函命登報展期揭曉因天時酷暑收卷尚少特限於陰歷八月底爲截止限內仍得投卷講此代告 本社啓

誌謝

上海徐相宸先生惠贈中國生理學二册是書爲先生大著提要鈎元允稱國粹領讀之餘書此鳴謝并介紹於我醫界每册定價洋五角

本社編輯部啓

醫士道出版

世道衰微而關於司命之醫士亦不自知其責任之重大同趨於無道以致草菅人命裘君吉生有慨乎此手輯古今中外先賢名彥之言足爲醫士之針砭者百餘則刊爲醫士道初集定價一角由本社發行凡吾醫士咸宜備此以作座右之銘

本社發行部啓

▲紹介名著一

廣溫熱論一書爲戴北山先生原著經陸九芝先生刪定何廉臣先生重訂并附以經驗古今方案而印行者其辯伏氣溫熱與新感溫暑及傷寒之鑑別裨益於感證之診斷猶行海而執有羅盤也醫家病家均宜人手一編獲益良匪淺鮮每部六册大洋八角本社及各大書坊均有寄售

▲紹介名著二

越醫何廉臣先生重訂印行之感證寶筏係歸安吳坤安先生之原著先生爲姑蘇薛葉兩大名醫之高足其學問經驗胥集於是著而辨傷寒與類傷寒如劃鴻溝而立疆界洵不愧爲感証之寶筏故出版後風行一時每部八册定價大洋一元二角本社及各大書坊均代發行

紹興醫藥學報社代售及印行書目

退廬醫案	一册	一角
傷科捷徑	一册	一角
胡氏應騐良方	一册	一角
通俗傷寒論	二册	八角
疫症集說	四册	八角
鼠疫抉微	一册	四角
傷寒表圖序附	一册	四角
傷寒論章節	一册	四角
傷寒方歌	一册	四角
叢桂草堂醫草	二册	三角
喉痧症治要略	一册	五分
雅片煙戒除法	二册	三角
痰症膏丸說明書	一册	一角
醫學會會員課藝	二册	四角
看護學問答初集	一册	一角
吳鞠通醫醫病書	一册	二角
通俗婦科學	一册	二角

醫藥叢書第一集	六册	一元六角
溫熱論箋正	一册	三角
通俗喉科學	一册	一角
通俗內科學	一册	一角
重訂醫醫病書	二册	五角
濕溫時疫治療法	一册	二角
存存齋醫話稿初二集	二册	三角
傷寒第一書	六册	六角
醫方簡義	四册	三角
王孟英四科簡效方	四册	八角
潛齋第一種	二册	二角
重訂廣溫熱論	六册	八角
感証寶筏	八册	一元二角
馬培之醫論	一册	二角
一至四十四期醫藥學報		一元六角
四十五至六十八期醫報		二元
大增刊一至三册		三元

本社發行大增刊目錄

第一

囊秘喉書完
傷科捷徑完
通俗內科學完
通俗婦科學卷一
應驗良方初集
退廬醫案初集
規定藥品之商榷
醫藥論文初集

第二

醫學妙諦卷上一
玉函經卷上
醫學抉微卷上
醫界新智囊初集
協和講堂演說錄
通俗傷寒論卷上
醫藥學說初集

第三

通俗傷寒論卷上
醫士道初集
通俗咽喉科學完
醫學抉微卷二
玉函經卷中至卷下
歷代名醫傳畧
醫藥雜著初集
醫學妙諦卷上二

特別徵文

醫藥一道動關性命不知通變有如趙括前讀徐君相宸西藥之缺點孫君雨林西醫治疫症之不善及素盦醫話伯華醫譚等雖屬一邑之見聞猶非通國之均言惕予汪君有云黃種之將瘠將滅烹治變割斷送生命於不辨物理庸醫之手凡此危言至爲痛心各省同志如有實見姓氏地址必詳必悉務必光堅響切無糢糊影響之談合乎歐陽氏求其生而不得之仁心願人長壽中西一理貽誤蒼生足資東鑒者以三十二字滿十二行爲一頁至兩頁以外卽寄本社編輯處投稿已足二百頁卽可彙刊單行本自當按名分贈警世覺迷公德實非淺鮮也

本社編輯處啓

紹興醫藥學報第七卷第六號目次

（原七十四期）

社友陳秋孫君玉照

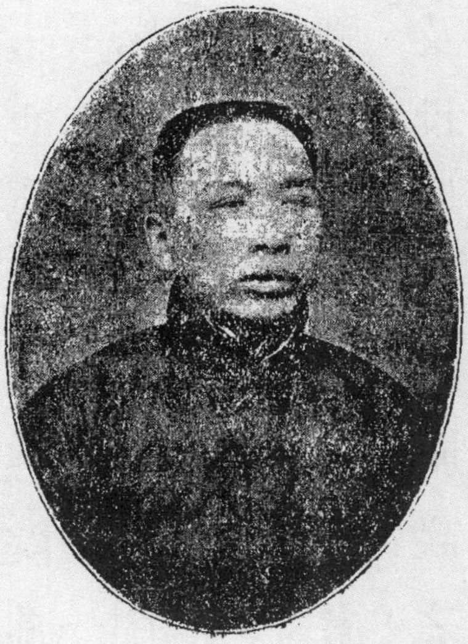

陳君秋孫年三十九歲福建福州府閩縣人也寓城內撫院前街四世內科醫臨診二十載全閩醫藥學會職員三山醫學傳習所維持員福州神州醫藥學分會會員提倡本社及投股本社附設之流通醫藥書籍有限公司之熱心人也

本社謹識

社論

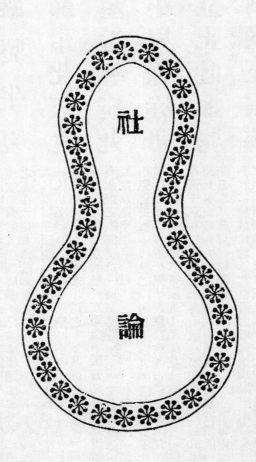

對於紹興醫藥分會編輯醫藥學講義之意見

偎遊胡友梅

洋衣禮帽。布傘皮靴。菌類傳染之說。不絕我鼓膜者。非今日之西醫乎。馬褂長袍。煙筒眼鏡。陰陽生尅之言。屢污其口吻者。非今日之中醫乎。此等之人。裝束殊致。言論異旨。吾對之。皆具有一種崇拜欽仰之意。以其爲吾人之司命也。

三十年前。吾未出人世。想神聖崇嚴之中醫。吾祖宗不知向之打幾個拳。作幾個揖。而有以留此血脈。三十年後。吾行將就木。想韶秀活潑之西醫。吾子孫不知向之脫幾次帽。鞠幾次躬。而有以延我殘喘。

吾乃思之。吾之爲原虫而得進於人類也。伊誰之力歟。無所歸功。而歸功於靈樞素問諸經。吾之有肉體而不遽化爲燐火也。伊誰之恃歟。有所依賴。乃依賴於細胞病理一學。海內方家。倘不以余言爲河漢者。請申其說。

今之言醫學者。動以保存國粹大題目。悚動衆聽。談病理必稱內經。論治療必師仲

對於紹興醫藥分會編輯醫藥學講義之意見

景。曾亦思禹貢一書。地理之祖周官六部。政治之宗。不聞今日之學生。以禹貢爲學校課本。不聞今日之政客。以周官爲行政方針。食古不化。故步自封。司天在泉之說。五運六氣之言。已與九州四瀆圖。封建井田制。同爲前代之遺物。而無復研究之餘地矣。

又有倡爲會通學說者。謂解剖生理。我所固有。調劑藥物。自具特長。切音左轉之書。安能外孫絡諸脈之理。虬鬚碧眼之輩。安能廢汗吐破下之方。科舉時代言光學者。動稱鑽燧取火。言鑛學者。輒曰范土合金。亦莫不具有此等之心理。然必謂讀古史而光理而明。讀禮運而鑛業以精。天下豈有是理乎。是故謂我國醫學。古代已具有萌芽則可。謂古代醫學。遂足以適用於今世。則斷斷不可。吾筆雖禿。吾唇未焦。吾硯雖荒。吾舌未敝。吾猶能效齋夫之喋喋。

國醫學者。以六脈爲診病之原。以五行爲斷症之本。然而臟腑之分配無定統系。莫憑。脾肝之部位差殊。生尅何據。以實地解剖術之精。而置之不理。以器械檢查法之便。而棄之如遺。是何異觀物者。廢標本而從幻影。量材者。舍繩墨而憑意度。此等思想。眞有百思而不解其故者。今之編輯生理解剖病理診斷諸學。而按照舊法者。非此類歟。欲以是爭存於今後之世界。亦戛戛乎其難矣。願積學之士。好自圖之。雖然我國醫學。旣無存在之價値。而治療成績。尙能着着爭勝者。果何恃乎。恃有此二千種天然特產之藥品也。是故居今日而言保存國粹。舍改良藥物學外。豈有第二之政策乎。我國本草。雖代有專書。而輕身延年之套語。補中益氣之空談。陳陳相因。牢不可破。甚且過寒過熱。各家嘖有違言。入絡入經。古人自爲聚訟。苟非刪繁就簡。崇實黜華。則將使靑年之子弟。埋沒於故紙堆中。豈非文化進步之一阻力耶。

但吾之所謂改良藥物學者。非必尋中外之遺書。搜古今之散帙。如五經之辯異同。大學之爭錯簡也。吾惟集中西名醫三四。日診療患者數十人。診症則以西法檢査而定其病名。用藥則以中法切脈而贈以方劑。西醫之所稱爲某病者。以中國某方能愈之。而某方可爲某病特效矣。屢屢如是。不數年而中華藥物學之編輯告成。庶與經驗學派之旨。不相刺謬。蓋西人藥物學之成立。亦詎能外此而爲辨法哉。若徒承軒岐之異緒。襲氣味之陳言。謂春秋可以斷獄。魯論可以致太平。吾立見其宗旨抵觸。而日就於退聽之地位也。今之過於急進者。又謂藥物應用。須照化學新法製造。無論設廠置械。今日藥業之社會。經濟程度。尚有不及。而我國商人。素無道德化學分析。政府又無取締之能力。奸人作僞。無所不至。反不若專用原料藥之爲能得眞品而收實效也。故謂西法製藥。必實行於今日者。非浮誇卽矜奇。豈有當哉。

蔡元培先生叙醫學通論。嘗謂非精研泰西之醫學者。不能說明醫理。非精研泰西之藥學者。不能說明方劑。蓋融會貫通之學說。與牽強附會之學說。異。取彼之長以補此之短。而術乃日以精。求人之疵。以文己之過。而道乃日以廢。今之以保存醫學自任者。不於實際上力求振作。而徒揚其龍光之舌。馳其波濤之辯。以相攻相擊。何其不思之甚耶。

吾教育界中人也。幼習舉業。曾留意於詞章。長入學堂。亦潛心夫科學。於中法無所偏於西法亦無所倚。故不敢謂四千年經驗之藥方。而視同糞土。亦不敢謂五大洲公認之醫說。而盡屬空談。謂之爲折衷派之醫學。觀諒亦通儒碩士所首肯乎。紹興醫藥分會。近有編輯醫藥學講義之商榷。何徐皆當世名醫。蘇浙又爲人材淵藪。眼光之到。腦力之强。鄉曲書生。豈能仰望其肩背。惟事關國粹。所係非輕。半解一知。詎敢緘默。芻蕘之言。倘蒙採擇。於醫學前途。不無裨益。此卽吾今日把管揮毫之微意也。

編輯講義取材之商榷

東天民

編輯講義。體材宜博大精深。貫通中外。始能風行一世。垂之無窮。無取乎通俗。若爲初學起見。不妨另編初步。萬不可削踵就履。致講義不能行之久遠。故鄙見於何先生辦法第二條中。所根據之書。以爲宜加「人鏡經」一種。輔助之書。宜統採古今醫籍。一以實際爲主。不宜以大名家爲限。蓋中醫之敝。敝在空談。不務實際。今苟能崇實去虛。集五千餘年之實驗。合數千百人之精力。不患不足以對抗西法也。(古人

紹興醫藥學報 第七卷第六號

皓首窮經。本其畢生之經驗成爲著作。雖曰至愚。豈無一得。不宜一概抹殺也）非特醫家之言在所當採。卽非醫家之言。亦當採輯。如脚氣病一症。近日西國學者。以爲係一種黴菌傳染病。又以爲靑魚科之魚肉中毒。矜爲創論。不知二千年前。中國儒者早已言之。史記貨殖傳「楚越之地。烹海爲鹽。飯稻羹魚。果郁蠃蛤。以故呰窳」集解曰呰弱也。窳病也。正義云。羸弱而足病也。千金所謂脚弱卽此。然則所謂呰窳者。卽脚氣病。曰飯稻羹魚。曰以故呰窳。不卽西醫魚肉中毒之說耶。若此類者。尤當詳採。以折西醫之氣焰。

猶有言者。論脈之書。諸說紛紜。莫衷一是。余觀仲景書所以憑脈斷症者。多與今不同。又仲景湯劑。至爲靈妙。然製方之法。配合之理。號不可知。若此類者。尤當統觀全書。求法外之意。以補醫書所不逮。鄙見如斯。是否有當。尚乞何先生暨諸君子正之。

編輯講義有三難。以言公編。則總會不顧。以言私人編輯。則非全國之公。以言聘人編輯則經費無從措辦余以爲何廉臣袁桂生徐相宸三先生皆爲近日醫界泰斗皆熱心於編輯不妨即請三先生秉舍我其誰之慨號召同志共組一團刻日進行先議編目後編講義講義旣成即依徐相宸先生法登報徵集駁難然後付之表決刻之專書似較易實行不知諸 先生以爲何如 著者附識

內難闢謬

東天民

新學家曰內經爲古代開創之書宜多謬誤不足信是不思之甚也吾國政治家若管仲若商君遠在二千年前考其所措施皆與近日泰西政治吻合內經所說亦多與近日西說相同豈可以其發明於五千年前而輕之況自神農嘗百草而醫藥始興神農在位百四十年子臨魁立在位八十年子承立在位六十年子明立在位四十九年子宜立在位四十五年子來立在位四十八年子裏立在位四十三年曾孫榆罔立五十五年諸侯始尊軒轅爲天子然則自炎帝神農氏至軒轅黃帝已歷五百二十年矣炎帝以天子之尊提倡於上君子德風小人德草吾知全國聰睿之士

接踵研究者必不乏人西洋醫學百餘年前猶荒陋可笑至今日其理論已登峰造極其所以進步如是之速者以其重實驗擯空談故也我國古代醫學亦重實驗（一藥物之鹹酸辛苦臟腑之位置形狀某藥治某病某臟主某事非鑿空撰得皆自實驗而來故神農之發明醫藥必以親嘗而靈樞亦曰五臟六腑可剖而視則古之重實驗可知）雖其時器械未精物質未明然積五百餘年之實驗集全國君臣上下之智力其結果必大有可觀加以黃帝岐伯聖明天縱發皇緒論潤澤鴻業著爲內經集古學之大成爲後來之準則金匱玉函允爲鴻寶其可信耶其不可信耶新學家又曰內經作於秦末漢初秦漢以前無內經也越人生戰國而難內經其爲僞作可知且其所引多與內經不同尤徵其妄尤不足信此論尤爲厚誣古人內經作於黃帝史册具在寧可妄誣特以古無紙筆竹帛繁重難以備藏故編爲韻語以便記誦傳爲口決轉相授受（古書多韻語若易經老子荀子皆然非獨醫經爲然也）至秦漢之時而筆之於書編輯之人循時之好妄有所增則有之矣謂盡爲後人所作

則妄也。（內經中言五行。以及五運六氣諸說。皆後人竄入。蓋自伏羲畫卦。始有陰陽之說。至文王演易象。而其說始備。黃帝之時。只有陰陽之說也。五行之說。兆端於洪範。直至戰國之時。纖緯興。而其說始盛。內經中有言五行五運六氣者。決非軒岐之舊也）然則秦漢以前。固有內經。越人自可發難。其所偁引。間有與今本內經、不同者。蓋內經已經竄改。非岐軒原本。難經則未有增損。所引內經。或猶存岐軒之舊也。焉得以此疑之。

中國人宜研究中醫說

束天民

一國之立。必有一國之學。與之并立。亡國亡種。先亡其學。滅中醫而專尚西法。中國之學亡其一部矣。可無懼乎。嘗試言之。講求本國之學者。猶樹之有根。加意培灌。發育必不可限量。講求他國之學者。猶移南方之樹植之於北。移東方之樹植之於西。感寒熱之氣。中途而死者有之矣。地土不齊。氣候不同。植而即萎者有之矣。即幸而生存。其發育之盛。決不能與生於本土者比也。以中國人而學西醫。無本之學也。縱

紹興醫藥學報　第七卷第六號

憚心研究。竭盡智力。豈能與西人爭勝乎。何如保存國粹。發皇張大之。猶足與之對抗。或可駕而上之哉。

吾嘗論日本爲東方强國。論其學則奴隸也。世界各國。各有特殊之字。日本則無之。其字母僅取中國偏旁爲之。各國莫不有國學。而日本則無之。明治以前。竊之中國。維新以後。倣之泰西。毫無國學之可言。謂爲奴隸。不亦宜乎。故棄國醫學而學西洋醫。已爲不可。棄國醫學而學日本醫。尤爲不可。

中國國力不兢。尙有國文國學。足愧東鄰。今將盡棄其本國之學。而學爲奴隸之學乎。今世之爲人後者。其於先人手澤。雖斷簡殘編。亦視如鴻圭秘寶。謹守勿敢失。中國之醫學。我始祖黃帝之手澤也。獨可棄如敝屣乎。奈之何不察也。

西醫之學。如顯微鏡檢查。外傷敷扎等。亦有可取。若以之備參考。補中醫所不逮。則可。廢中而專尙西法。無論其體質相宜與否。而照陰戶。用腹診。謂能通行。則無是理也。

著者附識

學說

葯物學

治療學

診斷學

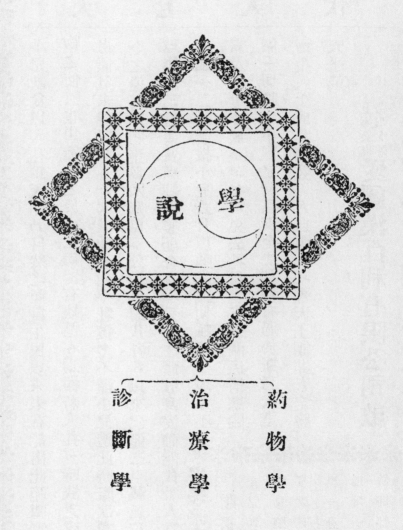

第十六圖　淫羊藿

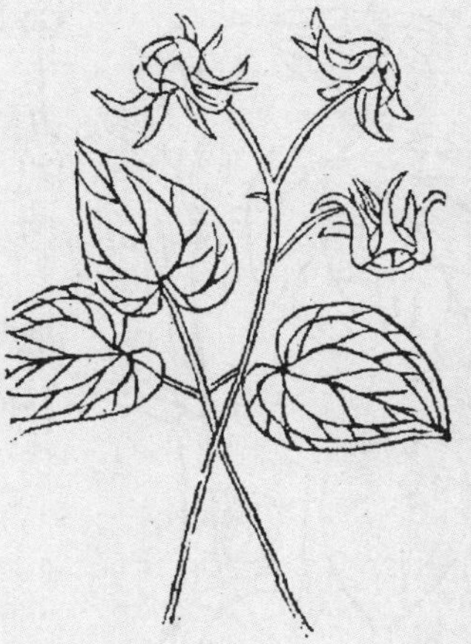

第十七圖　生馬

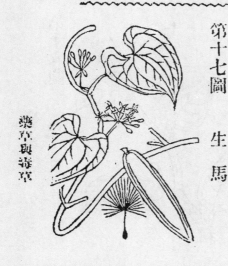

一六（淫羊藿）　小蘗科

學名　Epimedium Sagittatum

多生於山地路傍、爲宿根草、莖高一二尺、葉由三個之小葉組成、長二三寸、周邊有鋸齒、夏初開如碇、四瓣之花、花色有紫黃白三種、採根陰乾、煎用作强壯劑、有卓效、

一七（生馬）　蘿摩科

學名　Cypanncum Caugatum

生於山野、爲多年生之蔓草、葉爲心臟形、對生、夏日葉腋抽細莖、開白花、列爲繖形花序、其實如紡錘狀、熟則裂開、種子有白色長毛、採根乾燥、治馬之諸病、

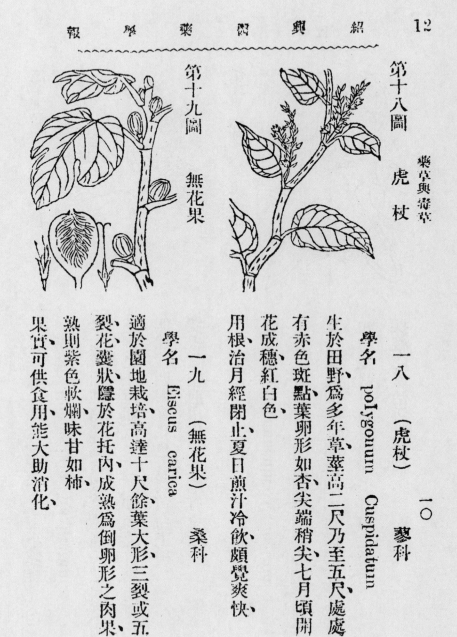

藥草與毒草

第十八圖　虎杖

第十九圖　無花果

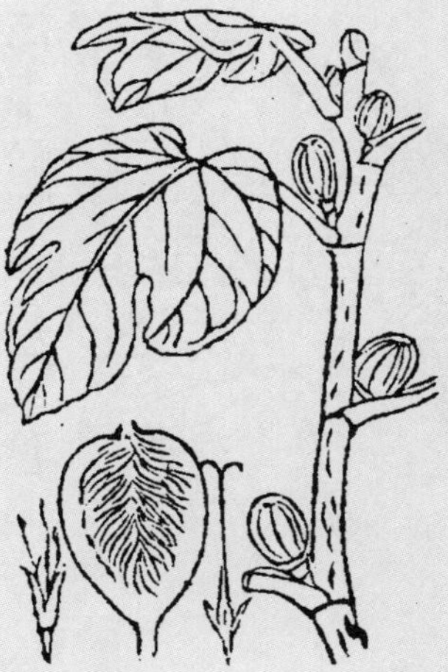

一八　(虎杖)　一〇　蓼科

學名　polygonum Cuspidatum

生於田野、為多年草、莖高二尺乃至五尺、處處有赤色斑點、葉卵形如杏、尖端稍尖、七月頃開花、成穗紅白色、

用根治月經閉止、夏日煎汁冷飲、頗覺爽快、

一九　(無花果)　桑科

學名　Eiscus carica

適於園地栽培、高達十尺餘、葉大形、三裂或五裂、花、囊狀、隱於花托內、成熟為倒卵形之肉果、熟則紫色軟爛、味甘如柿、

果實、可供食用、能大助消化、

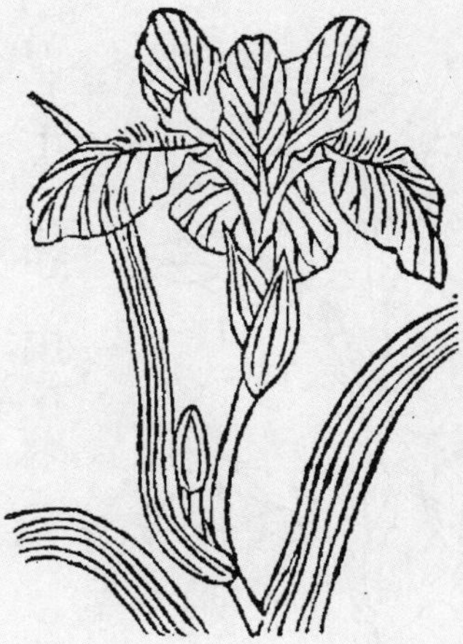

第二十圖 鳶尾

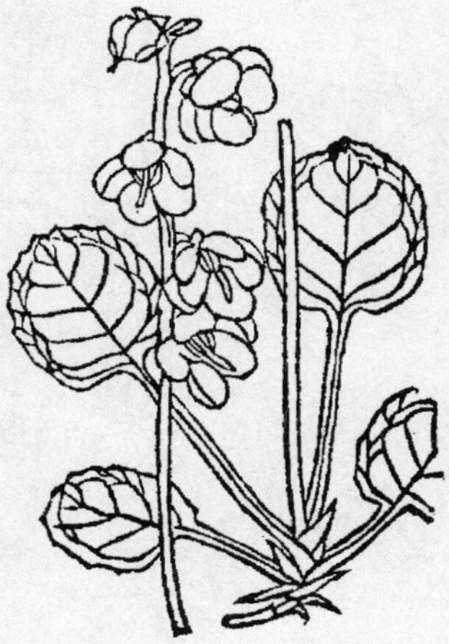

第二十一圖 一藥草

二〇（鳶尾） 鳶尾科

學名 Iris tectorun

宿根草、爲觀賞植物、高二尺以上、葉扁平細長、劍狀、淡綠色、互生、花之花莖、生於頂端、六形、呈淡紫青色、

根莖作吐劑、及下劑、

二一（一藥草） 鹿蹄草科

學名 pirola elliplica

生於山野、爲宿根常綠草、葉橢圓形、有長柄、自地表部叢生、其表面淡綠色、裏面帶紫色、春時抽出花莖、上開數個向下之白色小花、

生葉揉敷、能止血、消毒、蟲蛇蝎諸毒、

藥草與毒草

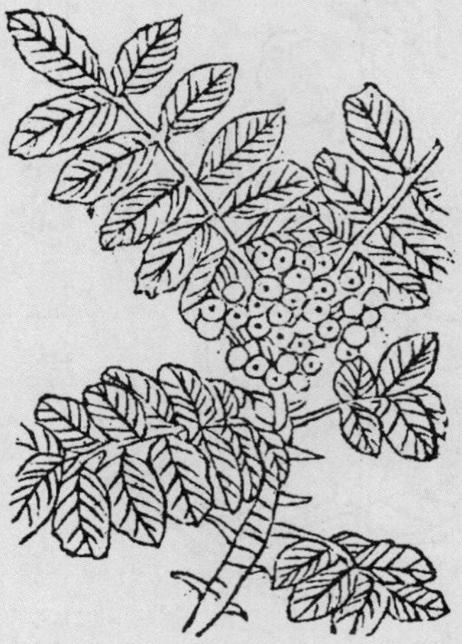

第二十二圖　崖椒

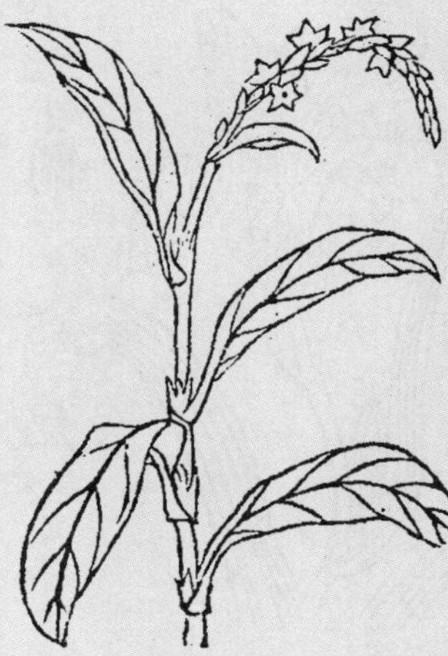

第二十三圖　馬蓼

二二（崖椒）　二　芸香科

學名 Zanthoxylum Selinnifolium

自生於河畔原野、爲落葉灌木、高六七尺、莖葉與普通之椒類相似、夏日開纖形小花、果實有一種特異之惡臭、

果實研粉外用、治乳腫、其他打傷疼痛、甚效、

二三（馬蓼）　蓼科

學名 Polygonum Posumbu Var Blumei

自生於水邊及水濕之原野、莖高一二尺、葉如普通之蓼、爲長橢圓形而尖、色深綠、夏季簇開穗狀淡紅色之小花、

莖葉陰乾、作煎劑、小兒服用、下毒有特效、

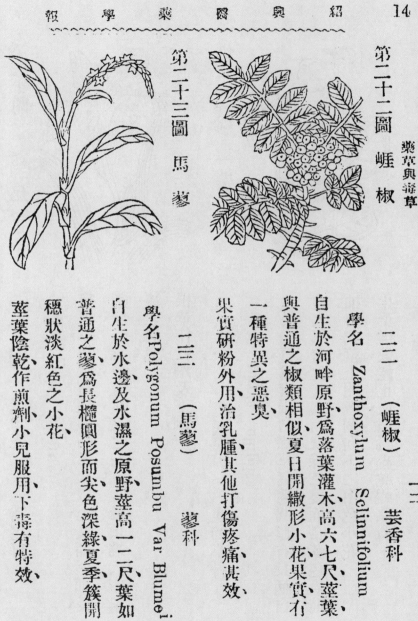

曹氏醫藥學叢書之六

鄞縣　曹炳章赤電氏編撰

瘟痧證治要畧

緒言

瘟疫名病。自古皆有。痧字病名。古書則無。若痧脹之病。則自古有之。如古之中惡、中暍、中滿、寒、霍亂、白虎、青筋。皆卽今之所爲痧也。考痧字名病。始於醫說。有用蠶退紙治痧之法。乃江氏瑩謬爲解傢。雖早爲杭堇浦所譏。然亦可見當時痧脹之不多。故略而不詳也。厥後崇正時有羊毛痧之蔓延。迨至清初。其病漸盛。自北而南。所以有曰滿洲病、曰翻、曰痧、曰攓、等名。因各以方土命名耳。後則別立治痧之法。如康熙時王養吾之痧症全書。郭右陶之痧脹玉衡。乾隆時天台僧之晰微補化。嘉慶時丹平山之異痧奇方。陸樂山之養生鏡。李守先之七十二翻。道光時歐陽調律之治痧要略。及痧症指微。何書田之痧症彙要。日本岸吟香之痧症要論。沈金鰲之痧症。然犀照等書。或分七十二症。或分四十九症。或重湯藥。或重針灸。其大旨皆略相同。惜其

瘟證痧治要略　二

所列之病。匪獨指疫爲痧。甚則舉一切雜病亦統名曰痧。無怪乎近世庸工。將一切風暑寒熱之時感。輒用挑痧之法。且不按經穴。隨手妄施誤人甚多。詎知疫者無定症之通病也。痧者有實徵之專名也。名之不正。病將安治。雖然疫與痧其爲急性傳染病則一。據其病情皆有寒熱虛實挾內傷挾外感之別。非可一概混施也。茲就諸家發明。參以臨證實驗。爰將疫與痧之證治各法。分章別類。臚舉於左。

第一章　瘟痧之病源

第二章　瘟痧之診斷

第三章　瘟痧病所之鑑別

第四章　瘟痧種類之鑑別

第五章　瘟痧之治療法

第六章　瘟痧之看護法

第七章　瘟痧之預防法

第一章　瘟痧之病源

疫乃感受時行不正之氣。卽所謂非其時有其氣。如春應溫而反寒。夏應熱而反涼。秋應涼而反熱。冬應寒而反大溫。而人日在氣交之中。感觸卽病者。曰傷寒傷風。曰中暑中濕。應時而名。非爲疫也。疫者在四時不正氣中。復發生一種惡毒厲氣。散佈於空氣之中。從口鼻吸入。或隨霪雨下降。流入河井。從飲料而入。既經口鼻吸受。舍於伏脊之內。去表不遠。附近於胃。卽所謂膜原也。其發病無論老少。類多相似。故曰天行瘟疫也。亦有因平時注意衛生。正氣充旺。能抵抗邪氣。不染者亦多。痧脹乃倉卒閉塞之病。死亡更速。皆由平時喜飲醇酒。貪食厚味（如猪羊肉）煎炒及臭腐（如黴千層臭腐乾）等物。或飲池潦汚穢積水。或吸山嵐瘴氣。或觸坑厠臭穢。亦有從口鼻吸入。鬱於經絡腠理。阻滯血管流行。其發病之輕重。亦隨吸毒之多寡爲衡。其爲病也屬溫屬熱者多。亦有因貪食肥甘食後復吃冰水瓜菓生冷等物。席地當風露臥。內停冷食。外中寒邪。頃刻直入太陰。擾亂中宮。吐瀉腹痛交作。卽俗所謂吊脚痧、癟螺痧是也。其爲病屬陰寒者多。脈藥聯珠云。痧脹之症。多屬奇經爲病。蓋奇經爲十二經之支流也。五臟之清氣不升。六腑之濁氣不降。譬猶五湖四瀆漫溢泛濫。盡入江河。而清濁已混。更因水甚土崩。泥砂混擾。流蕩不清。井俞壅塞。故其病有痧脹之名。痧脹者、猶沙漲也。總由十二經清濁不分。流溢入於奇經。而奇經脈現。則爲痧症也。邪氣滯於經絡。與臟腑無涉。不當徒用藥味攻內。宜先用提刮之法。及刺法。使經絡既通。然後用藥。始堪應手。其論痧症屬奇經。未經人道。理實確而可信也。余驗痧氣從穢氣發者。先吐瀉而後心腹絞痛爲多。從暑氣發者。先心腹絞痛而後吐瀉爲多。從寒氣久鬱而爲火毒發者。先心胸昏悶。痰涎膠結。遍身腫疼難忍。四肢不舉。舌强不言爲多。此皆痧脹之病理原因也。

第二章 瘟痧之診斷

中醫診斷學。首重辨舌察脈。此疫痧與各病皆然。惟診痧脹脈舌之外。更須審痧毒。驗赤髮。探痧邪。茲將各法。條列如左。

(一)辨唇舌　疫邪輕者。即時頭痛發熱。舌上白苔。宜用溫散邪。稍重則苔白厚而燥。或兼淡黃。當用辛涼解散。邪已重者宜汗解。若邪熱傳裡。苔如積粉滿布。當用達原飲。若不從汗解。內陷入胃者。則舌兼三色。或根先黃。漸至中央。宜三消飲。若舌苔純黃而厚。或深黃。腹必脹滿。小便赤濇。脈實者。以諸承氣酌下之。舌由深黃而轉黑者。三消飲加清涼之品下之。亦有陽極似陰。雖近火擁被。躁動不常。唇舌必紅而燥。目生眵。屎氣粗而臭。溺短濇。渴喜冷飲。此伏陽在內。當即下之。如增液承氣之類。　凡痧脹之舌色淡紅者輕。色黃者重。深黃者挾食。淡白者痰濕。深紅者內熱。亦有急痧一時昏迷不醒。口噤脈伏。必須辨其唇色。黑者死。紫者重。紅者生。白者多氣。黃者多食。此辨唇舌法也。

(二)察脈象　瘟疫之脈。傳變後與風寒無異。初起時與風寒迥別。蓋瘟疫從中道傳變。自裏出表。一二日脈多沉遲。迨自裏出表。脈始不沉不浮而數。或兼弦兼大。而皆不浮。至數模糊不清。沉者邪在裏。遲者邪在陰分。此非陰寒。緣熱蒸氣散。脈不鼓指但常解熱。痧脹因經絡氣血凝塞。其氣不能直達於四末。致有十指麻木。斯時脈必離經。大小不勻。遲速不等。但略浮耳。入血分則沉濇而滯。阻經絡則四肢厥冷。脈必沉遲而代。入臟腑則冷汗淋漓。脈必遲微。甚至沉伏。或一手伏爲單伏。兩手伏爲雙伏。更有直中經絡臟腑。立時昏厥。手足強直。脈皆沉伏。或遲微。急用刮刺。俟其氣血流通。脈亦漸復。若脈伏時。必須再診其兩足太衝、趺陽、太谿等穴脈息之有無。或兩足俱伏。百難活一。兩足未伏。急用刮刺。庶可救也。又如痧脹夾風則脈浮微數。夾痰則脈滑。夾食則氣口緊盛。夾外寒則人迎緊盛。夾內寒則弦遲。夾內熱則沉數。此診疫痧脈法也。

(三)審痧毒　凡審辨痧毒。當分痧點、痧筋、爲兩種。

(甲)痧點　凡痧在肌表未發出者。隱隱在皮膚之間。若既發出。必有細細紅點。狀如蚊迹。粒如瘄瘯。疎疎纍纍。密則連片。更有發過一層。復發二三層者。此皆痧毒也。宜焠刮之耶。

(乙)痧筋　凡視痧筋。一在兩腿灣。一在兩臂灣。一在舌下。餘則散於胸脇等處。若痧毒在血分。則痧筋必顯現。痧毒在氣分。而爲食所阻。則痧筋必微現。在氣分無食滯者。則痧筋亦乍隱乍現。痧毒結血分。復爲積所滯。則痧筋亦隱而不現。入於氣者開之。入於血者行之。阻於食者消而降之。滯而積者驅而破之。則痧筋無不顯。凡兩臂灣兩腿灣及舌下有細筋深青色。或紫色。或深紅色。或淺紅色。卽痧筋是也。刺之有毒血出。則痧毒解矣。

(四)驗赤髮　凡疫癘痧脹諸惡証。初起時。卽解散其髮。細細視之。如有赤髮。急拔去之。脫去其衣。細看胸背。如有長毛數莖。必盡拔之。蓋疫痧之毒。深入營分。髮乃血之餘。毒熖上炎。故見赤髮。甚至硬如騣鬣。亦須知之。

(五)探痧邪　凡初起時。生黃荳細嚼不腥。白礬吮之不濇者。皆痧也。既可試病。又解痧毒。若飲菜油不臭者。爲絞腸痧。嚼生芋而甘者。爲羊毛痧。神清而嚼薑不辣者。爲吊脚痧。凡試疫痧又法。用大雄雞一隻。放病人腹上。以雞口朝其面。雞卽伏而不動即痧也。痛止。難即跳下。并治尸厥中惡。誠試痧之要法也。

第三章 瘟痧病所之鑑別

瘟疫自中道傳變。由裏出表。風寒自表入裏。傳經雖不同。其邪之所在之經。及發病現狀。且與傷寒六經略同。惟疫邪自內發外。爲內外皆病。或愈或死。故比傷寒甚且速也。夫痧脹之發。其表裏寒熱起伏雖不同。於寒疫初起犯於何經。亦無一定。每隨邪氣接近之經而犯之。侵犯何經。亦必有何經之現狀。醫明乎此。庶可見證隨經施治。知十二經脈起止。即可施焠刮針刺各法。試條列於左。

（一）膀胱經　腰背頭項連風府。上巔頂脹痛難忍。或頭痛發熱。甚則身大熱。小便血。其脈起足小指外側之端。引經藥黃柏蒼朮。

（二）胃經　兩目紅赤如桃。唇乾鼻燥。但熱不寒。胸中滿悶。腹中絞痛。其脈起足次指外間。又一支入足中指外間。又一支入足大指端。引經藥葛根川樸、白芷。少用。

（三）胆經　脇肋腫脹。痛連兩耳。及耳傍微腫作痛。或耳聾。寒熱往來。其脈起足四白如銀錠底。謂有孔如銀錠底式。此熱症誤補誤燥。津液已傷。元氣欲陷。邪將深入之候也。

白如豆腐渣堆舌、此熱症誤燥。腐濁積滯胃中。欲作下症也。如中心開裂。則爲虛極反似實症之候。當補氣。須以脈診分別之。

白如豆腐筋堆舌、謂白苔厚而有孔。如豆腐煮熟有孔者曰筋。謂有二三條白者。餘則紅色。或圓或長。看見舌質。此胃熱痰滯腐濁積聚。誤燥當下不下之候。過此不下。則無下證可見矣。

白如糙石糙手、此燥傷胃汁。不能潤舌。腎氣不能上達之候。亦有清氣被抑不能生津者。當以脈診分別斷之。與黃黑如鍋焦色條下參觀。

似白非白如畫工以脂調粉。爲藕青色。有深淺二種。淺者如藕青湖縐色。此乃熱邪入營初候。深者如藕青杭綢色。此乃暑熱二邪已入血分之候。

此苔類似薄白。但舌質紅而細看有孔頭微點者。故以藕青色名之。爲血分熱症必有之苔。常見苔也。但人以白苔視之。多誤作寒症。故特提出以醒眉目。古人但以舌絳二字了之。後學何從解悟。故以細心體認。比例法直告之。俾無誤認之弊。舌質深紅如紅蘿蔔乾有鹽霜。此乃熱邪深入久留。誤服攻燥之藥。胃陰大傷之候。溫熱末傳危症也。

舌質無苔分別診斷法

質紫無苔。熱在陰分也。

質紅無苔。熱邪初入陰分。或者傷食。胃氣不能上升。或憂思鬱抑。陽氣不能上升。須以脈診參斷。

舌上無苔。質光如鏡。爲胃陰胃陽兩傷。腸胃中之茸毛貼壁。完穀不化。饑不受食之候。亦有頑痰膠滯胃中。茸毛不起。皆有此候。須以脈診參斷。

前症完穀陰陽傷。脈必細濇。後症痰滯。脈必洪滑而大。

質乾如刺無苔、紫而乾者、熱傷陰液。紅而乾者、氣不化津。須以脈診參斷。

中國近代中醫藥期刊彙編　第一輯

中凹如駁去、胃有燥結傷陰。或育腸有燥結久留不去之候。
中有直溝如刀背印成、陰液元氣皆虛也。
舌質横裂、素體陰虧也。
舌生裂紋如冰片紋、老年陰虛常見之象也。少年罕見。有此不吉。
前半光滑無苔後根上有肉瘤二粒如舌肉色、爲陰虛癆症之象也。
表而無苔而皮内有一塊如錢大或黄或白、爲正氣不足。血液虧虛。或有痰凝之候。須以脈診參斷。
苔上見圓暈分二三色、燥金内結。燥屎不下之候。其症必險。
苔見青綠色。必死之症也。

苔色變換吉凶總論

總之苔黄爲正。白次之。無論何症。若用藥。當皆由白而黄。由黄而退。由退復生新薄白苔。此謂順象。無論何症。若用藥不當。則由黄而白。由白而灰。由灰而黑。由活苔變爲死苔。此逆象也。驟退驟無。不由漸退。此陷象也。更有氣聚苔聚。氣斂苔斂。氣化苔化。氣散布。苔亦散布。氣凝聚而結。苔亦凝聚而結。氣結於一邊。苔亦結於一邊。故氣鬱之症。苔邊整齊。如石堦之起邊線。線內有苔。線外無苔。但紅邊而已。若氣舒化。則散布。由密而疏。散則不似斬然齊一之邊矣。故苔有邊齊如斬者。氣聚也。有積滯抑鬱者也。

苔之眞退假退駁去辨

苔之眞退、眞化、與駁去、驟退。有大分別。眞退必由化而退。何謂化退。因苔由厚而漸薄。由板而生孔。由密而漸疏。由有而漸無。由舌根外達至舌尖。由尖而漸變疏薄。由退而復生新苔。此皆吉兆。若驟然退去。不復生新苔。或如駁去。斑斑駁駁。存留如豆腐屑鋪舌上。東一點。西一點。散離而不連續。皆逆象也。皆因誤用攻伐消導之劑。或誤表之故。胃氣胃汁。俱被傷殘。故有此候。

燥潤辨

濕症舌潤。熱症舌燥。此理之常也。然亦有濕邪傳入血分。氣不化津而反燥者。熱症傳入血分。舌反潤者。亦有誤用燥藥。津液被劫。逼迫而上。胃陰不能下濟。舌反潤者。不可不知。是在指下診脈功夫。參合之矣。

厚腐之苔無寒症辨

厚腐之苔無寒症。胃陽上蒸。濁氣上達。故苔腐厚。忌用溫燥宣化之劑。尤忌發表。此宜清降導下。或中有直槽。氣虛不能運化之故。宜補氣。不得因苔色尚白而溫表之。宣燥之。犯之必變灰暗。切宜猛省。

厚腐與厚膩不同辨

厚腐與厚膩不同。腐者如腐渣。如腐筋。如豆腐堆鋪者。其邊厚。爲陽有餘。能鼓胃中腐化濁氣上升。故有此象。若厚膩則中心稍厚。其邊則薄。無毛孔。無顆粒。如以光滑之物。則刮一過者。此爲厚膩。爲陽氣被陰邪所抑。必有濕濁、痰飲、食積、瘀血、頑痰。爲病。宜宣化。一爲陽氣有餘。一爲陽氣被抑。差之毫厘。失之千里。可不慎哉。今人多誤認膩字。故特論辦以分別之。

舌短舌强辦

短者、舌伸不長之謂也。屬虛。舌短囊縮者、屬熱。舌短而囊不縮者、屬虛。

强者、不能運用。言語不清之謂也。則腦筋功用有損失之因。當察其所因之故。得其故。方有治法。

補黑苔類

舌上黑苔。有由白而黃。由黃而黑者。順症也。有由白而灰。由灰而黑。不由黃而黑者。此謂之黑陷苔。逆症也此多因誤用溫燥之藥多日所致。甚難挽救。亦有脈遲苔黑者。此腎命不足。當溫補眞火。亦有食物染成黑苔者。但刮之卽去。本色卽見。故見有苔黑者。必以指刮之。以辨眞僞。眞者刮之不去。方以黑苔斷之。其由黃而黑者。此乃陽明熱結之症。潤下得法。胃腑炭氣得以外出也。故曰順症。使人不必疑慮也。

察舌辨症新法終

問會

素君題

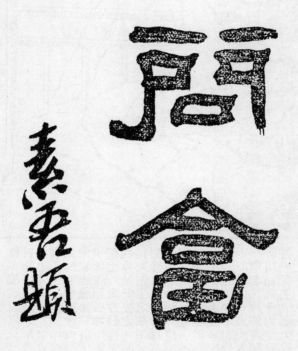

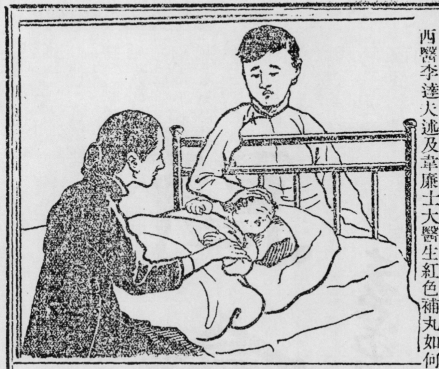

答五十一　施惠康

章仲輿令嫒。在閣時。昏暈不知。作類中治。投蘇合丸後。復見狂妄。脈左右不齊。疑似鬼祟。至於艾灸兩大拇指。以驅鬼邪。攷古醫書。及景岳婦科類。夢與鬼交。名曰鬼哭穴。世俗往往此法退鬼。效驗頗捷。此非獨人所創。凡醫藥不靈。神昏譫語。悉皆此法行之。咸稱秘術。鄙意度之。症屬風陽上潛。蒙蔽清竅。木火過升。神明欲亂。神怯則心無所主。況察脈左七至。右三至。確係風木上亢。土被木制。土衰則中無柢柱。木旺則火益炎熾。故痰涎壅塞。神志糢糊。艾灸兩大拇指。則溫暖脾土。土性既溫。則血脈流通。漸覺神復。竟似鬼退之象。非愈病之妙術。實權濟之急法。若眞有祟脈。非獨左右不齊。且浮沉遲數不等。大小長短有殊。見此脈象。祟已近身。魂不附體。艾灸兩大拇指。斷斷不能回生。雖盧扁還世。亦不可療矣。傷寒溫熱雜病。每有神昏譫語。近世惡俗。槩云邪祟纏身。或言魂出郊外。非求神問卜。卽送食收魂。可發一笑。殊不知此等病象。時症所恒有。邪入心包。則神昏譫語。邪入厥陰。則怒罵悲哭。此有諸內。而形諸外。情理所必然。凡屬醫道。不可以言鬼。曹君之所問。容敢芻言以告之。擬方于後。惟祈

同道諸君評政

先煎的活羚羊角 錢半　京川貝 三錢　辰茯神 三錢
老片天竹黃 三錢　石決明 四錢　明天麻 一錢
絹包旋覆花 三錢　京膽星 錢半　後下嫩鈎籐 三錢
生打廣鬱金 三錢　炒殭蠶 三錢　川橘絡 錢半
冲血琥珀 八分　淡竹茹 三錢　鮮九節石菖蒲根 錢半
刷去毛枇杷葉 十四片

問六十五　湯雨霖

前閱上海神州醫報第三年第三期。載有仙桃草一藥。復於去歲該報二十九

期問答內。鄙人亦提倡言之。只見問案。至今未見答案。依法施治。鄉里遠近。一有毆傷跌打等凶險之症。討服即愈。（以免爭訟多事之患）雖有此特別之效方。不知此草載於何書。檢查本草綱目諸書未載 。今幸海內一家同薦報章之能力。交通學識。就有道者。祈將此草。闡揚登諸報端。性質效用之如何。一一發揮。俾病者得知有此之效方。醫者亦多添一智識矣。

問六十六　廣西黄惠初

紹興醫藥學報社列翁鈞鑒。敬啓者。僕友人李愛農。籍廣東順德縣人。僑邕有素。孝思綦篤。去歲回籍省親。於前月旋邕。據稱其萱堂年逾古稀。素無風疾。平時康健。於去歲初夏間。忽患熱病。迄今尚未獲痊。常見五心煩熱。喉舌乾燥。其熱或日夜二三度發。或間日發。或二三日一發不等。起居飲食。一如平人。而色全無病容。但飲食必須清潤而惡辛燥。鼻息惡聞煙氣。遍延粵省名醫療治。俱投以辛凉鹹寒平淡等劑。諸如竹葉。石羔。清燥救肺三寸湯。大補陰丸。三甲復脈靑蒿鼈甲等湯。出入互用。服過百數十劑。均未見效驗。病仍如故。迄今春則病略增。每於熱時。腹部足部微腫。熱後四肢煩寃。服通利藥。則腫消。及發熱則復腫。然興居飲食亦如恒。療術既窮。故此番來函商治於僕。以圖盡烏私之職。惟僕年幼初學。性類拙鳩。且聞見淺陋。無從懸猜。鄙意以爲年老而患熱症。且時發時止。而能飲食。兼能耐對年之久。其爲眞陰枯竭。虛陽浮亢。擬用甘草等藥湯。二加龍牡法。或兼服人乳。或動物骨髓。未識可用否。然其屢服滋陰藥無效。疑處正多。或此症尙有別因。伏望

貴會諸公。海內名碩。明以誨我。并賜刀圭。俾起沉疴。當不僅身受者感恩戴德已也。此專并請

道安

王文璞

問六十七

一婦人現年三十八歲。在二十九歲時。因在行經期內。猝聞賊匪驚恐之事。

遂致經水斷絕。至今十餘年。經水不行。亦不生產。僅於未受驚以前。生一女子。今已十九歲矣。且其人身體頗近肥胖。飲食亦如常人。即至經行期間。雖不行經。而亦無絲毫變狀。蓋十年來如此。壯健未嘗稍減。固儼如一男子也。乞海內　明家賜教其故

問六十八　馬克熊

敬告者。竊儆戚年旬不惑。體氣素弱。胃亦不强。每食不過兩小盌。無論佳餚盛饌。以此為度。對於茶酒。向不喜飲。而脾胃雖弱。濕氣尚覺稀少。詎知十餘年前。初發頭上一種濕毒瘡瘍。瘋癢非常。繼則臂間肛門腿上等處。每逢春冬之際。時發大瘡幾顆。異常痛癢。必待半月方可告成。乃近五六年來。瘡疾芟除。發有一種白皮癬疥。自頭至足。均皆發洩。以手指間為最。並無知覺痛癢之苦。不非被其照貌之疤痕。未足以雅觀耳。前年曾訪問全病之家。囑其治療方法。以山生姜常擦患處。當購試驗。時時摩擦。年餘之久。尚有幾處奏效。總

未能盡完善之美◎而未擦之處◎日形增劇◎此症是否脾濕◎抑係濕毒◎主治何藥爲的當◎還祈
指教是荷◎前閱
貴會醫報著著◎名醫彙集◎研究醫學◎互相問答◎定有迅奏療治之法◎伏乞
惠賜良方◎不勝盼禱之至◎肅此敬請
公安

問六十九　施惠康

吾友年近四旬◎素喜飲◎自庚戌季秋◎右足忽患瘙癢◎視之狀若紅圈◎約大如錢◎搔之膚起白皮◎愈搔愈癢◎癢極血出較痛◎無濃水◎延至年冬◎天氣驟寒◎血凝不行◎紅圈益大◎蔓延左足◎原同一類◎淹纏年餘◎上至腿灣◎下至足跗◎圈外亦有如粟樣者◎搔之越出界限◎形色頗同◎與無紅圈之別◎延諸外科◎有說酒濕者◎有說風濕者◎有說風癬者◎其名不一◎百治不效◎壬子冬加患水脹

時。不知痛癢。用西藥疥癩瘡膏塗之。至三四月。水脹調理頗消。洗淨兩足。大勢已除。祇存右足如初起時一小圈。左足似粟米數點。仍用西藥。不能除根。直待今年。屈指八載。些須小恙。何致纏久不愈。豈無對症藥治耶。惠學術淺陋。何敢妄參末議。還乞海內外。博學鴻才。普賜良方。俾得施治痊瘳。皆賴惠教大德。則幸甚矣。

問七十　施惠康

近來時醫治溫熱。概用鮮大青葉。大抵用作清熱解毒品。考古之本草藥性。據云苦鹹大寒。解心胃熱毒。治傷寒時疾。壯熱狂妄。陽毒發斑。黃疸熱痢。丹毒喉痺。活人書。有犀角大青湯。亦治赤斑。揣其性理。明指燎原熾火。非此不除。色赤。高二三尺。莖圓。葉長。葉對節生。八月開小紅花成簇。實大如椒。近今所用鮮大青葉。味酸不苦。如杜鵑花。性味頗同。高盈尺。葉圓。發葉如油菜。參差而生。莖水溜樣。色如藕芽稍赤。豈一類二種。究不知據本草大青葉。

功用爲何如耶。凡我醫界同志。必有傑出人才。仰祈高明優士。研究實學。乞賜教答。禱甚盼甚。

問七十一 闕名

嘗見夫救溺者。惟以控去一水。以爲畢事。他外治療。略不講求。竊凡暴卒之症。其生氣未必驟絕。不過呼吸頓阻。不治則不能自行回復。時久則生氣漸滅矣。况溺水之人。有形之水。雖易控去。無形之寒。似難自祛。幾微之陽。不于接續。則呼吸之機。更難自復可知。想彼溺者。非不欲求救治。特治療之法。不能盡人而知。因不知治療。而使可治者亦不爲治。深可憫也。但古人論此者極少。於治法似亦未能完備。倘海內高明。有治驗之法。及其可治與不可治之辯別。統希示教。曷勝感感。

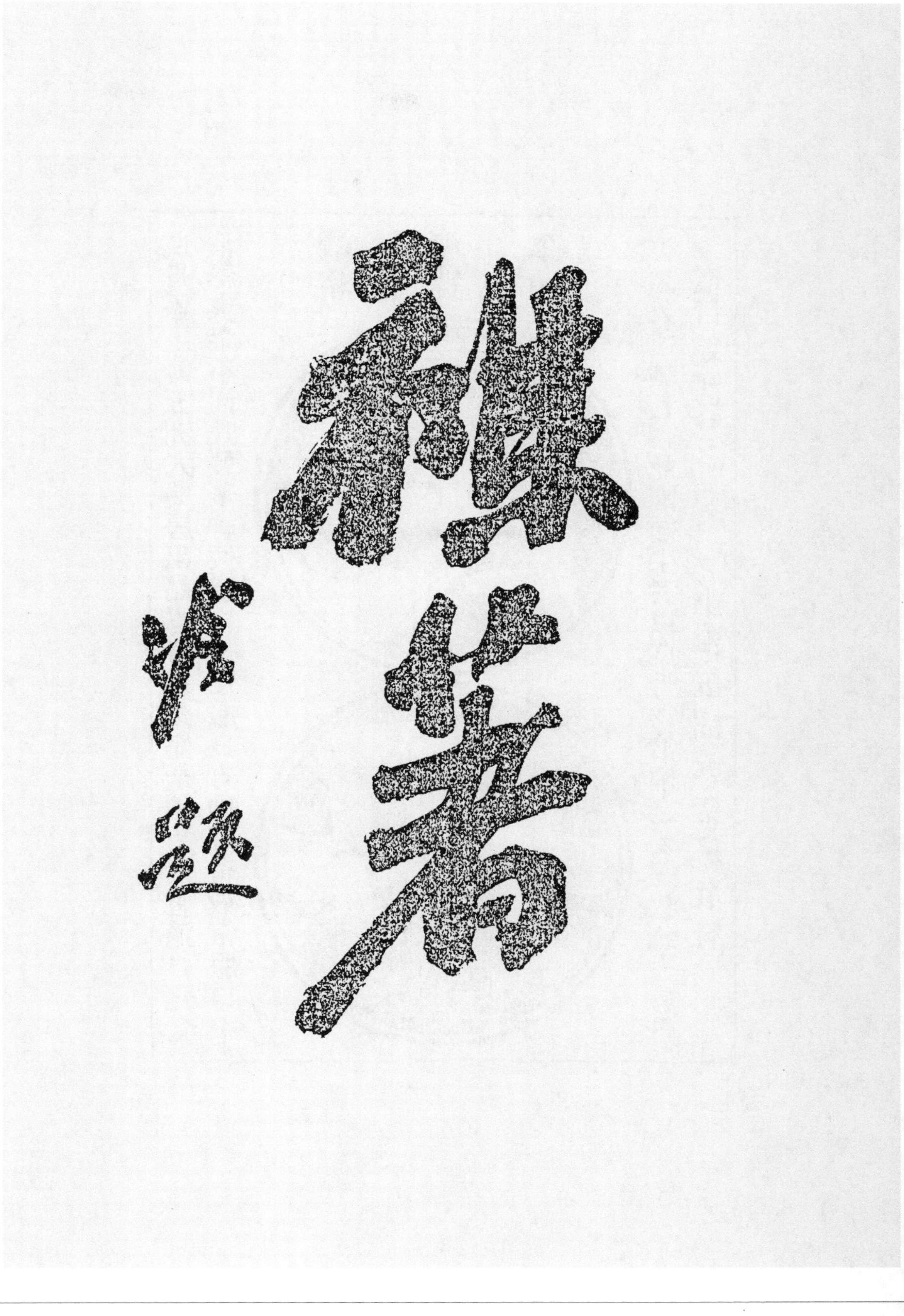

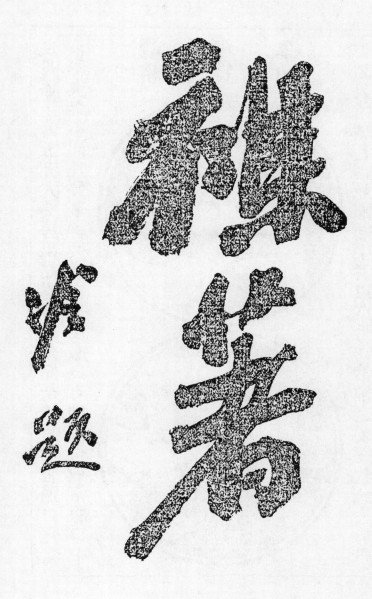

醫藥雜著三集

廣益良方緒言

曹炳章

蘇子瞻曰。藥雖進於醫手。方多傳自古人。故漢書藝文志。列方技爲四種。凡經方十一家。後漢張仲景崛起。抉擇經文。撰爲傷寒論金匱玉函經。集周秦以前之大成。加減合度。君佐不紊。後世推爲醫方之鼻祖。自是以後。名醫飈興。良法秘方。亦多筆之於書。如晉。葛洪肘后方。唐。孫思邈之千金要方。王燾之外臺秘要方。宋。政和間之聖濟總錄方。太平聖惠方。許叔微之本事方。吳彥夔之傳信適用方。王袞之博濟方。陳師文奉勅撰之和劑局方。嚴用和之濟生方。董汲之旅舍備急方。王貺之全生指迷方。夏賢德之衛生十全方。陳言之三因方。陳自明之婦人良方。郭稽中之產育寶慶方。駱龍吉之內經拾遺方。李迅之集驗發背方。劉完素之宣明論方。元。沙圖穆蘇之瑞竹堂經驗方。危亦林之世醫得效方。明周定王橚之普濟方。張介賓之新方八陣。吳崐之醫方考。清

廣益良方緒言 二

王子接之古方選註。吳儀洛之成方切用。王士雄之蓬窗錄驗方。毛世洪之經驗集。及各種彙錄方。陸九芝之不謝方。日本丹波元簡之觀聚方。丹波宿稱康賴之醫心方。皆祖述前哲。自成一家。惜多未經驗。選擇未精。泥沙雜糅。甄別爲難。後學不敢輕試。往往束諸高閣而爲蠹簡。良可慨焉。於此而欲羅列其成方。闡發其方義。挾我經驗之成績。以抵制西醫。與西醫爭存並立於世界。非精研內難本草諸書。參合新理不可。蓋必從根本上改良。而後可與西醫抗也。夫西醫學說。以科學法例爲利器。而基礎終由於經驗。雖然我國醫學。亦經數千百年之遺傳。數千萬人之實驗耳。中藥非無良材。制方尤多精義。伊古以來。信而有徵。況今之西醫。亦有信我中藥者。如前金陵匯文書院院長師圖爾君。精通醫學。退職後特將本草綱目譯成英文。以示西醫。可見中醫未嘗無精理。實由於學者不能實力研究。鹵莽從事耳。

聞嘗讀史記扁鵲傳。虢中庶子謂扁鵲曰。臣聞上古之人。醫有俞跗。治病不以湯液。割皮解肌。漱滌五臟。鍊精易形。未嘗不掩卷而嘆。以爲中國良醫。自軒岐神農以下。代有其人。非今西醫之解剖學所能獨擅其長也。又考他書。如列子言扁鵲治魯公扈。趙齊嬰。飲以毒酒。乃割胸探心。互爲易置。投以神藥。既悟如初矣。抱樸子言張仲景之爲醫也。則嘗穿胸而納赤餅矣。後漢書言華陀精於方藥。病結在內。針藥所不及者。先與以酒服麻沸散。既醉無所覺。因破腹背。抽割積聚。若在腹胃。則斷截湔洗。除去疾穢。既而縫合。傅以神膏。四五日愈。他如倉公解顱而理腦。子才剖眼而出蛤。北齊書皆載之。如此之類。指不勝屈。惜其書不傳。故吾謂當今之世。考古之時。西醫尚在幼稚時代耳。查泰西醫術。始於羅馬。其國建於周幽王時。在西歷紀元前二百餘年。至漢更名大秦。今則更名意大利亞。當初羅馬人漢尼巴。潛入中國。得靈樞素問等書歸國後。專心致志。力學十餘年。而後醫名鵲起。各國人聞風向往。咸執贄授業於其門。後漢尼巴卒。其徒設摩騰拿。伊沙伏摩。奥利都等。傳其術。於是西

廣益良方緒言 四

人之業醫者衆。轉輾傳授。代有名家。西漢時亞力散大人。始傳剖驗人身之法。前清順治三年。英人哈爾斐。始傳血輪週流之學。多闡前人所未言。醫術爲之一變。種痘之法。昉於康熙六十年。及嘉慶元年。英醫直納。始傳種痘新法。電學治病。傳自約翰。化學醫病。創自畢使利他。自是以來。新理新法。日出不窮。如驗寒暑有針。以辨熱度之高下。測肺有器。以驗容氣之多寡。聽肺有筒。以知心肺之病所。照喉驗目有鏡。以察喉病目疾。用借血法。以救產婦失血之證。用化學法。以分溺中各質。華醫皆無之。彼愚夫愚婦。遂以西醫爲神奇。西醫亦自矜爲獨得之秘。而中西醫學之短長。遂至辨論不一。於是業中醫者。西醫之生理解剖病理診斷藥物等學。概不講求。肆口詆毀西醫。從事西醫者。中醫古書多未寓目。逢人講話。輒痛詆中醫腐敗。謂將來必在淘汰地位。余謂二者皆非也。中醫之庸。庸在今不及古。如古時扁鵲仲景華陀。法皆出神入奇。洞灼元微。豈不善乎。西醫之良。良在今勝於古。試問二百餘年前。能臻此完美否。是故言乎法。則西醫日新不已。今之中醫。未能相抗。言乎理。則中醫自古爲良。今之西醫多有未及。誠使學醫者。理則宗乎古人。法則叅乎西國。以取彼之長。補我之短。斯可合於大中之道。盡美而又盡善者矣。

且夫中醫與西醫。不能相通者。有四端焉。蓋西人居處服食。與中土不同。若歐洲各國最忌東南風。以其由非洲沙漠來。且挾瘴氣。受之每易得病。喜西北風。以海在西北。得溫煦蕩滌之氣也。故西醫謂海風最有益於人身。凡値盛暑嚴寒及病者。皆居海口調養。中國則適與相反。喜東南風之和煦。以海在東南也。畏西北風之嚴厲。謂其有肅殺之氣也。此中西地氣不同。受病亦異。蓋華醫治華人。尙有南北之分。況中與西乎。其不能相通者一。西人用藥。專重金石猛烈之品。無涼解溫散升降之劑。華藥多平和。西藥多毒烈。故華人服西藥。宜少不宜多。可暫不可久。蓋毒烈傷臟腑。輕淺不急之病。多服每至暴亡。金石多燥烈。陰虛內熱之人。久服必貽大患。此中西用藥各殊。故主治亦異。

廣益良方緒言　六

其不能相通者二。泰西之人。體質強壯。其平日所常食者。爲牛羊。爲火酒。故黃連。大黃。芒硝。等物。華人以爲瀉火之藥。西人視爲養胃之補劑。斑蝥。樟腦。巴豆。汞粉。華人視爲毒藥。西人則爲常用之品。蒲公英。金銀花。華人以爲癰疽要藥。西人以爲性輕不適於用。此中西賦質相殊。故藥性亦異。其不能相通者三。華醫診脈細而微。西醫診脈簡而約。華醫診脈以指敏而活。西醫診脈以表遲而鈍。故中醫論脈之書。如秦越人難經。與內經相輔而行。爲千古診脈之準繩。宋元後。且共添爲三十脈。西醫則皆屏而不用。攷西醫診法。以脈表置於手臂。用帶繞之。左右有小鈎。上施鋼簧象牙板等件。每脈一至。板必稍動。如鐘表然。其端有奇形之筆。能使脈之起落。畫於紙上。宛如線形。其動力大小。驗線形之屈曲以爲衡。決其病進病退。不若中醫之細微。以指分舉按尋。而診脈以決病之盛衰。此中西診法不同。彼此各執一是。其不能相通者四。有此四端。世之究心醫學者。誠能考驗其不能相通之故。神而明之。庶可以學參中西矣。然則今之中醫。苟欲立於競爭之劇場。免天演之淘汰。必須從改良始。而改良醫學。莫急於編撰教科書。其編撰之法。先將中國歷代醫藥學書籍。去其運氣五行。及不切實之言。遺粕存精。編作醫學教科書。若生理解剖診斷。仍宜參用西書。而器械亦宜取用西法。惟藥物可不必外求。中國之本草方書。積久經驗。確有奇效。但研究中藥。除辨形色氣味外。尤當用化學法。化驗其含有何質。能愈何病。復與西藥各書。比較其效用之得失。表彰其功能之緩急。留存國學粹言。編作中藥學教科書。間有錯誤及新理發明。隨時更正補入。此就醫家改良而言之者也。

至於今日之藥學。尤非醫家提創。實行改良不可。近日外人藥物之輸入。各行省藥房林立。無論旅館舟車。負販就購者。無地蔑有。招貼遍於衢巷。廣告密佈各報。寄售則許以重利。多購則增以折扣。循是以往。吾國藥業之利權。必將爲外人攘奪淨盡矣。考我國古時。藥無專肆。必醫家自備之。後世醫與藥。

廣益良方緒言　八

分而爲二。藥肆製藥。恒守舊法。不喜改良。惟有利權付之他人。束手嗟嘆而已。吾醫界中人。安可漠然置之乎。若果有挽救之心。負提創之責。醫與藥當聯合一氣。共謀改良。近時我中土藥品。專事講究飲片。而丸散膏丹藥酒花露。似不甚致意。醫家用藥。亦以湯液飲片爲重。視丸散膏丹油露爲輕。觀泰東西之藥品。無非藥水。藥丸。藥粉。藥酒。藥油。藥冰。便於服用。利於取携。以少抵多。取精去粕。效力加增。如黃連大黃。用以研粉。蓖麻巴豆。榨製取油。薄荷爲末。鉄質爲酒。舉此以推。我中藥豈不能改良乎。況中藥味厚者。可煎膏。氣濃者。可蒸露。煎之不出汁者。或研末。或爲散。亦可隨便取用。便於現服。豈讓西藥之獨步哉。惟望我醫藥界中人。專心堅志。力謀進行。不但可以融和中西醫之意氣。且能使利權不再外溢。況現行中藥。如六神丸。蟾酥丸等藥。亦能銷行於海外。若有意改良。再加工製造。精益求精。自能戰勝於舶來。豈非今日挽救利權之一策乎。

余友徐君友丞。久蓄斯志。爲保存醫粹。愼重衛生起見。在寧波創辦衛生公會。遍登各報。廣徵靈驗良方。經數易寒暑。積成巨帙。抉其精粹。刋行於世。名曰衛生叢錄。以分贈同胞。繼而編有衛生雜誌。婦嬰至寶。霍亂辨正等書報。印行分送。并集合慈善同志。創設廣益社。採辦醫藥衛生等書報。製售中國靈驗丸散。廉價發售。其活人濟世之懷。拯救同胞之心。於斯益加敬佩。頃復將叢錄之方。分別部居。益其體例。復經諸名醫加批增評。名曰廣益良方。取其集思廣益之義。內容益增完美。其將出版也。見眎於余。余受而讀之。就平時臨證經驗所得。見其餘義未盡處。重加按語。闡發方意。及病之忌宜。一一詳註方下。惜余秋季診忙。付印在卽。未畢全編。亦一恨事。若居家行旅。備有是書。照方發藥。可許藥到春回。非若驗方新編方之龐雜。藥之峻厲。不辨虛實寒熱。又無精實斷語。用方者。未能確辨其證。往往檢方試病。不效則更方再試。輕症輕方。尚無大礙。若病涉深重。藥屬猛烈。其堪屢試乎。愼重生命者。盍審擇焉。

中華民國元年 一月 鄞縣曹炳章赤電氏序於古越王家山麓之旅次

眼色談（錄游戲雜誌蕉萃） 張汝偉

眼爲心之苗。心以血爲養。而血又爲身體强弱之關鍵。故目瞳之色。視身體强弱爲深淡。此說雖不盡然。然考之生理學。我人之眼色。確與體血有密切關係。凡身體强壯。氣血充足者。目光必炯炯逼人。瞳中含有一種深而且亮之油光。若體弱血衰。或身患貧血等症。則目光必慘淡無色。嘗考百婦人中。深瞳之婦。可得二十。男子則百人中。只得十二人。具有深亮之目瞳者。蓋以婦人血分。較男子爲充足故也。此篇頗具慧思。特轉錄之。以博一粲。

治腦新法（同上） 張汝偉

腦系爲人身神聖不可侵犯之物。病入神經。最不易治。茲有瑞士醫生。發明一種破天荒之腦系病療治法云。凡神經衰弱。或氣虛胆怯等。一切腦係病。如用雪水。煑茶飲之。可立起沉痼。此法輕而易舉。惠而不費。必世人所樂聞也。

鼻加答兒治療法

桂林黎肅軍

鼻加答兒者。一種最易罹之疾病也。人無論任何健康。任何調攝。一生中必有一罹此病之時期。其原因最多爲感冒。次則爲熱性傳染病之合併症。輕者經過數日。不加治療而自愈。重者經過十餘日。歷久不治。足致傷身。諺所謂傷風不醒變成癆是也。治之之法。在西醫內服解熱鎭痛清涼等劑。外用鼻寒冒劑。中醫亦同此法門。冲和湯。防風通聖散。漢藥之解熱鎭痛清凉劑也。天然透邪丹。皂角吹鼻方。漢藥之鼻寒冒劑也。本病蔓延最易。上移而患淚囊炎。結膜炎。前額竇炎。則川芎茶調散可用。下移而患喉頭氣管炎。五拗湯。參蘇飲可用。要視反應之强弱。病勢之微甚。善爲運之而已。若急性轉爲慢性。則將變全身療法。而專注於局處療法。松花粉白礬硼砂之撒布。食鹽溫湯之洗滌。可以防腐。可以收斂。不拘拘於西藥之硼酸知母爾等也。至腺病性人體有必施強壯療法者。集靈膏頗效。魏玉璜豔稱之。操此以往。吾敢曰鼻加答兒之病魔。當遠避三舍。

喉頭加答兒之治法

桂林黎肅軍

可以為喉頭加答兒之原因者甚多。常見者為感冒急性傳染病飲酒發音過度四者。此四者之中。尤以感冒為繁夥。吾國醫籍。往往與鼻加答兒。全包括於傷風之內。蓋兩病常彼此提攜而現也。症雖輕微。頗關緊要。徐靈胎傷風難治論。已慨乎言之。最妥且周之治法。備具於傷風難治論中。舍而他求。如三拗湯五拗湯之散表。貝母丸咳嗽神方之鎮欬。三子養親湯之祛痰。合此散表鎮欬祛痰三法。以治新病未久者。大概完備。進而炎勢稍烈。即不得不從事於清涼。而二母湯滋腎丸所宜有事矣。雖然。肺癆素質之人。或羅斯症。散表清炎。豈宜妄與。八仙長壽丸。不必顧忌。是在明辨之者。清音噙化丸。亦有用處。惟必施於急性消退之後。方無兜濇之虞耳。

報價表

新報	全年	半年	一月
冊數	十二冊	六冊	一冊
定價	一元	五角半	一角

代派或一人獨定十份者八折五十份七折郵票抵洋九扣章程函索復

舊報	一至十三期	十四至十七期	十八至四十四期	四十五至六十八期
定價	五角	三角	八角	一元

郵費	中國	日本台灣	南洋各埠
	加一成	加二成	加三成

廣告價表

等第	地位	一期	六期	十二期
特等	底面全頁	八元	四十四元	八十元
上等	社論前全頁	六元	三十三元	六十元
普通	各襯紙全頁	四元	二十二元	四十元

注意　所稱全頁即中國式之一單面外國式之一配奇如登半頁照表減半算

注意

各處如有函件寄交本社務祈書明一紹城北海橋紹興醫藥學報社收一倘寫個人姓字郵局投遞不轉本社而無論銀洋書籍出入交涉均與本社無涉特此布告

本社啓

外埠代派處

南洋○新加坡　黃眉孫君
奉天○開原縣　濟生藥房
江蘇○常熟　張汝偉君
江西○省中　神州分會
福建○連江縣　林又愚君
江蘇○松江　查貢甫君
浙江○處州　何九齡君
安徽○歙縣　胡天中君
江蘇○因果巷　張叔鵬君
廣西○桂林　黎肅軍君
北京○城內　王文璞君
安徽○蕪湖　穆春甫君
廣東○廣寧　蔡星山君
江蘇○無錫　周小農君
浙江○台州　羅燎彤君
廣東○潮州　曾師仲君
福建○福州　陳秋孫君

湖南○彰德　沅湘日報社
浙江○寧波　徐友丞君
福建○福州　黃良安君
浙江○餘姚　壽明齋
江蘇○上海　神州醫藥總會
廣東○廣州　余翰垣君
浙江○嘉興　春和堂
江蘇○松口　黃欲方君
浙江○杭州　李雲年君
浙江○百官　壽明齋
浙江○杭州　大原施醫局
四川○江津縣　李國珍君
河南○前營門　閱報社
江蘇○鎮江　袁桂生君
吉林○葉赫鎮　傅偉武君
黑龍江○南城　閱報社
陝西○西安　秦中公報社

本邑代派處

灣渚○張若霞君
馬山○高碩儕君
安昌○嚴繼春君
五市○葉明書齋
昌安○嚴紹岐君
城市○和濟藥局
城中○教育館
城中○育新書局
城中○墨潤堂
城中○裘氏醫寓
平水○施滙康君
陽嘉隆王彤之君